末梢性神経血管性機能障害リスク状態
頭蓋内許容量減少

睡眠―休息パターン

睡眠パターン混乱（特定の）
睡眠剥奪
入眠困難
睡眠パターン逆転
睡眠促進準備状態

認知―知覚パターン

急性疼痛（特定部位の）
慢性疼痛（特定部位の）
疼痛自己管理不足
非代償性感覚喪失（特定タイプと程度の）
感覚過負荷
感覚減弱
片側無視
知識不足（特定領域の）
知識獲得促進準備状態
思考過程混乱
注意集中不足
急性混乱
慢性混乱
状況解釈障害性シンドローム
非代償性記憶喪失
記憶障害
認知障害リスク状態
意思決定葛藤（特定の）

自己知覚―自己概念パターン

恐怖（特定焦点の）
不安
軽度不安
中等度不安
重度不安（パニック）
予期不安（軽度、中等度、重度）
死の不安
反応性うつ状態（特定焦点の）
孤独感リスク状態
絶望
無力（重度、中等度、軽度）
無力リスク状態
自己尊重状況的低下
自己尊重状況的低下リスク状態
自己尊重慢性的低下
ボディイメージ混乱
自己同一性混乱
対自己暴力リスク状態
自殺リスク状態
自己概念促進準備状態

役割―関係パターン

予期悲嘆
悲嘆機能障害
悲嘆機能障害リスク状態
慢性悲哀
非効果的役割遂行（特定の）

未解決の自立－依存葛藤
社会的拒絶
社会的孤立
社会的相互作用障害
発達遅延：社会的技能（特定の）
家族機能破綻（特定の）
家族機能障害：アルコール症
家族機能促進準備状態
ペアレンティング障害（特定の）
ペアレンティング障害リスク状態（特定の）
親役割葛藤
弱い親乳児間愛着
親子（乳児）間愛着障害リスク状態
親乳児間分離
ペアレンティング促進準備状態
家族介護者役割緊張
家族介護者役割緊張リスク状態
サポートシステム不足
言語的コミュニケーション障害
コミュニケーション促進準備状態
発達遅延：コミュニケーション技能（特定タイプの）
対他者暴力リスク状態

セクシュアリティ―生殖パターン

非効果的セクシュアリティパターン
性的機能障害
レイプ－心的外傷シンドローム
レイプ－心的外傷シンドローム：複合反応
レイプ－心的外傷シンドローム：沈黙反応

コーピング―ストレス耐性パターン

非効果的コーピング
回避的コーピング
防御的コーピング
コーピング促進準備状態
家族コーピング妥協化
家族コーピング無力化
家族コーピング促進準備状態
非効果的地域社会コーピング
地域社会コーピング促進準備状態
非効果的否認または否認
適応障害
心的外傷後シンドローム
心的外傷後シンドロームリスク状態
自己傷害
自己傷害リスク状態
移転ストレスシンドローム
移転ストレスシンドロームリスク状態

価値―信念パターン

霊的苦悩
霊的苦悩リスク状態
霊的安寧促進準備状態
信仰心障害
信仰心障害リスク状態
信仰心促進準備状態

ゴードン博士の
看護診断アセスメント指針
よくわかる機能的健康パターン

著：マージョリー・ゴードン ボストン・カレッジ名誉教授
監訳：江川　隆子 関西看護医療大学学長

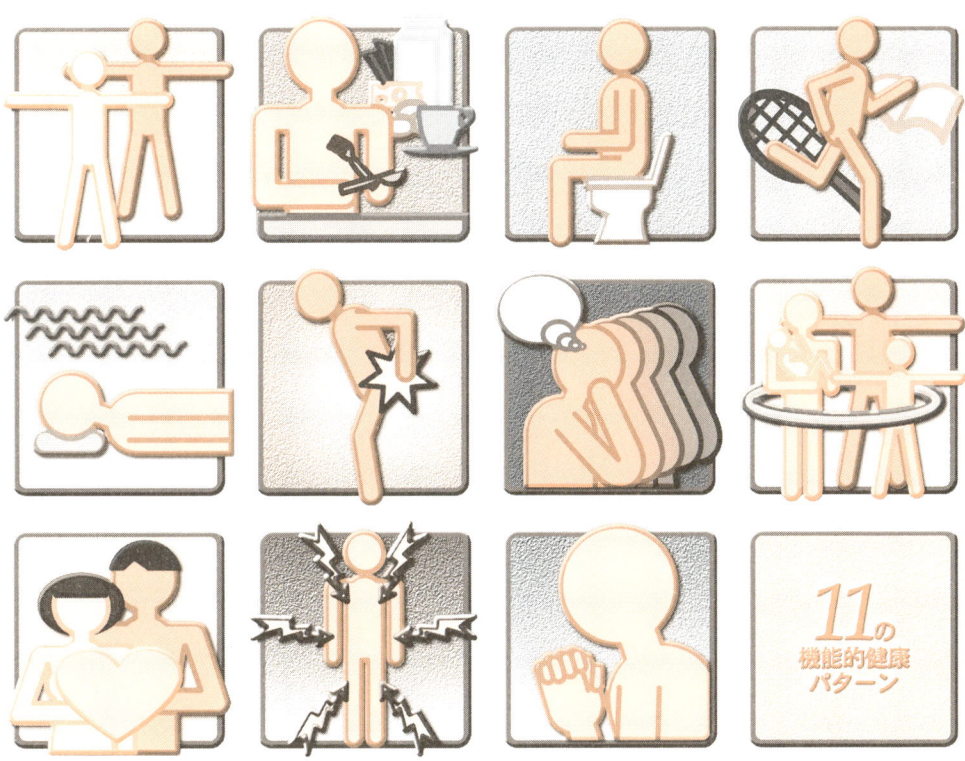

11の機能的健康パターン

照林社

■ 著者紹介

マージョリー・ゴードン　Marjory Gordon, PhD, RN, FAAN

マウントサイナイ病院看護学校卒業後、ニューヨーク市立大学で学士課程・修士課程終了。1972年ボストン・カレッジで博士課程終了。看護学校卒業後、マウントサイナイ病院婦長を振り出しに、臨床で働き、1962年から看護教育に携わる。1978年ボストン・カレッジ教授となり、1997年ボストン・カレッジ退官、同カレッジ名誉教授となる。看護診断の世界的リーダー。ゴードンの分類として知られる「機能的健康パターン」は世界中で使われている。

■ 監訳者紹介

江川　隆子（えがわ　たかこ）　関西看護医療大学学長

国立善通寺附属看護学校卒業後、慶應義塾大学病院外科病棟勤務。1974年、ニューヨークのコロンビア大学病院にて神経内科、腎移植、腎透析センター勤務。1984年、ニューヨーク市立リーマン大学大学院看護修士課程終了。自治医科大学附属看護学校、自治医科大学看護短期大学の教員を経て、1994年、大阪大学医学部保健学科教授。1998年博士号（医学）を大阪大学で取得。2003年より京都大学医学部保健学科教授。2009年より関西看護医療大学看護学部看護学科教授／学部長。2010年より現職。日本看護診断学会理事長。

はじめに

　名称は時間を経るにつれ変更されてきましたが、看護診断は看護の歴史から生まれたものです。看護師が臨床判断を下すという考えは、ナイチンゲールと彼女の同僚たちが、軍隊の病院で栄養失調、治癒の遅延、その他の問題を診断したクリミア戦争にまで遡ります。ナイチンゲールは、効果的な介入には、問題に関する正確な情報と明瞭な考えが必要なことを認識しました。これが、今日、私たちが、アセスメントと看護診断と呼ぶものです。

　看護用語としての診断は、1950年代にまで遡ることができますが、看護師が診断し治療する状態のリストを作成し始めたのは、1970年代になってからです。アルファベット順のリストが長くなるにつれ、そこに記載された用語を組織化する必要性が生まれました。また、その時点で、看護師たちは、医学データを使って看護診断を行うことに困難さも感じていました。この2つの問題と、ミシガン州のフェイ・マッケインとフロリダ州のドロシー・スミスの影響もあって、私は、アセスメントと診断の両方に役立つような看護に焦点を置く枠組みを模索し始めたのです。機能的健康パターン分類はその結果生まれたものです。

　機能的健康パターンは、看護アセスメントを導くための、そして看護診断名をグループ化するための分類セットを提供するために1975年頃作成されました。ちょうど認知心理学の学位を修得し、臨床的推論の勉強をしたところでした。私の目的は、アセスメントと診断の両方に対して一貫性のある枠組みを作成することでした。その枠組みが、学生や臨床家があまり緊張することなくデータから診断へ進めるような、アセスメントへの指針となることを目指しました。本当に必要とされているのは、アセスメントへの組織化されたアプローチでした。

　看護アセスメントツール、概念枠組み、そして病院アセスメント指針の文献レビューと内容分析の結果、11の機能的健康パターンが開発されました。これらのパターンは、多様な患者の状況や活動に関する類似性を表しています。健康状態においては多様性が見られますが、人間が必要とするものには類似性が見られます。パターンには1つの変更が加えられました。大学院生のアセスメントと推奨によって、「ライフパターン－ライフスタイル」が「健康知覚－健康管理」に変更され、それを第11パターンから第1パターンに移動しました。また、個人、家族、地域社会に対して使うことのできる枠組みが欲しいとも考えました。これらはすべて、看護師が関心を寄せる健康パターンを持っているからです。これらのパターンは、まず1982年に、看護診断のテキストおよび手引きとして出版されました。

　私が、日本の学生や看護師たちへの本をどうして書くようになったか、少しご説明しましょう。1995年、照林社の看護雑誌『エキスパートナース』の編集者である高橋修一氏が、機能的健康パターンに関する本を書くよう私に依頼してきたのです。佐藤重美博士の協力を得て、本書の初版をその3年後に完成しました。

　今回の改訂版には、かなりの加筆修正が加えられていますが、初版の最もよい部分はすべて残しています。この本では、学生や臨床家のために、質問と観察を通じた具体的な情報収集方法が提示されています。さまざまなタイプの質問が提示され、それぞれの質問のタイプに関して解説が加えられています。また、アセスメント分類とそれらの分類がさまざまな次元においてど

う異なっているかという説明も加えられています。

11の機能的健康パターンの各パターンが、それぞれ章ごとに説明されています。学生が、それぞれのパターン内の個人、家族、地域社会のアセスメントを行うのに大変有用だと考えます。査読者によると、このような構成と全人的アプローチが重要な強みです。

各パターンはそれぞれ定義され、見逃してはならないことに関するヒントとともに、パターン・アセスメントの解説が加えられています。看護歴聴取の間に尋ねる質問や話し合う項目に関する提案もリストアップされています。リストおよびこの本に同じく含まれている初回看護アセスメントの診察面は、コピーして学習者のガイドとして使うことも可能です。面接中に、1つの話題から次の話題に、どのようにすればスムーズに移行できるかについても記述されています。

診断を行う人が、自分の実践領域で一般的な診断についての知識をもっておくことは非常に重要です。アセスメントの指針に続いては、そのパターン領域において現在認識されている看護診断名のリストが掲載されています。これは、収集されたアセスメントデータの可能性のある説明を考える際に役立ちます。

この改訂版には、家族と地域社会のパターンの定義が含まれています。定義は、アセスメントの指針および解説と組み合わされています。問題についての情報を収集する際に、家族や地域社会のアセスメントが必要になってくることもありますので、あらゆるタイプのアセスメントに通じていると便利だと思います。たとえば、肺疾患の患者さんを担当している場合、家庭内の空気汚染や地域社会の大気汚染のレベルについて知っておくことが重要となります。

初回アセスメントと診断時のコミュニケーションは、①ケアの連続性、②法的目的、③質保証、④他の職種による看護データの利用可能性、のために重要です。パターンの解説に続いては、そのパターンの事例のデータ（初回看護アセスメント）例が示されています。これは、電文のような簡潔な書き方で、アセスメント結果をどのように記録するかを示したものです。11のパターンすべてを通じて、事例には同じ患者の例を使用しています。

機能的健康パターンの適用について1つの章を割いて説明しています（第13章）。たとえば、重度集中ケア看護部門では、入院時の面接聴取は通常不可能です。その場合アセスメントは一般的に最低限の口頭の報告と観察に限定されます。

また、アセスメントのための診断分野がリストアップされています。乳児と幼児のアセスメント指針（付録C）は、小児ケアの看護師に役立つはずです。

アセスメントの解説、健康パターン、診断判断は、巻末に掲載された一連の付録によって補強されています。これらの付録には、分類、診断名、指針に関する有用な情報が含まれています。事例を使った練習は、看護診断の練習用に用意しましたが、同時に、機能的健康パターンのアセスメント経験を深めるためのものでもあります。

付録Eには頻度の高い「診断－介入－成果の連携」例を示しました。他の連携を構築する際に役立つと思います。

日本の看護師と看護学生にとって、それぞれの仕事や学習において本書が役立つものとなることを期待しています。

マージョリー・ゴードン R.N., Ph.D., F.A.A.N.

■監訳者から読者への期待

　本書は、「はじめに」で書かれているようにゴードン博士が看護のためのアセスメント指針とNANDAの看護診断を臨床的にグルーピングする目的で開発した「機能的健康パターン」について木目細やかに書かれたものです。ゴードン博士が最初にこの「機能的健康パターン」を看護師のために出版されたのは1982年でした。その後、日本にも機能的健康パターンが紹介され、今では多くの施設や学校で活用されています。それは、アセスメントの枠組みを学問的に分類（分類学上の）したのではなく、臨床的に分けているために臨床において覚えやすくかつ活用しやすいことが大きな理由と思われます。すなわち、機能的健康パターンが臨床的に見ていることと類似していること、またアセスメントの範囲や方向が類似している看護診断を各パターンに分けているためです。われわれの学校でも学生の演習や臨床実習の患者のアセスメント用紙（看護診断を導くための観察用紙）として活用しています。

　今回第2版となるこの本は、機能的健康パターンのアセスメント指針として、日本の看護師と学生のためにとゴードン博士が自ら執筆したものです。第2版では、第1版の9章から15章と章が大幅に増えています。その分、それぞれの機能的健康パターンにおいても、「個人・家族・地域社会の健康パターン」についての解説とアセスメントの方法、また事例も入れて詳しく解説されています。

　第1章は、機能的健康パターンを用いた場合、どのようにアセスメントを進めていくことができるか、またそのための看護歴やフィジカル・アセスメントのとり方にもふれています。第2章から第12章までは、11の機能的健康パターンについて、先に述べた内容が詳しく解説されています。そして、第13章は、乳児と子供、老年看護とリハビリテーション看護、在宅ケア看護と重度集中ケア看護における機能的健康パターンの臨床での活用について、特にアセスメントの内容について解説されています。また第14章では、看護診断の導き方が具体的にかつクリティカル・シンキングの考えも含めて詳しく書かれています。さらに、第15章では、事例を用いて看護診断の導き方、また導かれた看護診断に対する成果の立案と計画について、さらに、それぞれの練習問題とその解説もついています。このことは、学生を含め臨床家にも、看護診断を導くために、また看護診断と成果・計画との関係についてのガイドブックとして非常に活用できるものです。

　本書の付録も、実践ですぐに活用できる看護歴と診察の仕方から、問診の仕方、全体のフィジカル・アセスメントの内容、頻度の高い看護診断と介入－成果の連携などもりだくさんのものが掲載されています。

　このような貴重な著書の監訳に立ち会ったことで貴重な知識をいただきました。この知識を、実践を愛する読者の皆さんにも味わっていただきたいと考えます。ぜひ、この本を看護実践のための大切な蔵書にしていただけることを心から念じています。最後になりますがこのゴードン博士の貴重な著書の監訳を可能にしていただいた照林社の高橋様に感謝申し上げます。

江川　隆子

■ゴードン博士による基本用語集

機能的健康パターン Functional health pattern　①経時的に続いて起こる健康関連行動の形態（相互関連性のある情報）、②健康関連行動の連続、③分類学における特定の区分

機能パターン Functional pattern　①安寧の感覚に寄与する健康関連行動の形態、②NANDA定義集においてウェルネス診断またはヘルス診断と呼ばれる状態

強み Strength　①健康と安寧の感覚に寄与する行動や状況、②機能的な健康パターンの1つ

機能不全パターン Dysfunctional pattern　①標準値、あるいはその患者の健康的な基準値以下で、全般的な機能に否定的な影響を与える健康関連行動の形態、②看護診断がつく状態

潜在的機能不全パターン Potentially dysfunctional pattern　①機能不全パターンに先立って見られる、行動、状況、あるいはその両方の形態、②リスク状態と記述される看護診断がつく状態

危険因子 Risk factors　潜在的機能不全パターンあるいはリスク状態の指標を示す観察可能な徴候あるいは口頭での報告

診断手がかり Diagnostic cues　①健康問題の重要な指標となる観察可能な徴候あるいは口頭での報告、②診断の可能性に強く影響する特定の基準、③ある特定の診断が存在する時に通常見られる徴候や症状、④診断指標[1]

診断基準 Critical defining characteristics　正確な診断を行うために存在しなければならない診断手がかり

支持手がかり Supporting cues　①1つ以上の健康問題を示唆する観察可能な徴候あるいは口頭での報告、②診断的判断への自信に影響を与える情報、③徴候あるいは症状、④通常、1つあるいはそれ以上の診断指標[1]

看護診断 Nursing diagnosis　①実在または潜在する健康問題／生活過程に対する個人・家族・地域社会の反応についての臨床判断。看護診断は、看護師に責務のある目標を達成するための看護介入を選択する根拠を提供する[2]。②一連の人間としての反応を指す、実在または潜在する健康問題あるいは生活過程につけられる名称、③診断分類体系の中の特定の部類あるいはカテゴリー[2]

診断カテゴリー Diagnostic category　①診断分類体系の中の特定の部類、②1つの看護診断名

関連因子 Related factors　健康問題と何らかの関係がある状態や出来事[2]

原因因子 Etiological factors　通常、研究に基づいている、可能性の高い健康問題の原因

アセスメント Assessment　①臨床データの収集と解釈、②医療専門職によってなされる健康状態の評価

初回看護アセスメント Admission nursing assessment　個人、家族、地域社会がその看護師の担当に加えられた時に、ケア計画をたてるために確立する基礎的データベース用の情報収集

緊急型アセスメント Emergency assessment　生命を脅かす状態が発見された時に、救命行為の基礎として行われる情報収集

問題着目型アセスメント Problem-focused assessment　特定の看護診断について現在の状態を評価するための情報収集

時間間隔型アセスメント Time-lapse assessment　機能的健康パターンの基準値からの変化を評価するために、時間間隔をおいた後に行う情報収集

看護歴 Nursing history　機能的健康パターンの主観的報告を得るために初回看護アセスメントの一部として行われる臨床面接

診察 Examination　①機能的健康パターンの身体的指標を得るために初回看護アセスメントの一部として行われる臨床的診察、②身体検査（フィジカルエグザミネーション）

臨床推論 Clinical reasoning　分析、統合、評価を通じて、一連の臨床手がかりの意味を推測あるいは予測する複雑なプロセス

クリティカル・シンキング（批判的思考） Critical thinking　臨床問題へのアプローチとして、統制のとれた分析、統合、評価、好奇心を駆使すること

直観 Intuition　熟考や分析的論拠を伴わない、即座の状況把握または理解

臨床判断 Clinical judgment　①臨床データを分析、統合、評価した結果として現れるもの、②推論の結果だけでなく、そのプロセスを指す場合もある

診断上の仮説提起 Diagnostic hypothesis generation　1つ、あるいは複数の診断手がかりに関して、択一的意味や説明を考え提供すること

診断上の仮説検証 Diagnostic hypothesis testing　一連の手がかりによって提起された仮説（可能性）を受容／拒否するために情報を探究すること

共同問題 Collaborative problem　健康状態の変化あるいは問題の発現を発見するために、看護師がモニターする生理学的合併症[3]

成果（アウトカム） Outcome　①看護診断の解決、あるいは解決へ向けての進展を示唆する観察可能で測定可能な行動、②介入の予期される結果、あるいは実際の測定値で示される行動的な目標

介入 Intervention　現在の状態から予期されるアウトカムとして想定される状態に患者が移行するのを援助するためにとられる直接的な看護ケアの行為

機能的健康パターン

健康知覚―健康管理パターン	クライエントが認識している健康と安寧のパターン、健康管理の方法を表す
栄養―代謝パターン	代謝に必要な飲食物の摂取についてのパターンと、身体各部への栄養供給状態がわかるパターン指標を表す
排泄パターン	排泄機能（腸、膀胱、皮膚）のパターンを表す
活動―運動パターン	運動、活動、余暇、レクリエーションのパターンを表す
睡眠―休息パターン	睡眠、休息、リラクゼーションのパターンを表す
認知―知覚パターン	感覚―知覚と認知のパターンを表す
自己知覚―自己概念パターン	クライエントの自己概念パターンと、自己に関する理解（例えば、自己の概念や価値観、ボディイメージ、情動）を表す
役割―関係パターン	クライエントの役割関与と人間関係についてのパターンを表す
セクシュアリティ―生殖パターン	クライエントのセクシュアリティパターンに関する満足と不満足についてのパターン、および生殖パターンを表す
コーピング―ストレス耐性パターン	クライエントの全般的なコーピングパターンと、ストレス耐性との関連でそのパターンの有効性を表す
価値―信念パターン	クライエントの選択や意思決定を導く価値観、信念（霊的／精神的なものも含む）、目標についてのパターンを表す

文　献

1. Gordon, M.（2002）. *Manual of Nursing Diagnosis*. St. Louis: Mosby.（野島良子監訳：看護診断マニュアル　原著第9版、へるす出版、2001）
2. NANDA International.（2005）. *NANDA Nursing Diagnosis; Definition and Classification 2005-2006*. Philadelphia: Nursecom.Inc（日本看護診断学会監訳：NANDA看護診断；定義と分類2005-2006、医学書院）
3. Carpenito-Moyet, L.（2005）. *Nursing diagnosis: Application to Clinical Practice*. Philadelphia: Lippincott Williams & Wilkins（新道幸恵監訳：カルペニート　看護診断マニュアル、第3版、医学書院、2005）

CONTENTs 目次

はじめに　　　　　　　　　　　　　　　　　　　　　　　　　　　　　　　　　i
監訳者から読者への期待　　　　　　　　　　　　　　　　　　　　　　　　　　iii
ゴードン博士による基本用語集　　　　　　　　　　　　　　　　　　　　　　　iv

序　章　　　　　　　　　　　　　　　　　　　　　　　　　　　　　　　　1

第1章
機能的健康パターン・アセスメントをいかに行うか　　　　　　　　　5

Ⅰ　初回看護アセスメント　　　　　　　　　　　　　　　　　　　　　　　5
A. アセスメントの概念：機能的健康パターン　6／B. アセスメントのプロセス：看護歴聴取と診察　9

Ⅱ　その他のアセスメントの種類　　　　　　　　　　　　　　　　　　　　16
A. 問題着目型アセスメント　16／B. 緊急型アセスメント　17／C. 時間間隔型アセスメント　17

Ⅲ　まとめ　　　　　　　　　　　　　　　　　　　　　　　　　　　　　18

第2章
健康知覚 ― 健康管理パターン　　　　　　　　　　　　　　　　　　19

Ⅰ　個人のアセスメント　　　　　　　　　　　　　　　　　　　　　　　　19
A. 定　義　19／B. 解　説　19／C. 個人アセスメントの指針　21／D. 看護実践で見られるパターン　22

Ⅱ　家族のアセスメント　　　　　　　　　　　　　　　　　　　　　　　　24
A. 定　義　24／B. 解　説　24／C. 家族アセスメントの指針　24／D. 実践で見られる家族パターン（看護診断）25

Ⅲ　地域社会のアセスメント　　　　　　　　　　　　　　　　　　　　　　25
A. 定　義　25／B. 解　説　25／C. 地域社会アセスメントの指針　26／D. 実践で見られる地域社会パターン（看護診断）27

Ⅳ　事　例　　　　　　　　　　　　　　　　　　　　　　　　　　　　　27
A. 初回看護アセスメント：H夫人　27／B. 健康知覚－健康管理パターン　27／C. コメント　28

第3章
栄養 ― 代謝パターン　　　　　　　　　　　　　　　　　　　　　　29

Ⅰ　個人のアセスメント　　　　　　　　　　　　　　　　　　　　　　　　29
A. 定　義　29／B. 解　説　30／C. 個人アセスメントの指針　30／D. 看護実践で見られるパターン　31

Ⅱ　家族のアセスメント　　　　　　　　　　　　　　　　　　　　　　　　34
A. 定　義　34／B. 解　説　35／C. 家族アセスメントの指針　35／D. 実践で見られる家族パターン（看護診断）35

Ⅲ　地域社会のアセスメント　　　　　　　　　　　　　　　　　　　　　　35
A. 定　義　35／B. 解　説　35／C. 地域社会アセスメントの指針　36／D. 実践で見られる地域社会パターン（看護診断）36

Ⅳ　事　例　　　　　　　　　　　　　　　　　　　　　　　　　　　　　36
A. 初回看護アセスメント：H夫人　36／B. 栄養－代謝パターン　36／C. コメント　37

第4章
排泄パターン　38

Ⅰ　個人のアセスメント　38
A. 定　義　39／B. 解　説　39／C. 個人アセスメントの指針　39／D. 看護実践で見られるパターン　39

Ⅱ　家族のアセスメント　41
A. 定　義　41／B. 解　説　41／C. 家族アセスメントの指針　41／D. 実践で見られる家族パターン（看護診断）42

Ⅲ　地域社会のアセスメント　42
A. 定　義　42／B. 解　説　42／C. 地域社会アセスメントの指針　42／D. 実践で見られる地域社会パターン（看護診断）42

Ⅳ　事　例　43
A. 初回看護アセスメント：H夫人　43／B. 排泄パターン　43／C. コメント　43

第5章
活動 ― 運動パターン　45

Ⅰ　個人のアセスメント　45
A. 定　義　45／B. 解　説　46／C. 個人アセスメントの指針　47／D. 看護実践で見られるパターン　47

Ⅱ　家族のアセスメント　51
A. 定　義　51／B. 解　説　52／C. 家族アセスメントの指針　52／D. 実践で見られる家族パターン（看護診断）52

Ⅲ　地域社会のアセスメント　52
A. 定　義　52／B. 解　説　53／C. 地域社会アセスメントの指針　53／D. 実践で見られる地域社会パターン（看護診断）53

Ⅳ　事　例　54
A. 初回看護アセスメント：H夫人　54／B. 活動－運動パターン　54／C. コメント　54

第6章
睡眠 ― 休息パターン　55

Ⅰ　個人のアセスメント　55
A. 定　義　55／B. 解　説　55／C. 個人アセスメントの指針　56／D. 看護実践で見られるパターン　56

Ⅱ　家族のアセスメント　57
A. 定　義　58／B. 解　説　58／C. 家族アセスメントの指針　58／D. 実践で見られる家族パターン（看護診断）58

Ⅲ　地域社会のアセスメント　58
A. 定　義　58／B. 解　説　59／C. 地域社会アセスメントの指針　59／D. 実践で見られる地域社会パターン（看護診断）59

Ⅳ　事　例　59
A. 初回看護アセスメント：H夫人　59／B. 睡眠－休息パターン　59／C. コメント　60

第7章
認知 ― 知覚パターン　61

Ⅰ　個人のアセスメント　61
A. 定　義　61／B. 解　説　61／C. 個人アセスメントの指針　64／D. 看護実践で見られるパターン　64

Ⅱ　家族のアセスメント　68
A. 定　義　68／B. 解　説　68／C. 家族アセスメントの指針　68／D. 実践で見られる家族パターン（看護診断）68

Ⅲ　地域社会のアセスメント　69
A. 定　義　69／B. 解　説　69／C. 地域社会アセスメントの指針　69／D. 実践で見られる地域社会パターン（看護診断）69

Ⅳ　事　例　70
A. 初回看護アセスメント：H夫人　70／B. 認知－知覚パターン　70／C. コメント　70

第8章
自己知覚－自己概念パターン　72

Ⅰ　個人のアセスメント　72
A. 定　義　72／B. 解　説　73／C. 個人アセスメントの指針　73／D. 看護実践で見られるパターン　73

Ⅱ　家族のアセスメント　77
A. 定　義　77／B. 解　説　77／C. 家族アセスメントの指針　77／D. 実践で見られる家族パターン（看護診断）78

Ⅲ　地域社会のアセスメント　78
A. 定　義　78／B. 解　説　78／C. 地域社会アセスメントの指針　79／D. 実践で見られる地域社会パターン（看護診断）79

Ⅳ　事　例　79
A. 初回看護アセスメント：H夫人　79／B. 自己知覚－自己概念パターン　79／C. コメント　79

第9章
役割 ― 関係パターン　81

Ⅰ　個人のアセスメント　81
A. 定　義　81／B. 解　説　81／C. 個人アセスメントの指針　82／D. 看護実践で見られるパターン　83

Ⅱ　家族のアセスメント　86
A. 定　義　86／B. 解　説　86／C. 家族アセスメントの指針　87／D. 実践で見られる家族パターン（看護診断）87

Ⅲ　地域社会のアセスメント　88
A. 定　義　88／B. 解　説　88／C. 地域社会アセスメントの指針　88／D. 実践で見られる地域社会パターン（看護診断）89

Ⅳ　事　例　89
A. 初回看護アセスメント：H夫人　89／B. 役割－関係パターン　89／C. コメント　89

第10章
セクシュアリティ－生殖パターン　91

- Ⅰ　個人のアセスメント　91
  A. 定　義　91／B. 解　説　91／C. 個人アセスメントの指針　93／D. 看護実践で見られるパターン　93
- Ⅱ　家族のアセスメント　94
  A. 定　義　94／B. 解　説　94／C. 家族アセスメントの指針　94／D. 実践で見られる家族パターン（看護診断）94
- Ⅲ　地域社会のアセスメント　95
  A. 定　義　95／B. 解　説　95／C. 地域社会アセスメントの指針　95／D. 実践で見られる地域社会パターン（看護診断）96
- Ⅳ　事　例　96
  A. 初回看護アセスメント　96／B. セクシュアリティ－生殖パターン　96／C. コメント　96

第11章
コーピング－ストレス耐性パターン　97

- Ⅰ　個人のアセスメント　97
  A. 定　義　97／B. 解　説　97／C. 個人アセスメントの指針　98／D. 看護実践で見られるパターン　99
- Ⅱ　家族のアセスメント　101
  A. 定　義　101／B. 解　説　101／C. 家族アセスメントの指針　101／D. 実践で見られる家族パターン（看護診断）102
- Ⅲ　地域社会のアセスメント　102
  A. 定　義　103／B. 解　説　103／C. 地域社会アセスメントの指針　103／D. 実践で見られる地域社会パターン（看護診断）103
- Ⅳ　事　例　104
  A. 初回看護アセスメント：H夫人　104／B. コーピング－ストレス耐性パターン　104／C. コメント　104

第12章
価値 ― 信念パターン　106

- Ⅰ　個人のアセスメント　106
  A. 定　義　107／B. 解　説　107／C. 個人アセスメントの指針　107／D. 看護実践で見られるパターン　108
- Ⅱ　家族のアセスメント　109
  A. 定　義　109／B. 解　説　109／C. 家族アセスメントの指針　109／D. 実践で見られる家族パターン（看護診断）109
- Ⅲ　地域社会のアセスメント　110
  A. 定　義　110／B. 解　説　110／C. 地域社会アセスメントの指針　110／D. 実践で見られる地域社会パターン（看護診断）110
- Ⅳ　事　例　111
  A. 初回看護アセスメント：H夫人　111／B. 価値－信念パターン　111／C. コメント　111
- Ⅴ　H夫人の事例の総まとめ　111
  A. 総合的アセスメント　111／B. 初回看護診断　114

第13章
機能的健康パターン：看護専門領域への適応　116

- Ⅰ 乳幼児と子供のアセスメント　116
- Ⅱ 老年看護と長期介護のアセスメント　116
  A. 健康知覚－健康管理パターン　117／B. 栄養－代謝パターン　117／C. 排泄パターン　117／D. 活動－運動パターン　117／E. 睡眠－休息パターン　118／F. 認知－知覚パターン　118／G. 自己知覚－自己概念パターン　118／H. 役割－関係パターン　118／I. セクシュアリティー生殖パターン　118／J. コーピング－ストレス耐性パターン　118／K. 価値－信念パターン　119
- Ⅲ リハビリテーション看護　119
  A. 健康知覚－健康管理パターン　119／B. 栄養－代謝パターン　119／C. 活動－運動パターン　119／D. 認知－知覚パターン　119／E. 自己知覚－自己概念パターン　119／F. 役割－関係パターン　120／G. リハビリ専門領域：脳卒中　120／H. リハビリ専門領域：頭部外傷　120／I. リハビリ専門領域：脊椎損傷　120
- Ⅳ 在宅ケア看護　120
- Ⅴ 重度集中ケア看護　121
  A. 健康知覚－健康管理パターン　121／B. 栄養－代謝パターン　121／C. 排泄パターン　121／D. 活動－運動パターン　122／E. 睡眠－休息パターン　122／F. 認知－知覚パターン　122／G. 自己知覚－自己概念パターン　122／H. 役割－関係パターン　124／I. コーピング－ストレス耐性パターン　124／J. 価値－信念パターン　124
- Ⅵ 在院期間が短い病棟　124
- Ⅶ アセスメントに関する一般的注意事項　125

第14章
データから診断へ　126

- Ⅰ どのような情報が重要か　127
  A. 基準値と期待値　127／B. 教科書に出て来るような臨床事例　127
- Ⅱ 健康パターンのタイプ　127
  A. 機能不全パターン　128／B. 潜在的機能不全パターン　128／C. 機能パターン（強み）129
- Ⅲ 看護診断の定義　129
- Ⅳ 診断記述の構造　131
- Ⅴ 診断的推論　132
  A. 仮説提起　132／B. 仮説検証　134／C. 直観　137
- Ⅵ 診断エラー　137
  A. 情報収集上のエラー　137／B. 情報解釈上のエラー　137
- Ⅶ 診断記述をどう利用するか　138
  A. 成果の予測　138／B. 介入　139
- Ⅷ 記録　139
- Ⅸ 看護言語の開発　140
- Ⅹ まとめ　141

第15章
事例を使った練習　142

事例Ⅰ	食料品の買出しに困っているTさん	143
事例Ⅱ	赤ちゃんを産んだばかりのCさん	146
事例Ⅲ	家のペンキ塗りをしている時に心臓発作を起こしたWさん	148
事例Ⅳ	自立を失ったSさん	150
事例Ⅴ	癌の治癒を願うTさん	153

事例を使った練習：アセスメント解答例　155

事例Ⅰ	食料品の買出しに困っているTさん	155
事例Ⅱ	赤ちゃんを産んだばかりのCさん	156
事例Ⅲ	家のペンキ塗りをしている時に心臓発作を起こしたWさん	157
事例Ⅳ	自立を失ったSさん	157
事例Ⅴ	癌の治癒を願うTさん	159

付　録　161

付録A	看護歴と診察	161
付録B	機能的健康パターンによって分類した診断カテゴリーと定義 2005-2006	164
付録C	成人と小児のアセスメント指針	178
付録D	全体的フィジカル・アセスメント	184
付録E	頻度が高い看護診断に関する診断－介入－成果の連携	186
付録F	リスク状態と促進準備状態の看護診断名 2005-2006	189
付録G	看護言語開発と分類のためのNANDAインターナショナルとNNN共同分類領域	191

索引　192

- 表紙・カバーデザイン： 株式会社トライ
- カバーおよび本文アイコン：村上寛人
- 本文イラストレーション： 長岡久美子
- 本文レイアウト・DTP： 株式会社トライ

看護診断の使用について
　本書中の看護診断カテゴリーのうち＊印がついている診断名は、著者によって開発された診断名である。まだ北米看護診断協会（NANDA）の審査は受けていないが、臨床実践において役立つと思われるものである（Gordon M.: Manual of Nursing Diagnoses 10th Edition, St Louis, Mosby）。その他の診断は、NANDAインターナショナルが承認しているもの（2005年）である（NANDA International. (2005). NANDA Nursing Diagnosis; Definition and Classification 2005-2006。日本語版は、日本看護診断学会監訳：NANDA看護診断；定義と分類2005-2006、医学書院）。それぞれ許可を得て使用している。
　また、本書におけるNANDA看護診断の一部の定義が、著者によって明確に説明され、NANDAの定義より簡潔になっている。ただし診断概念の基本的な意味はいっさい変更されていない。
　なお、本文中では看護診断名は〈　〉でくくって示した。

序章

　専門職看護は、健康に関連する知識を土台とする専門分野です。1970年代以降、看護の知識の核は、看護診断、介入、成果の分類学によって組織化されてきました。看護の分類学は、看護が医療ケアのなかで果たすべき社会的責任を明確にしています。

　3つの分類項目（診断、介入、成果）が、看護とはどういう職業かということと、実践現場において看護はどのような仕事をしているのかを大変具体的に示しています。メディアは医師に指示された一連のタスクを行うのが看護だというように描きがちですが、そうではなく、看護とは、知的な挑戦のある意思決定を行う職業なのです。ゆえに、看護師が、情報収集、分析、および臨床判断のその他多くの側面に精通していることが重要なのです。

　看護師は、常に、個人、家族、あるいは地域社会の健康状態に関する情報を収集してきました。そして、今、診断的判断において情報を利用する能力と、その判断を伝達するために看護診断の標準化された言語を利用する能力を開発し発展させていくことが必要とされているのです。アセスメントと介入の間に診断を置くことで、看護師は、真の健康問題とは何かについて考える機会を持つことになります。その上で行われる介入はより焦点のあったものになるはずです。それによって、より効果的かつ効率的なケアが行われるのです。アセスメントは、単に情報収集だけを目的とするものではありません。それよりもっと重要な目的は、看護診断が存在している場合にそれを認識することです。

機能的健康パターン

　本書が主として焦点を置くのは、機能的健康パターンと実践でのその使用法（特に、アセスメント、診断的判断と意思決定）です。機能的健康パターンは、個人、家族、そして地域社会に関する健康関連の知識を体系化する方法を提示するものです。パターンは次のような質問を行うために使われる1つの枠組みを提供します。

①健康の観点からすると、患者（または家族、地域社会）はどのように機能しているか
②何らかの機能的問題が存在しているか
③看護の必要性が存在しているか

　看護師は、これらの3つの問いに対する答えを、看護アセスメントと看護診断を通じて発見するのです。

　アセスメントとは、評価を伴う情報収集活動です。機能的健康パターンは、アセスメントと診断を体系化する有用な枠組みを提供します。この枠組みは、患者の全体を人間としてとらえる視点を奨励します。この視点は、専門職としての看護の価値観と合致するものです。さらに、看護実践で看護師が関係する一

連の事項も示しています。機能的健康パターンは簡単に学習でき、個人、家族、地域社会をアセスメントするのに使用できます。

世界のさまざまな実践現場の多くの看護師が、機能的健康パターンの実践における有用性を認めています。これは、このパターン領域が諸文化で受け入れられるものだということを示唆しています。機能的健康パターンが、さまざまな文化、ケア環境、年代グループ、疾患の重症度とタイプ、どれにおいても有効なのは、それが健康の観点からの<u>人間としての機能</u>を提示しているからです。看護師は、わずか<u>1つ</u>のフォーマット（形式）を学ぶだけで、アセスメントの<u>過程</u>を通じて技術を完成させることに専念できるのです。

看護師はこの枠組みを使用するにつれ、だんだんと情報収集と診断をより巧みに行えるようになります。そして時間効率も向上します。機能的健康パターンをアセスメントと診断でどのように使用するのかを勉強する前に、まずそれを臨床判断のより大きな脈絡のなかでとらえてみるとより役立つものとなるでしょう。

看護の臨床判断が行われる領域として、これらのパターンをとらえてみてください。

看護過程における臨床判断

看護過程とは、専門職としての看護師が3つのタイプの臨床判断を行うために使用する方法です。つまり、診断的判断（diagnostic judgment）、治療的判断（therapeutic judgment）、それに倫理的判断（ethical judgment）の3つです。

アセスメントと問題の明確化には、<u>診断的判断</u>の技術が必要です。ケア計画を立案し実施するさまざまな決定には、①期待される成果（結果）の設定、②成果達成に必要な介入内容の確認、③ケアの実施、④成果の評価、という<u>治療的判断</u>の技術が要求されます。

<u>倫理的判断</u>とは、実在または潜在的な倫理問題の確認や道徳的な感受性を指しています。アセスメント、診断、治療中に看護師と患者間に起こるすべての相互作用には、価値観に

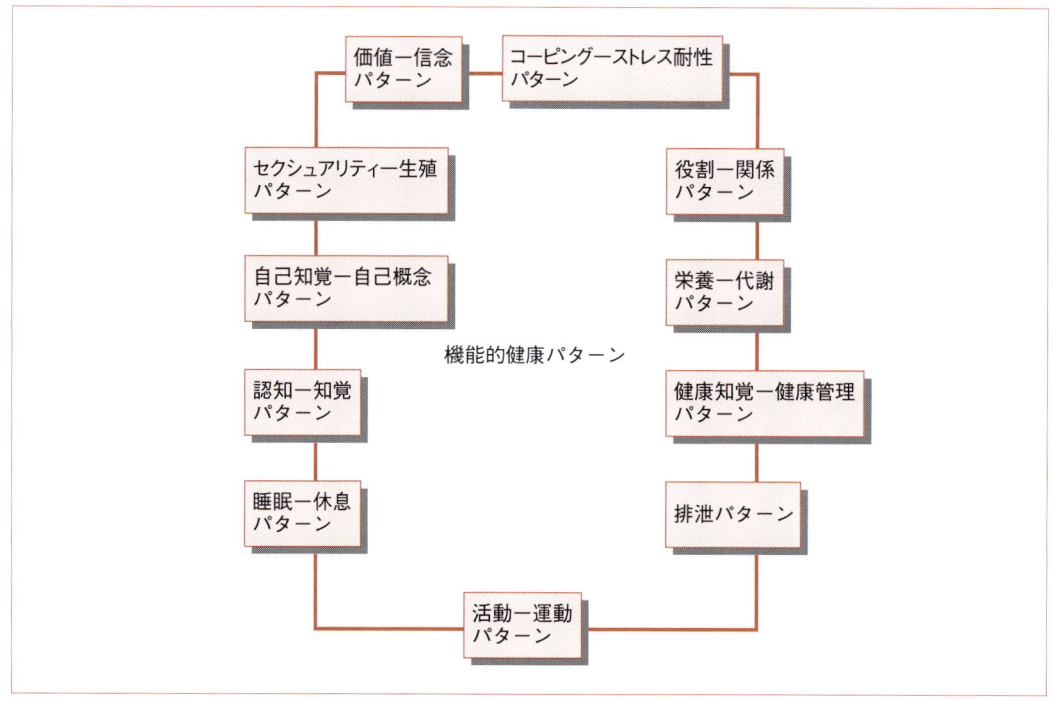

機能的健康パターン

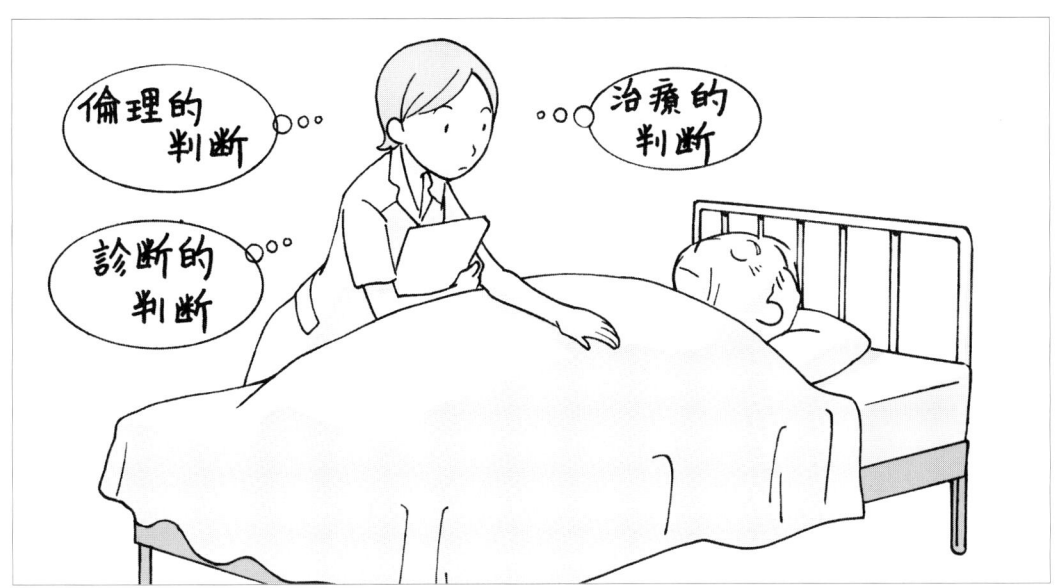

かかわる側面、つまり道徳的な側面が伴います。これは社会が人間に関心を寄せ、人間に敬意を払っているためです。看護過程の中での道徳的感受性の例としては、患者情報の秘密を守ること、診察中に患者の品位と尊厳を確保することなどが挙げられます。看護ケア中に発生する可能性のある道徳的・倫理的問題は、例えば、真実の告知とか、医療資源配分の問題などです。

専門職としての看護実践では、看護の科学に基づいた独自の判断が要求されます。また、看護師は、医科学に基づいた判断も行います。なぜなら、患者のそばに24時間付き添っているのは看護師で、しかも看護師は患者を1人の人間としてとらえた視点で業務を遂行しているからです。この事実はきちんと認識しておきたいものです。看護師が行う医学的診断は、医師への報告を目的とした仮の診断的判断です。例えば、患者に呼吸困難があり、肺水腫を起こしかけているという判断は、医師にすぐに報告する根拠となります。判断の過程は、医学でも看護でも似通っています（ナースプラクティショナー＊は、診断し、医学診断のもとに治療することが許可されています）。

共同問題（collaborative problem）という用語は、医学の知識に基づいた判断を、看護の知識あるいは看護の科学に基づいた診断的判断（看護診断）から区別するために使われます。どちらも診断的判断技術を必要とします。異なるのは、介入と成果に対する主な責任のあり方です。

アセスメントの間になされた知識と観察は、臨床的推論技術と組み合わされます。これは、私たちの主題に対してはさらに広い脈絡、つまり看護におけるクリティカル・シンキング（critical thinking）へとつながっていきます。クリティカル・シンキングは、あらゆる臨床判断（診断的、治療的、倫理的）に必要です。アメリカ哲学学会とアメリカ教育学会は、クリティカル・シンキングを、「目的をもった自己規律的な判断で、①その結果の解釈、分析、評価、推論、および②判断の基になる証拠の説明を導きだすもの」と定義しています。この定義をもう一度よく読み返してください。こ

＊訳注：ナースプラクティショナーは、米国において、患者の診断、検査、治療・ケアの処方を行う権限を持った上級専門看護師。アメリカ看護師協会の定めた教育機関（大学院）で、専門の教育とトレーニングを受けて資格を得る。

れから最初の2〜3章を読んでいくうちに、その意味がより明瞭になっていくでしょう。

人間の推論や判断技術を研究している心理学者は、これらの技術を向上させるには、
①推論過程の基本的な構成要素を習得する
②実践中に行った判断を振り返って考えてみる
③臨床知識を常に高めて続ける
ことが必要だと示唆しています。

そして効果と効率を高めるためには、情報を体系化する枠組みも必要とされます。情報は、診断的判断を下し、その判断とそれに従って行う看護活動を正当化するための基礎なのです。

本書の焦点ではありませんが、介入も、アセスメントをしている間、私たちがしばしば考えているものです。そのために、看護介入分類（NIC）からいくつか選択した介入を本書に追加しました（付録F）[1]。また、看護診断と治療との関連性から、看護成果分類（NOC）からいくつか選択した成果も含めました[2]。

では、臨床判断に必要な情報収集プロセスであるアセスメントについて論じることから始めましょう。本書の各章では、アセスメントを体系化する枠組みとして機能的健康パターンを使用しています。

文 献

1. McCloskey-Dochterman, J. & Bulechek, G. (2004). *Nursing intervention classification* (*NIC*), 4th Edition. St. Louis: Mosby.（中木高夫、黒田祐子訳：看護介入分類（NIC）、原著第3版、2002、南江堂）
2. Moorhead, S., Johnson, M. & Maas, M. (2004). *Nursing outcomes classification* (*NOC*). 3rd Edition. St.Louis: Mosby.（藤村龍子、江本愛子監訳：看護成果分類（NOC）、第2版、2003、医学書院）

第1章

機能的健康パターン・アセスメントをいかに行うか

　看護アセスメントの目的は、患者の健康問題と患者の持つ強みについて、さまざまな判断を下すために必要な情報を収集することです。アセスメントを行うためには、看護師は、①なぜアセスメントをするのか、②アセスメントは看護歴聴取と診察を通じてどのように進められるのか、また③機能的健康パターン・アセスメントではどのような情報を収集すべきなのか、について知っていなければなりません。本章ではこれらの情報を提供します。第2章以降で、その詳細を説明していきます。

I　初回看護アセスメント

　患者が自分の担当になった時点で、患者やその家族に関する情報を収集します。この情報は、①看護歴と診察所見別、②機能的健康パターン別、の2通りに体系化されます。患者のカルテあるいはコンピュータに入力される看護歴と診察記録に関しては、付録Aでその事例を紹介しています。

　看護師にとって、初回アセスメントは、情報収集をするための重要な機会となります。この時収集された情報は、次の3つの役割を果たします。
① 将来のすべての観察結果を対比する基準値
② 診断と介入の根拠
③ アセスメントする患者や家族、あるいは地域社会と信頼ある治療関係を築く機会

　本章では、看護歴聴取と診察で行われるアセスメントのプロセスに焦点を当てますが、特に初回アセスメント（admission assessment*）に着目します。

　何をアセスメントするのか？　これは非常に重要なことです。もしも同意された1つの看護実践理論に基づいた1つのアセスメント様式が看護の世界に存在するなら、看護師にも一般の人にも便利なことでしょう。それがあれば、一般の人は、看護師がどのような健康問題や健康増進の分野に注目しているのかを簡単に把握できるでしょう。患者は、入院時に看護師からアセスメントをすると言われたら、どのようなことを尋ねられるのか推測できます。また患者は、看護に関する問題が

＊初回アセスメント（admission assessment）：患者あるいはクライエントが看護師の受け持ちになって初めて行われるアセスメントを意味する。病院の病棟ならば患者に対する入院時アセスメントに相当するが、その他の場所では、家族や地域社会を対象に行われるアセスメントを意味することもある。

発生したら、誰に相談したらよいのかもわかるでしょう。病院がそれぞれ独自のアセスメントツールを作成する必要もなくなりますし、学生は実習中のローテーションを通じて同一のアセスメントカテゴリーを使えるために、実習を終える頃にはアセスメントのベテランになっていることでしょう。

ただし、その概念的な枠組みには、さまざまな哲学的観点や理論が反映されていなければなりません。現段階では、これらについてのコンセンサスはまだ確立されていません。そのために個々の看護師、あるいは個々の病院が、それぞれ独自のアセスメント指針を作成しているのです。

A アセスメントの概念：機能的健康パターン

ゴードン（Gordon）[1]は、アセスメントに使用する<u>基礎的看護データ</u>（情報データベース）についてのコンセンサスは得られるのではないかと考え、機能的健康パターンの分類を作成しました。表 1-1 に定義の要約を示します。

この健康パターンは、どのような看護理論とも併用することができます。例えば、オレム（Orem）の「セルフケア活動理論（Self Care Agency Theory）」[2]を実践に使用する場合、機能的健康パターンは、「セルフケア活動」の 11 領域として考えることができます。目的は、自立的セルフケアを行う患者または家族の自主的活動能力を評価することです。「セルフケア活動」理論とともに使用される場合は、機能的健康パターンが基本的データベースを構築することになります。この理論は、看護師が個別パターンにおける患者のセルフケア活動能力についてさらにアセスメントを進める際の指針を提供してくれます。ロイ（Roy）の適応理論[3]についても、その他の理論についても、同じことが言えます。

機能的健康パターンは、老若男女を問わずすべての人間に共通するもので、どのような

表 1-1　11 の機能的健康パターンの分類*

健康知覚—健康管理パターン	クライエントが認識している健康と安寧のパターン、健康管理の方法を表す
栄養—代謝パターン	代謝に必要な飲食物の摂取についてのパターンと、身体各部への栄養供給状態がわかるパターン指標を表す
排泄パターン	排泄機能（腸、膀胱、皮膚）のパターンを表す
活動—運動パターン	運動、活動、余暇、レクリエーションのパターンを表す
睡眠—休息パターン	睡眠、休息、リラクゼーションのパターンを表す
認知—知覚パターン	感覚—知覚と認知のパターンを表す
自己知覚—自己概念パターン	クライエントの自己概念パターンと、自己に関する理解（例えば、自己の概念や価値観、ボディイメージ、情動）を表す
役割—関係パターン	クライエントの役割関与と人間関係についてのパターンを表す
セクシュアリティ—生殖パターン	クライエントのセクシュアリティパターンに関する満足と不満足についてのパターン、および生殖パターンを表す
コーピング—ストレス耐性パターン	クライエントの全般的なコーピングパターンと、ストレス耐性との関連でそのパターンの有効性を表す
価値—信念パターン	クライエントの選択や意思決定を導く価値観、信念（霊的／精神的なものも含む）、目標についてのパターンを表す

＊このパターン分類は、1970 年代の半ば、著者が、ボストン大学看護学部でアセスメントと診断について教育するために開発したものである。以降、同僚による分類ラベルや内容に関する提案を受けて、多少の修正が加えられている。これらの変更については、特に、Faye E. McCain と Dorothy Smith のアセスメント概念の影響を受けた。また、その他の臨床専門家のコメントやこれらの分類を臨床実践で使用し評価を提供してくれた学生の意見も参考になった。
Gordon, M.(1994). *Nursing diagnosis: Process and Application*. St. Louis, MO; Mosby, p.70 より。

文化にも適用できると考えられます。機能的健康パターンは、アジア、ヨーロッパ、北アメリカ、南アメリカで使用され、少なくとも9か国語に翻訳されています。どの専門分野でも、重症度がどのレベルでも、また、個人・家族・地域社会のどのレベルのアセスメントであろうと、広く使用されています。

1. アセスメントデータからパターンへ

　機能的健康パターンは、アセスメントの枠組みに欠くことのできない一部となっています。アセスメントの間、看護師は、情報を集めながら、患者の健康パターンを理解し始めます。情報を収集している間に、患者が述べることと観察から、パターンを構築していっているわけです。観察するだけではパターンを発見することはできません。頭の中でさまざまな状況をひとまとめにしてパターンを構築するのです。

　体温を具体的な例として挙げてみましょう。その患者の体温は、午後４時の測定時を除いては正常だとしましょう。午後４時の体温は38.3℃でした。この状況が３日間連続して起こりました。この状況を、午後になると体温が上がるパターン、だと理解するわけです。

　では、次の50歳の建設現場の作業員の睡眠－休息データから、何らかのパターンを読み取ることができるか試してみてください。

睡眠－休息パターン

　この男性は、７～８時間の睡眠が取れた時はいつでも、休息できたと感じる。その日の仕事にとりかかれる体調だと感じる。入眠もすぐにでき、途中で目を覚ますこともなく、睡眠薬の服用もなし。夢は時々見るが、悪夢を見たという報告はない。

　この人のパターンとして、どのようなことを読み取ることができるでしょうか。これは、最適な成人の睡眠パターンだといえます。睡眠は十分に休息感のあるもので、途中で目覚めることもなく、睡眠薬の使用もありません。

では、次に、翌日に心臓の手術を控えている患者のデータについて考えてみましょう。

睡眠－休息パターン

　この男性は、自分はいつも「よく眠れるたち」だと言う。通常７～８時間の睡眠。目覚めた時は十分休息できたと感じる。が、過去３週間は毎晩２～３時間入眠困難状態になると訴えている。心臓の手術が成功するかどうかが「心配」でベッドに横たわっていても眠れない。夜間「誰も話をする人がいない」と「恐怖感に陥る」。

　アセスメントデータを記録する際に、もし、看護師ではなく、患者自身がどう表現したかを重要視したい場合は鍵カッコを使うようにするとよいでしょう。

　では、上記の情報からどのようなパターンを見抜くことができるでしょうか。この患者の睡眠パターンは、従来は正常でした。しかし、変化が起こったのです。現在では、「なかなか寝つくことができない」と言っています。予定されている心臓手術と同時期に睡眠パターンに急激な変化が起こっていることは、それが手術への「恐怖感」や「不安感」によるものかもしれないと推測されます。もし、不眠の治療を受けなければ、この人の睡眠パターンの改善は見られないかもしれません。

　では、42歳の別の患者の例を考えてみましょう。どのようなパターンが見受けられるでしょうか。

睡眠－休息パターン

　午後８時就寝、午前７時起床。日中は昼寝をする。

　この患者のアセスメントをした看護師は、このデータを今集めたばかりです。この看護師は、この患者の報告内容は正常から逸脱したものだと考えなかったようです。なぜ、この看護師は、患者の話したことに異常を感じ、さらに詳しく質問をしなかったのでしょうか。このデータからはパターンを認識するのが難しいと感じている人が多いのではないでしょう

か。その通りです。これは、アセスメントか記録のどちらかが非常にまずいのです。このデータからは、パターンを判別することができません。

入院時にどのような情報を収集するかは、第2章以降で説明します。本書の後半の章では、枠組みの応用についても紹介します。それに続く機能的健康パターンの部分を読む際には、パターンは、①環境（文化、人々、資源など）と②発達の段階によって生み出されるものだということを覚えていてください。

通常、看護師の実践では、個人、家族、地域社会のいずれか1つについてアセスメントを行います。しかし問題が生じた場合は、家族と、個人が生活する地域社会の両方のアセスメントが必要となります。

2. よくある質問

機能的健康パターンのアセスメントについて、看護師がよく尋ねる質問がいくつかありますが、それを以下に挙げます。

1. 機能的健康パターン・アセスメントは時間がかかりすぎるのではないでしょうか。

それは、①患者や家族が健康問題を抱えているかどうか、と②看護師の経験、の2つに影響されます。患者や家族に何も問題がない場合は、アセスメントはごくわずかな時間で終了します。アセスメント時間は看護師の経験にも左右されます。医学生が初めて病歴聴取をするとき、どれくらい時間がかかるかということに気づいたことがありますか。

別の考え方をすれば「新しい入院患者にどのくらいの時間をかければよいのか」ということにもなります。完全な看護アセスメントが、入院時あるいは少なくとも入院後2日以内に行われていれば、多くの問題が回避できる可能性があります。

2. すべてのパターンをアセスメントすべきでしょうか。それとも関連性のあるパターンだけでよいのでしょうか。

さて、これは面白い質問ですね。どれが関連性のあるパターンかということを、アセスメントする前にどうして見極めることができるのでしょうか。

医学診断から予測すれば、関心を寄せるべきいくつかの分野は特定できるでしょう。また標準ケア計画からも、ある程度のことは予測できます。しかし、患者はそれぞれ個別性を持っています。個人は標準化されていません。大腿骨頸部骨折の標準ケア計画を使って、看護師は、患者の生活・人生全般についての情報を手に入れることができるでしょうか。もちろん不可能です。情報がなければ何も予測することはできないのですから、すべてのパターンをスクリーニング（判別）すべきです。

3. 機能的健康パターンには疾患も考慮されるのですか。

これまで述べてきたように、各パターンは、年齢／発達段階、性別、文化、そして、もちろん疾患の影響も考慮しています。

4. 機能的健康パターンは看護師の倫理的判断を助けるのでしょうか。

はい、助けます。「認知−知覚パターン」のデータは、本人に代わって意思決定をする人が必要かどうか判定するのに役立ちます。「健康知覚−健康管理パターン」のデータは、インフォームド・コンセント欠如の原因になる理解不足を明らかにする場合があります。「価値−信念パターン」のアセスメントは、将来的に、生命維持治療やその他の治療に関する患者の希望を判断するために、使える可能性があります。これらのパターン領域のデータは、パターナリズム的な対応法（例：「何があなたにとっていちばん良いかは、私（医師／看護師）が知っている」といった態度）を防止するものでもあります。

3. 看護の焦点の必要性

では、なぜアセスメントのための枠組みが必要なのでしょうか。大きな理由が2つあります。

看護の枠組みは、置かれている環境と相互に作用し合う患者、家族、地域社会に関する看護データについての指針を、看護師に提供してくれるのです。これに対して、医学的診断に使われる系統ごと（心血管、神経、呼吸などの）の病歴の枠組みは、主に人間のある一部分（病態生理、または精神科の場合は精神障害）のみに関心を示すものです。この枠組みは、医学的診断のためのデータを提供するものです。とは言っても、看護師が疾患や精神障害に関する情報を収集しない、というわけではありません。医学データと看護データの両方が必要なのですが、看護診断のためには看護データが必要だという意味です。

図1-1には2つの異なる見方が描かれています。医学のレンズを用いれば、うっ血性心不全に焦点があたり、心拍出量の減少が問題となります。看護師は患者が自分自身でこの問題に対処できるようになるまで患者を援助します。看護のレンズ、あるいは看護の見方は、人に焦点をあてます。看護のレンズを通して見れば活動耐性低下、知識不足、退院の恐怖など患者のQOLに影響を与える問題が見えてきます。

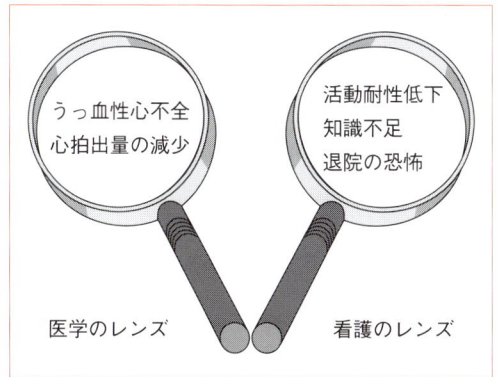

図1-1　看護のレンズと医学のレンズ

4. 情報を組み立てる必要性

アセスメントにはなんらかの枠組みが必要です。枠組みがなければ、情報は体系化されず、診断は困難になります。アセスメントは熟考を要する体系的なプロセスです。「体系的アセスメント」とは、情報の組織的な収集と、質問および観察の論理的な順序だてを意味します。「熟考を要するアセスメント」とは、目的（問題と強みを識別する）と方向性（専門職看護師として責任を遂行するためにどのような情報が必要かを知っている）をもった情報収集を意味します。

アセスメントの枠組みは、家を建てるときに最初の構造として使われる枠組みに似ています。家の境界を定め、家の各部分の形を決める枠組みです。看護の枠組みも、専門職看護の範囲という境界を反映しています（図1-2）。例えば、限られた実践領域内で仕事をする看護師がいます。このような看護師の情報収集は、その疾患、その合併症、医学的治療、そしてその結果に限られています。一方で、生物心理社会的なものから霊的なものに及ぶ幅広い観点から、専門職看護に携わっている看護師もいます。

機能的健康パターンの枠組み内でアセスメント情報を収集する利点は、その情報が看護診断を認識できるように組織化されるということです。付録Bには看護師が対処できる問題が示されています。これは、表1-1と同じ機能的健康パターンでグループ化されています。診断を下すのに使われる情報が、診断そのものと同じ方法で体系化されていると、診断の決定ははるかに容易になります。看護師はデータから診断へ進むことができるからです。

B アセスメントのプロセス：看護歴聴取と診察

患者が病院または他の医療施設に入院したときに診断と介入のための情報が収集されま

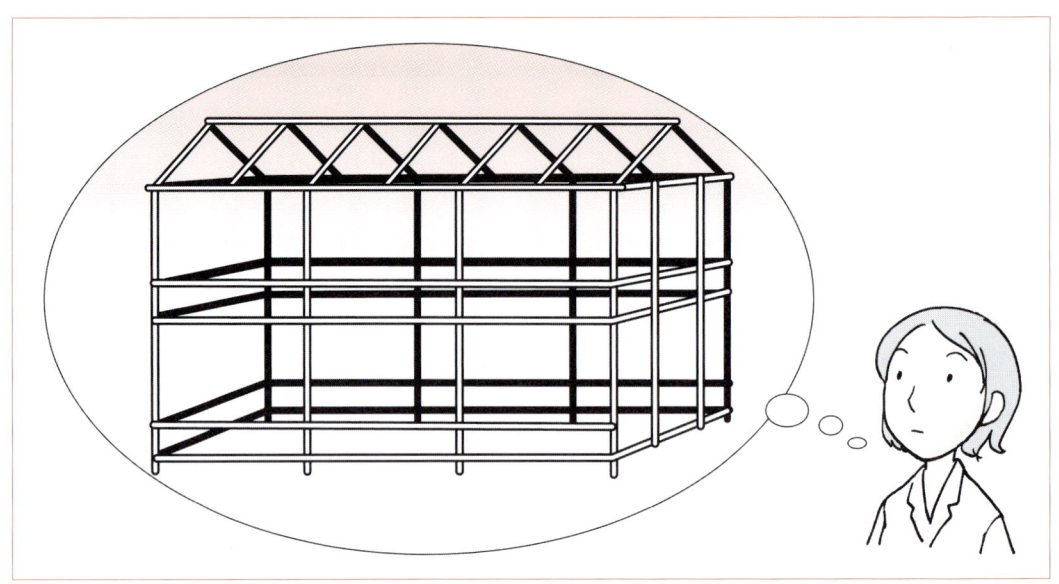

図 1-2　家を建てる時に使用する構造／枠組み

す。この時点で情報は「看護歴」と「診察」と呼ばれます。看護歴聴取と診察に当たっては、「患者の話に耳を傾けること」と、「患者を観察すること」という2つの異なる活動が求められます。実際には、もう1つ必要な活動があります。それは「考えること」ですが、この3つ目の活動は別の章で詳しく述べます。患者との対話を通じて、看護師は看護歴を入手します。看護歴には、患者の健康パターンについての患者自身の説明が記載されます。「話すこと」は、患者自身の説明を促すためのもので、「聴くこと」が何よりも大切です。

看護歴聴取に続いて、患者の診察が行われます。診察で最も大切なのは、患者をよく見ること、測定すること、観察することです。

看護歴聴取と診察を行う間に、患者との関係が構築され始めます。よい関係を確立するためには、尊敬、懸念、思いやりが伝達されなければなりません。これらの活動と姿勢すべての組み合わせが、治療上のよい関係を構築するのです。さて、ここで看護歴についてもう少し詳しく考えてみましょう。

1. 看護歴聴取の始め方

ここでちょっと、あなたが看護師として患者と初めて会うときの様子を考えてみてください。あなたは、ものの数秒以内に、患者の身体的、精神的、情動的状態についての情報をキャッチします。見当識があるか、顔色が悪いか、身なりが乱れているか、リラックスしているか、痛みを感じているか、笑顔か、などの情報です。この数秒間に、直ちに対処しなければならない問題（危険を示す赤旗）があるかどうかを判断するのです。例えば、救急外来にやってきた人にひどい呼吸困難が見られれば、皮膚の色の変化、呼吸数と呼吸の浅さ、その人の姿勢などはすぐに観察できます。その観察から、緊急な対応が必要なことが判断されるわけです。緊急な問題がなければ、機能的な健康状態のアセスメントを始めることができます。

アセスメントを解説する一番よい方法は、おそらく、時間の流れにそって、アセスメントを始めから終わりまで見ていくことでしょう。それと同時に、質問と観察を通じてどのように情報を収集すればよいのかを考えることも

大切です。質問と観察では、患者が自分の健康管理について「ストーリー」を語ってくれるような配慮が必要です。では、最初から見ていきましょう。

健康アセスメントは、患者や家族が正確な情報を提供する気持ちになり、また看護師との相互交流は自分に利益があると感じるような方法で開始することが大切です。まず自己紹介をして、あなたの情報収集の目的を伝えます。この目的は慎重に考慮されたものでなければなりません。アセスメントは、患者とのよい治療関係を築く最初のステップとして重要な役割を担っているからです。さて、開始方法として、みなさんは次のうちのどれが一番よいと思いますか。

①私はWと申しますが、あなたの看護ケア計画を作るのに情報収集が必要です。あなたの＿＿＿＿についてお話しください。

②私はWと申しますが、勤務が終わる前にあなたのケア計画を作ってしまいたいので、あなたのアセスメントをしなければなりません。あなたの＿＿＿＿についてお話しください。

③Mさん、私はWと申します。あなたがご自分の健康管理をどうされているか、お聞かせいただけないでしょうか。食事とか活動など、入院中にお役に立てることがあるかもしれませんから（ここで言葉による同意または非言語の同意を得る）。全般的に見て、最近の健康状態はどんな具合ですか。例えばこの2、3年はどうですか。

④私はWと申しますが、あなたのケア計画をすぐ作らなければなりません。たくさん質問させていただくことになりますが、これから始めてよろしいでしょうか。では、まずあなたの＿＿＿＿についてお話しください。

以上のうち、③番目以外は、もっぱら看護師側の情報収集の必要性を強調していることに注目してください。③に示した例のように、患者側にとって必要なことに重点を置くよう努力してください。アセスメント開始時に、④のように「質問の数が多い」とあえて伝える必要はありません。むしろ、いくつかの話題について「一緒に話をする」ということに焦

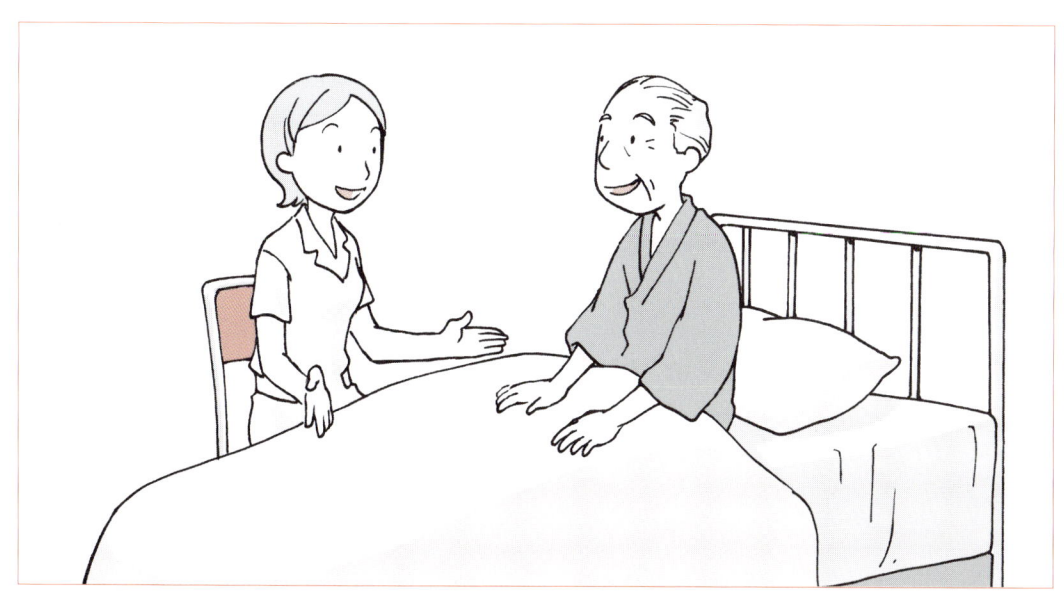

点を置くようにしましょう。上記4つのアセスメント開始方法では、③が最も適切です。看護師の大きな関心事である患者の健康管理法に焦点が当てられているからです。③にごくわずかの変更を加えれば、在宅ケア看護師や保健師の最初の訪問時のアセスメントにも応用できます。

2. 質問の仕方

質問は、患者との対話を必要とする話題の導入や、情報を明確化したり確認したりする役割を果たします。看護歴聴取の際の大切な技術の1つは、患者が不快と感じないペースで質問をし、面接を進めることです。以下に、よく用いられる質問の形式をいくつか示します。

1）自由回答型の質問形式

自由回答型の質問は、どこに焦点を置くかを患者が選べる一般的な質問形式です。質問の1例を紹介します。

「もしお子さんたちがみんなその日1日中家にいたら、あなたはどう感じますか」

これを次のような焦点を絞った質問と比べてみてください。

「もしお子さんたちがみんなその日1日中家にいたら、いら立ちを感じますか」

親に対しては、次のような自由回答型質問も考えられます。

「このようなことが起こったら、あなたはどんなことに気づくと思いますか」

このような自由回答型の質問は、「コーピング－ストレス耐性パターン」の話題の導入時に役立ちます。ある話題の導入時に焦点を絞らない一般的な質問をすると、患者はふつう、自分にとってその時点で最も重要な事柄から話し始めます。この種の質問への回答を受けて、具体的な質問を展開していけばよいでしょう。

もう1つ質問の例を示します。これは相手を思いやったり、相手を支持する態度で行うとよいでしょう。

「あなたご自身について少しお話しいただけますか」（「自己知覚－自己概念パターン」）

「自己知覚－自己概念パターン」の前の6パターンのアセスメントを終了していれば、看護師は、この質問にさらに追加できる情報を何か持っているはずです。例えば、

「あなたご自身について少しお話しいただけますか。あなたはとても強い人のようにお見受けしますが」（患者が前に「強い」という言葉を使用している）。

このように相手を支持するコメントを付け加えることにより、情報収集が容易になることもあります。

2）固定回答型の質問形式

固定回答型の質問は、直接的な回答が必要な場合に使われます。つまり焦点が定まっている質問です。例えば次のような質問です。

「ゆうべのお子さんの体温は何度でしたか」

この質問では特定の情報に焦点が絞られています。

大人の患者に対しては次のような質問が考えられます。

「初めてその痛みに気づいたのはいつですか」

焦点を絞った質問が最も役に立つのは、すでにある診断名が頭に浮かんでいて、その可能性を支持または却下する手がかりを探しているような場合です。

著者の共同研究者が行った診断推論に関する研究では、「何らかの術後合併症があるか」という質問を複数の看護師に対して行いました。事前に与えられた唯一の情報は、「その患者が一般的な手術を受けた」ということです。看護師たちは、この患者や状況について知りたい情報があれば、何でも質問をすることができます。

さて、看護師のほぼ全員が最初に尋ねた質問（複数）は、何だったと思いますか。また、それは自由回答型と固定回答型のどちらだったと思いますか。先に進む前に、このことについて少し考えてみましょう。

術後合併症（無気肺、出血、尿閉、静脈血栓症、創部感染）について判断する際の最初の目標は、最も可能性のある状態に焦点をおけるように可能性の範囲を狭めることです。合併症の可能性を判定する上で重要なことが2つあります。術後の経過時間（一部の合併症は術後早期に発生する）と実施された手術の種類（上腹部の術後に発生しやすい合併症と、下腹部の術後に発生しやすい合併症がある）です。例えば、胆嚢手術の5時間後であれば、出血をチェックすることになり、術後30時間であれば、無気肺をチェックすることになります。

情報追求の焦点を絞るために役立つ質問は、「どんな手術が実施されたのか」と「いつ手術が実施されたのか」という2つになります。上記の研究結果も同じでした。この研究は、ある分野のアセスメントを開始するときに適用できる一般的な規則を提案しています。その規則とは、範囲の広い自由回答型の質問（複数の場合もある）をまず行い、その後最も可能性のある看護診断を判断するための具体的な固定回答型の質問に移ることです。

3）精査型の質問形式

精査型の質問は、情報の明確化または確認のために使われます。患者は一般的な表現を使ったり、詳細を言わずに結論だけを伝える場合があります。

患者が「私はよく神経質になります」といった場合、看護師は、この表現の意味を明確にするため、次のような精査型の質問で対応します。

「神経質になったときには、どんな状態になりますか」

すると、患者は次のように答えるとします。

「心臓がどきどきして、止まりそうな感じになります。めまいもします」

患者の状態は不安感からくるものだと推測すると、患者の「神経質」になるという訴えの説明にはなるかもしれません。しかし、その推測が大きくはずれている可能性もあります。問題を明確にするために精査型の質問が必要なのです。例えば、次のような質問は、問題を明確にしたり確認したりするためのものです。

「医師にはこの症状は先週始まったとおっしゃっていますけれども、お話を伺うともう3か月くらいこの問題に悩まされているようですね。そうですよね」

スクリーニングを目的としたアセスメントの場合も、詳細なアセスメントの場合も、自由回答型の質問は役に立ちます。膨大な可能性の中からいくつかの可能性に的を絞るのに役立つのです。これは、新患で背景情報がまったくない場合に特に有効です。

4）スクリーニング型の質問形式

ある1つの分野に突っ込む単一の質問が、スクリーニング型の質問です。このような質問は、機能的健康パターンをスクリーニングする際に使うことができます。例えば、看護師は通常、患者の「睡眠－休息パターン」について、4～5の質問をします。時間がないときには、スクリーニング型の質問を1つすれば十分な場合があります。次のように、望ましい睡眠の結果に焦点を当てた質問がそれです。

「あなたはだいたい、朝起きたとき十分に休息がとれて、1日の活動を始める準備ができていると感じますか」

患者が「はい」と答えれば、その他の質問は重複になるので不要ですので、次のパターンのアセスメントに進みます。これは大きな成果を得ることができた質問の好例です。たった1つの質問で「睡眠－休息パターン」に関連する他の看護診断の可能性をすべて打ち消すことができたからです。看護師は、他のパターンの領域についても、このように質問を組み立てていく必要があります。

病棟で忙しいときは、多くの場合、通常必要となる完全で詳細な初回アセスメントを12時間あるいは24時間以内に行うことはできません。その場合は、いくつかの機能的健康パターンをスクリーニングして、残りのアセスメントは、次のシフトまたは翌日に行います。

スクリーニングは、入院が短期の病棟でも行われます。それらの病棟例としては、日帰り手術科、産科、術前準備科などが挙げられます。これらの病棟では、手術がパターンの変更をもたらすことが予測されるからです。スクリーニングは、入院が事前に予定されており、入院に関する情報が患者の自宅へ送られる時にも実施できます。スクリーニング用のアセスメント用紙をあらかじめ患者の自宅へ送る資料の中に入れておき、患者が入院する際にそれを病院に持ってくるようにしてもらえばよいのです。そのアセスメント用紙は、大規模なグループを対象にした健康フェアでも便利で活用できます。学生や職員が、その用紙に必要事項を迅速に記入し、それを基に健康増進に関するアドバイスを行うことができるのです。

3. スムーズな移行

質問は話題を変える時、つまり1つのパターンから別のパターンに移行する際にも必要です。移行をスムーズに行えば、患者も自分の健康パターンについて説明しやすくなります。話題の移行例としては、栄養の話題から排泄の話題への移行などが挙げられます。1つの質問から別の質問へ、そして1つの話題から別の話題へ、面接がスムーズに流れるように注意してください。

患者への質問は、「尋問」にならないように気をつけてください。アセスメント用紙にある質問を矢継ぎ早にすると、まるで患者を尋問しているようになりかねません。スムーズな移行を心がけましょう。各パターンを1つの話題と考え、1つの話題から別の話題への移行をスムーズに行います。例えば、「健康知覚－健康管理パターン」から「栄養－代謝パターン」へ移行する場合、看護師は次のように言うこともできます。

「さきほど、よく下剤を使うとおっしゃいましたけれども、**食事について少しお話を聞かせてください。もしかしたらそれが重要かも**しれませんので」

このように話題に上ったことをとらえて、可能な場合は、それを次の話題に関連づけるようにしましょう。

次に、「活動－運動パターン」から「認知－知覚パターン」へ移行する場合を例に挙げましょう。

「読むときには眼鏡をおかけになるんですね。視力は最近どうですか」

「認知－知覚パターン」から「自己認識パターン」へ移行する場合は、次のような質問はどうでしょうか。

「いつも学習するのが好きな人間だとご自分のことをおっしゃいましたが、ご自身についてもう少しお話いただけますか」

移行がスムーズだと、患者は自分のことについて語りやすくなります。

4. 強みの認識

初回アセスメントをすると、患者との対話を通じて、どのような問題（看護診断）が存在しているのか、またどのパターンが機能している（健康な）のかに関して仮判断を下す情報を得ることができることに気づくでしょう。同時に、患者の「強み」も初回アセスメントを通じて確認されます。強みは、患者が実在の問題や潜在的な問題に対処するときに役に立ちます。例えば、患者の家族が非常に協力的で、家族成員間の関係が良好であることは、1つの強みとして考えられます。

5. 診察

看護歴聴取に続いて行われる診察は、観察を通して、患者が語ったことを確認する機会を提供するものです。例えば、看護歴聴取のとき、患者が歩行困難を訴えていたとします。これは、通常、診察時に患者の歩行状態を観察すれば確認できます。診察用のアセスメント指針はごく簡潔なものがあります（付録C「成人と小児のアセスメント指針」を参照）。あるいは、医師のプロトコルと同じように、看護師も頭のてっぺんから爪先まで全身アセスメントを行うプライマリケアの場合のように、非常に詳細な診察もあります。ちょうど全身フィジカル・アセスメントのようなものです（付録D参照）。

看護師は繊細な感覚をもった観察者です。視覚、聴覚、触覚、運動覚を駆使し、さらに音を拡大する血圧計や聴診器など、自分の感覚を増強してくれる器具を使う技術を持っています。

バイタルサインとフィジカル・アセスメントに加え、可能な場合は、人間関係（母親－乳児の関わり方、夫婦関係、家族相互の関わり方、その患者の他患者や職員に対する関わり方）の観察もアセスメントに含めます。これらの相互作用は、いくつかの機能的健康パターンの指標になります。患者の自宅で行われるアセスメントでは、生活状態、安全面の障害物、近隣区域などを観察する機会が得られます。アセスメントが行われるのが患者の自宅であっても病院であっても、正確な観察は、正確な看護診断と治療に不可欠なものです。

6. 初回アセスメントの終了の仕方

初回アセスメントをどのように終えるかについても、よく考えることが大切です。面接中に認識できた諸問題をまとめ、患者に対していくつかの介入を提案した上で、アセスメントの面接を終了するのが理想的です。

表1-2は、熟練看護師によるアセスメントの終了方法の例を示したものです。患者に対するこれらの提案は、必ずしもアセスメント終了時にいつもできるとは限りません。このような提案が可能かどうかは、それぞれの看護師の診断推論経験や収集された情報によります。また、情報が非常に複雑な場合もあります。初回面接時に、看護師に伝えられない情報もあるかもしれません。また、問題が幾重にも重なりあっていて、1つを認識し解決できても、またすぐ別の問題が表面に浮上する場合もあります。

表 1-2　初回アセスメントの終了例

相互のかかわり	看護師の目的
看護師：入院中に私たちがお手伝いできることについて、2、3 お伺いしました。ほかにまだ伺っていないことで、心配なことはありませんか？ **患者**：いいえ、何も思いつきません。誰でも一番困るのは、トイレがすぐに見つからないときに、おしっこを我慢できないことですよね。	もうすぐまとめの段階に入るという手がかりを与える。
看護師：それは困りますよね。対処する方法はいくつかありますよ。医師にも何かよい考えがあるか聞いてみましょう。それが今一番困られていることですか。 **患者**：いえ、そうじゃないです。ここにはトイレがすぐありますし、便器も床頭台に入っていますから。	表明された懸念を要約し、それに対処する計画を示す（要約する際には、実際の診断名を用いる必要はない））。
看護師：減量したいともおっしゃいましたね。これは手術の後で一緒に取り組むことができると思いますよ。食事と水分摂取量は問題なさそうです。お通じも先週はずっと規則的だったとおっしゃいましたね。こういうことはどれも術後の回復に重要なことです。心配されている手術に関しては、昼食後にご一緒にお話したいと思います。問題が起こってもご自身でコントロールできる方法もあります。今日の午後、不快感をどうすれば抑えられるのか、またそのほかの問題も特定の体操でどう防げるかなどを一緒にみていきましょう。この小冊子に目を通しておいてください。もしお嬢さんが午後おいでになったら、ご一緒にいかがですか？ **患者**：ええ、そうしてください。娘もいろいろ知っておきたいでしょうから。 **看護師**：わかりました。それじゃあ2時半ごろまた参りますね。どうぞ昼食を召し上がってください。	表明された懸念を要約し、それに対処する計画を示す（診断項目によっては、看護ケアは手術が終わってから始まるものもあるということに注意）確認された問題や心配事にうまく対処できるという気持ちを患者にもたせる。 術前の準備計画と不安反応についてさらに話し合う計画を示す

II その他のアセスメントの種類

初回アセスメントに加え、看護実践では、問題着目型、緊急型、時間間隔型という 3 つのタイプのアセスメントが行われます。

A 問題着目型アセスメント

問題着目型アセスメントは、以前に診断されている問題についての情報を入手するために行われます。計画された介入が積極的に開始されると、問題着目型アセスメントは毎日行われることになります。

例えば、〈活動耐性低下に関連した摂食セルフケア不足〉という診断が患者にあるとします。この患者は、自分で食事できるようにエネルギー節約方法の指導を現在受けています。問題着目型アセスメントでは、患者が食事中にエネルギー節約方法を実行しているかどうか確認します。活動耐性のアセスメントは、次の 2 項目で行います。①食事が以前より楽かどうか質問し、患者が食事中と食後の呼吸が以前より楽になったと報告する、②測定の結果、食後 2 〜 3 分で心拍数とリズムが基準値にもどっている。これらをアセスメントすることにより、「自立して食事をする（活動耐性低下なしに）」という期待された目標に対する進歩の度合を判断できます。このように問題着目型アセスメントは、問題そのものを認識するために行われる初回アセスメントとは、非常に異なるものです。

治療開始後、問題のアセスメントはどのくらいの頻度で行うべきでしょうか。これは問題そのものの性質と、問題に対してどのような変化が期待できるかによります。つまり、介入によって解決に向かうのか、状況のせいで

悪化に向かうのかということです。

例えば、〈暴力ハイリスク状態〉と診断された患者の場合、15分おきにチェックする必要があります。食事および活動パターンの変更が必要な〈肥満〉と診断された過体重の人の場合は、治療の初期においては外来で週1回チェックし、あとは月に1回チェックすればよいでしょう。

入院患者の場合、通常、看護診断の状況は少なくとも毎日、あるいは勤務帯ごとにアセスメントします。毎日か勤務帯ごとかという頻度は、問題が悪化している場合はその危険度に、また目に見えて快方に向かっている場合はその期待の度合によって判断します。

B 緊急型アセスメント

緊急型アセスメントは、救急外来や重症集中治療病棟への入院時に行われます。このタイプのアセスメントは、ほんの数秒内に、心・肺・脳複合系についての情報を入手するものです。皮膚の色、姿勢、顔の表情などに加え、頸動脈または橈骨動脈の脈拍と気道の確認を同時に行えば、上記の重要器官に関する情報がわかります。

自殺の可能性につながる「自己知覚－自己概念パターン」の重大な変化や、暴力の可能性のある「役割－関係パターン」の重大な変化がアセスメントされた時などが、緊急アセスメントと緊急介入が必要となる状況の例です。救急看護用の3段階アセスメントは、コリガン[4]が、機能的健康パターンを使って開発しています。

C 時間間隔型アセスメント

時間間隔型アセスメントは、外来や、長期介護施設や、高齢者居住施設で行われる種類のアセスメントです。アセスメントとアセスメントの間の間隔は、3か月、6か月、12か月などで、それ以上になる場合もあります。前回認識された健康問題すべてがアセスメントの対象となり、11の機能的健康パターンのスクリーニング・アセスメントが行われます。初回アセスメントと違うところは、看護師がすでに基準値を持っており、それを基にアセスメントを始めることです。

ここまで看護アセスメントが<u>なぜ</u>、そして<u>どのように</u>行われるのかを述べてきましたが、次に<u>どのような情報が収集されるべきか</u>について考えてみましょう。情報と臨床知に焦点を当て体系化する「機能的健康パターン」の形式は、簡単に学べるものです。これについては、第2章以降で論じることにします。

第2章以降では、クライエントの健康についての評価に慣れるように、個人、家族、地域社会の3つのタイプのアセスメントを考えていきます。以下の要領で、アセスメントの各分野を検討していきます。

①各パターンを定義します。看護歴（質問）と診察（観察）はその定義から引き出されます。

②質問と観察は、考えられる問題のスクリーニングに使われます。もし、入手した情報から問題があることを示唆されれば、さらに詳しい質問と観察が必要となります。考えられる看護診断の重要な診断指標が、さらに行うべきその後のアセスメントの方向を導きます。

③看護歴聴取における質問と診察は簡潔に記述されています。質問の枠組みを特定の患者の特定の状況に合うようにして面接を個別化してください。

④あるパターンの指針として示した質問と観察が、そのパターンの診断をどのようにスクリーニングしていくかに注目してください。

⑤すべてのパターンの定義、アセスメント用の質問、各パターンの看護診断が見た

いときは、各看護診断の定義と付録Bを参照してください。

本書の各章で紹介されている11のパターンをゆっくりと読んでください。あなた自身の健康パターンを考えた上で、どのようなことがその展開に影響を与えたかを考えてみてください。それから、あなたの家族や地域社会のパターンが、自身の健康パターンの発達にどのような影響を与えたかを考えてみてください。これを行うことによって、あなたの機能的健康パターンに関する学習がより容易になると思います。この経験は、患者が自分の健康パターンについて説明するのを、どのように手助けすればよいかを考えるときにきっと役立ちます。

III まとめ

本章をまとめますと、看護過程を構成するすべての要素のなかで、アセスメントのみが、看護師がその患者の担当である全期間を通じて継続的に行われるものです。初回アセスメントで患者または家族と初めて接したときに始まり、退院、または転科・転院で（外来や地域社会などの）別の看護師へ紹介することによって終了します。

アセスメントで収集された情報は、問題の認識や監視、そして成果の評価に使用されます。アセスメントで使用される観察、測定、推論技術は、質の高い看護実践のために非常に重要なものです。

本章では機能的健康パターンがどういうものなのかを紹介しました。この枠組みは、アセスメントデータ、看護診断、そして看護の臨床知を体系化する方法を提供するものです。健康パターンは、患者への全人的なアプローチを促進し、どのような文化、ケア環境、年齢グループに対しても役に立つものです。

文献

1. 野島良子監訳：看護診断マニュアル　原著第9版、へるす出版、2001（Gordon, M.（2002）*Manual of Nursing Diagnosis* 10th ed.）and Gordon, M.（1980）. Predictive strategies in diagnostic tasks. *Nursing Research*, 29: 39.
2. Orem, D.E.（1994）. *Nursing: Concepts of Practice*. St. Louis: Mosby.
3. Roy, C.（2002）. *Adaptation model*. Englewood Cliffs, NJ: Prentice-Hall.
4. Corrigan, J.O.（1986）. Functional health pattern assessment in the emergency room. *Journal of Emergency Nursing*, 12: 163.

第2章 健康知覚－健康管理パターン

　看護が目指すのは健康の増進です。しかし看護師である私たちは、健康状態を実際に理解し管理するのが患者自身であることを忘れてはなりません。ケア提供者の役割は、患者が自分の健康状態に関する知識とそれを管理していく技術を得る援助をすることです。患者自身による管理（セルフ・マネジメント）が無理な場合は、看護師、家族、あるいは介護者が、そのリスクを管理します。

I 個人のアセスメント

　担当となった患者のアセスメントは、「健康知覚－健康管理パターン」から開始します。このパターンのアセスメントは、患者が、自分の健康または病気についてどの程度明確な情報を必要としているのか、また健康管理の仕方を学習するためにどのような技術を必要としているのかを明確にします。「健康知覚－健康管理パターン」は、以下のように定義されます。

A 定　義

　「健康知覚－健康管理パターン」は、個人が認識している健康状態、安寧、および個人的健康管理方法のパターンを表します。これには、患者が健康状態をどのように認識しているか、またその認識が現在の活動および将来の計画へどのような関連性を持つかなどが含まれます。また、心身の健康増進活動、医師や看護師の指示や勧め、継続的な診察の遵守（アドヒアランス）＊など健康行動の全般的レベルも含まれます。

B 解　説

　個人が自分の健康状態をどのように認識しどのように健康維持しているかについては、まず、それについて個人が述べた内容によってアセスメントし、個人を観察することによってそれを確認します。アセスメントの結果、機能不全パターンが発見される場合もあります。また、そのアセスメントがほかの問題への介

＊訳注：アドヒアランス（adherence）は、納得して自分の意思で行うこと。「遵守」の意味で使われる同意語の「コンプライアンス」は、患者が医療提供者の決定に従ってその指示に従った行動を取ることに対し、「アドヒアランス」は患者が積極的に治療方針の決定に参加し、その決定に従って自ら行動することをいう。

入をどうするかという決定に影響を与えます。

　患者は、自分の健康状態の変化に落胆して、もはや出来事をコントロールできなくなったと思い込む場合があります。あるいは患者が、自分の健康状態を決定する主要因は自分自身の行動ではなく、「運命」だと考えている場合もあります。このような状況下では、いきなり保健指導をしてもあまり効果はないかもしれないので、看護師はまず患者の認識内容と思い込みに取り組むことから始める必要があります。

　「健康知覚－健康管理パターン」をアセスメントする目的は、患者の健康に対する全般的な認識、健康管理法、および予防活動に関するデータを入手することです。具体的詳細は、関連するその他のパターン領域で調べることになります。例えば、患者が便秘のために下剤を使っている場合は、この情報をまず書き留めます。下剤の使用は間欠的な便秘パターンの1つの手がかりとなる可能性がありますが、この手がかりについては「排泄パターン」の中で継続して詳しく調べることになります。

　次には、「あなたは自分の健康問題のほとんどを、自分自身で、あるいは家族の助けを得て、解決できると感じていますか」という質問が適切となるかもしれません。この質問によって、その人が健康に関してどの程度の知識や資源を持っており、健康管理をどのようにしているか、という情報を入手し始めることができます。

　このパターン領域では、患者の健康習慣（例：錠剤を1錠ではなく2錠服用する）、患者の潜在的または実在するノンコンプライアンス（指導などに従わないこと）（例：薬品、食事、運動、予防注射など）、それに健康や病気に関する非現実的な認識、などを見逃してはいけません。

　「健康知覚－健康管理パターン」はアセスメントの導入部分です。その他の10パターンは健康管理分野の具体的な分野です。さて、こ こで情報をどのようにして得ればよいのかについてちょっと考えてみましょう。「健康知覚－健康管理パターン」の定義と説明を行ってきましたが、このパターンのアセスメントはどのように行えばよいのでしょうか。自分の全般的な健康または病気をどう認識しているかを患者に説明してもらうには、どのような直接的質問や観察が必要なのでしょうか（以下の個人アセスメントの指針項目 a～f を参照）。

　自分の健康について尋ねられると、私たちは全般的なことは伝えられます。時には、ここ数年の健康状態について話す場合もあります。例えば、「ここ2～3年体調は大変よいです」などです。また、「私は病気がちの子供で、それ以来……」など子供時代の健康状態に触れる場合もあるでしょうし、「私は自分のやることにほとんど注意を払ったことがありませんでしたが、今度の病気は本当によい教訓になりました」という話が出るかもしれません。自身の健康に関する患者の認識は、予防活動を含めた過去の活動や習慣を理解し、地域社会の資源に関する知識、患者の定期的健康チェックなどの必要性を理解するための土台として利用できます。患者の認識は、自分の健康管理に関する患者の意欲の予測にも使われます。また、この情報は、健康指導にも役立ちます。

　例えば、看護師が以下のような質問をするとします。「今回は胆嚢の摘出手術のためにいらっしゃったのですね。でも、これまでの一般的な健康状態はいかがでしたか」。この質問は、医師がすでに診察した患者の現在抱える問題ではなく、患者の一般的な健康状態に焦点を当てたものです。それでももし、患者が、現在患っている病気について話し続けるなら、その話に耳を傾けながら注意深く関連情報を得るように心掛けましょう。例えば、気づいてすぐに医師の診察を受けにきたか、家庭での処置は適切だったか、その病気に関する昔

からの言い伝えなどを信じていないか、その言い伝えで正さないといけないことはないか、などです。相手を支持する話し方で質問をすれば、患者の答えからたくさんの情報を入手できるはずです。例えば「それが起こった時は恐かったでしょうね。その時どのようになさいましたか」とか、「医師はその原因はなんだと言っていましたか」といった質問でもよいかもしれません。後者の質問の答えは、看護師は当然すでに知っているわけですが、こうした質問をすることによって、患者が医師の説明をどの程度理解しているかをアセスメントすることができます。

間接的な質問は、患者が自分の健康状態（以下の個人アセスメントの指針項目 b、d、e 参照）や健康増進（以下の項目 c 参照）をどのように管理しているかに関するヒントを提供してくれます。項目 g は、患者がどのようなことを期待しているのかを知るよい方法です。

健康状態の認識や健康管理についての質問は、病気についての情報を引き出せることもあります。居住する地域社会で利用できる資源や定期的な健康診断に関して、患者がどの程度の知識を持っているかも気をつけて聞き出すようにします。認識内容、伝えられたことの意味、反応、そして習慣が、看護歴のデータを構成します。

看護歴の聴取後、通常、看護アセスメントの一貫としての診察を行います。このパターン領域では、このパターンに関する診察と同時に、患者の全般的外見も観察します。

個人が実際に行っている健康習慣を観察するのは困難です。看護師はふつう、その人の自己報告に頼らざるをえません。時に、入院中の患者は、自分で薬を内服したり、処置を行ったりする責任を与えられることがあります。例えば、糖尿病の患者は、自分でインスリン注射をしたり、どの処方薬を服用するかを示してもらう場合があります。それによって、患者が自分の治療法についてどの程度理解しているかを知ることができます。情報が家庭訪問によって入手できる場合もあります。患者をその家庭や家族という関係の中で見ることで、健康管理に関する重要な情報が得られるものです。

質問の仕方に慣れるまでは、各機能的健康パターンにおける質問例をそのまま使うとよいでしょう。そこに提示されている項目や質問は、自分の言葉で置き換えたり、多少変更したりして調節できる指針だと考えてください。そうすることにより、それらが、あなたがアセスメントしているケア環境や特定の状況に適切なものとなります。

C 個人アセスメントの指針

次に示すのは、「健康知覚-健康管理パターン」のアセスメントに関する指針です。もし、データ（情報）が問題を示しているなら、より詳しいアセスメントが必要となります。どのような詳細なアセスメントが必要かは、可能性として考えられる看護診断によって判断されます。

1. 看護歴

a. 最近の全般的な健康状態はどうでしたか。
b. 過去1年間にかぜを引きましたか。質問が適切な場合：仕事を休んだことがありますか。学校を休んだことは？
c. 健康維持のために行っている最も大切なことは？　そのことが（適切なら、家族の行っている民間療法も含める）健康に役立っていると思いますか。タバコ、アルコール、麻薬の使用は？　乳房の自己検診は？　前立腺のスクリーニングは？
d. 事故（家庭、職場、運転中）は？　シートベルトの着用は？
e. これまで、医師や看護師の指示を実行するのは簡単でしたか。
f. 質問が適切なら：何が今回の病気の原因と思

いますか。症状を自覚したとき、どのような行動をとりましたか。その行動の結果は？
g. 質問が適切なら：入院中、どんなことがあなたにとって重要ですか。どうしたら私たちが一番あなたの役に立てるでしょうか。

2. 診察

全般的な健康に関係した外見（髪、皮膚、歯など全般的な観察）

下記のパターン領域の説明では、診断に関して多少のコメントを加えます。アセスメントから得た情報がどのように使われるかを示すためです。看護診断を正確に使用する実践能力を身につけるには、さらに詳細な学習が必要です。

D 看護実践で見られるパターン

情報が収集されると、機能パターン、機能不全パターンあるいは潜在的機能不全パターンが見えてきます。以下は、「健康知覚－健康管理パターン」における機能パターン、機能不全パターンあるいは潜在的機能不全パターンの状態を述べたものです。これには、看護診断の用語を使用しています＊。各看護診断用語には定義を付けて説明していきます。この本では、NANDA 看護診断の一部の定義が、著者によって明確に説明され、NANDA の定義より簡潔になっています。ただし診断概念の基本的な意味はいっさい変更されていません。

＊印がついている診断は、著者が開発したもので[1,2]、現在 NANDA インターナショナルの診断名として挙げられていませんが、臨床では役に立つものです＊＊。

1. 健康管理

【機能不全パターン】

以下の4つの看護診断は、健康管理および薬物や治療法、食事、活動などの特定の療法に関連した機能不全パターンを記述しています。

非効果的健康維持（特定の）
基本的な健康習慣の認識や自己の健康管理ができず、健康を維持するための援助の求め方がわからないこと

非効果的治療計画管理（特定領域の）
病気や病気の合併症の治療計画を日常生活の中で規則正しく行い調整しようとしているが、設定した具体的健康目標に到達できないでいるパターン

非効果的治療計画管理リスク状態（特定領域の）＊
治療や予防の計画を日常生活の中で規則正しく行い調整することが困難となる危険因子が存在すること

非効果的抵抗力（特定の）
病気や外傷といった内的または外的な脅威から自己を守る能力が減退していること

以下の4つの看護診断は、予防注射、運動プログラム、その他の予防的健康習慣に関連した問題など、健康管理に関連したアセスメントデータを説明するために使うことができます。これらの診断名は、上記の診断名より

＊2年に1度、北アメリカ看護診断協会（North American Nursing Diagnosis Association）は、同協会が承認した診断名の一覧、診断名を分類する分類法、診断名の提出方法、およびその他の有益な情報を発表する。これらの診断名は、スイスのジュネーブにある「国際看護師協会（International Council of Nurses）」が開発中の「看護実践国際分類（International Classifications for Nursing Practice）」にも載せられる。看護診断の最新版は、NANDA International. (2005). *NANDA Nursing Diagnosis; Definition and Classification 2005-2006*. Philadelphia: Nurscom.Inc（日本看護診断学会監訳：NANDA 看護診断；定義と分類 2005-2006、医学書院）を参照。

＊＊訳注：本書に掲載した NANDA 看護診断の診断ラベルの訳語は、日本看護診断学会と（株）医学書院の許可を得て使用している。著者の提唱する診断ラベルは、日本看護診断学会の用語の表現方法に準じて訳した。

簡潔な表現になっています。

健康管理不足（特定領域の）＊
　健康増進、障害の予防／進行に関連した活動を管理できない状態

健康管理不足リスク状態（特定領域の）＊
　健康増進、障害の予防に関連した活動を管理できない危険因子が存在すること

ノンコンプライアンス（特定領域の）
　十分説明を受け、治療的目標に到達したいという意思表示の後で、勧められた治療に従わないこと

ノンコンプライアンスリスク状態（特定領域の）＊
　十分説明を受け、治療方針に従って治療的目標に到達したいという意思表示の後で、勧められた治療に従わない危険因子が存在すること

2. リスクマネジメント

【機能不全パターン】

　このグループの診断名は、成人と子供のリスク状態を表記するのに使われます。リスクレベルは、例えば〈感染ハイリスク状態〉というように具体的に表記できます。また、リスクのタイプが具体的に記載されると、診断名がより有効なものになります。例えば、〈呼吸器感染リスク状態〉、〈尿路感染リスク状態〉、〈産褥感染リスク状態〉、〈皮膚感染リスク状態〉などです。これらの4つのリスク状態には、それぞれ異なる予防的介入が必要です。そのために、以下のような、より具体的な診断名が必要となるのです。

周手術期体位性身体損傷リスク状態
　周手術期の環境において環境的状態が原因となる損傷を生じる危険因子が存在すること

感染リスク状態（特定タイプと領域の）
　病原体に侵入される危険性の増大が見られる状態

身体損傷リスク状態（外傷）
　身体を損傷する危険因子が存在すること

転倒リスク状態
　身体を害する可能性のある転倒の危険性が増大している状態

中毒リスク状態
　中毒を起こすのに十分な量の薬剤あるいは危険な製品に不慮にさらされる（またはそれを経口摂取する）危険因子が存在すること

窒息リスク状態
　吸入する空気が偶発的に中断する危険因子が存在すること

乳児突然死症候群リスク状態
　1歳以下の乳児に突然死の危険因子が存在すること

【機能パターン】

　全く問題やリスク状態がない場合でも、人は、時に、自分の状態の管理を改善したいという願いを持ちます。この種の診断は健康の診断（health diagnosis）と呼ばれ、看護介入は、その人がより高い心身の安寧状態に到達するのを援助することです。以下の診断名はその例です。最初のものは患者の疾患の管理に焦点をしぼったもので、第2のものは健康増進に関連した活動を対象にしています。

治療計画管理促進準備状態
　病気や病気の合併症の治療計画を日常生活で規則正しく行い調整しており、設定した健康目標に到達しており、それをさらに促進できる状態となっているパターン

健康探求行動（特定の）
　（健康状態が安定している患者が）より高い健康レベルを目指すために自己の健康習慣や環境を変更する方法を積極的に探求すること

3. エネルギーの場

　次の診断名は、その人を取り巻くエネルギー

の場に関連するもので、治療的タッチやこの種のその他の治療法に1つの根拠を提供します。

エネルギーフィールド混乱
人を取り巻くエネルギーの流れが乱れた結果、身体、心、精神の調和が乱れていること

II 家族のアセスメント

11の機能的健康パターンが家族のアセスメントに適用できます。家族のアセスメントは、主な関心が、①家族の健康、②家族の環境に影響される乳児や小児の発達、③家族の環境に影響される、あるいは家族の環境に影響を与えている成人の抱える問題、にある場合に行われます。

A 定 義

家族が認識している健康状態、安寧、および健康管理のパターンを表します。これには、家族が健康状態をどのように認識しているか、またその認識が現在の活動および将来の計画へどのような関連性を持つかなどが含まれます。また、心身の健康増進活動、医師や看護師の指示や勧め、継続的な診察の遵守（アドヒアランス）など健康行動の全般的レベルも含まれます。

B 解 説

家族が感じている1つのグループとしての家族の健康は、通常次のような「私たち／うち」を使って表現されます。「うちはいつも健康な家族でしたよ、それは私が……に気を配っているから」。ふつうは、家族の認識内容を聞くための1つの質問で、認識されている健康パターンとそのパターンが見られる理由を聞き出せるものです。（説明者である家族の代表者が理解している）個々の家族メンバーの健康状態と健康管理法が個別に説明された場合、看護師は、その情報を記録した上で、それらの情報をまとめて、その家族を総合的に把握しようとする努力が必要です（あるメンバーの健康上の問題が注意を要するものであるなら、別途、個人のアセスメントを行う必要があるでしょう）。

よく話を聞いて、健康関連の意思決定に影響力があると思われるメンバーが誰かを把握します。この情報は、健康習慣の改善が必要とされる場合に役立つでしょう。全般的な健康管理、危険因子のコントロール、医療システムの利用、安全などの領域における問題は、見逃すことがないよう注意してください。

C 家族アセスメントの指針

最近ではコミュニティケアや在宅ケアの場で仕事をする看護師がどんどん増えてきており、これらの看護師は、家族のアセスメントをその家庭の場で行うことになります。以下の指針は、家族が知覚する全般的健康と健康管理法を、家庭や病院でアセスメントする場合に役立つでしょう。

1. 看護歴

a. 家族の（過去数年の）全般的な健康状態はどうでしたか。
b. 過去1年間に家族メンバーはかぜを引いたことがありますか。仕事（学校）を休んだことがありますか。
c. 健康管理のために家族がしている最も大切なことは？　それらのこと（該当するなら、家

族の民間療法も含める）が健康に役立っていると思いますか。
d. 家族メンバーは、たばこ、アルコール、麻薬を使いますか。
e. 予防注射は？　かかりつけの医師はいますか？　定期的健康診断の頻度は？　該当する場合：薬品や清掃用洗剤の保管、小さい床の敷物、その他？
f. 事故（家庭、職場、学校、車の運転中）は？
g. これまで、医師、看護師、ソーシャルワーカー（該当するなら）の指示や勧めを実行するのは容易でしたか。
h. 家族の健康に大切なことで、私に何かできることはありますか。

2. 診　察

a. 家族メンバーと家庭の全般的外見
b. 質問が適切な場合：薬品の保管、幼児用ベッド、ベビーサークル（幼児を遊ばせる囲い）、コンロ、小さな床の敷物、その他の危険物について。

D　実践で見られる家族パターン（看護診断）

家族の「健康知覚－健康管理パターン」において、1つの診断名が認識されています。

【機能不全パターン】
　家族が病気のリスクを減少させる行動をとらなかったり、家族メンバーの治療計画を支援しなかったりする場合、家族の健康が危険にさらされます。この状態は〈非効果的家族治療計画管理〉という診断名で表わされます。

非効果的家族治療計画管理
　病気や病気の合併症の治療計画を家族機能の中で規則正しく行い調整しようとしているが、設定した健康目標に到達できないでいるパターン

III　地域社会のアセスメント

　個人や家族の問題は、地域社会の環境に由来する場合があります。例えば、スモッグやそれに伴う微粒子が呼吸器系の問題を引き起こしかねません。家族や個人に対応する際には、このことを考慮に入れることが重要です。解決策の1つとしては、空気の質に関する地域社会の健康増進活動を開始することなどが挙げられます。

A　定　義

　地域社会が認識している健康状態、安寧、健康管理方法のパターンを表します。これには、地域社会のメンバーの健康状態、医療ケアへのアクセス、現在の活動、将来の公衆保健計画に関する地域社会の認識を含みます。健康状態に関する認識と、現在の活動や将来の計画とその認識との関連性も含まれます。また、特定のリスクマネジメントと心身の健康増進プログラムも含まれます。

B　解　説

　常に、患者の住む地域社会について考えるようにしましょう。個人や家族が住み働く地域社会は、健康や健康管理の方法に影響を及ぼします。特定の地域社会がどのような資源を提供しているでしょうか。そこには大気汚染や土壌の中の化学的汚染物質など、どのようなマイナスの影響が存在するでしょうか。これらは、例えば、肺疾患者のケアを行う場合に問題となってきます。地域社会はどのような健康増進サービスを提供するべきでしょうか。看護師によっては、公衆衛生の観点か

ら地域社会のアセスメントに臨む人もいます。

　地域社会の住民の声を聞こうとする看護師は、次のような発言を耳にすることがあるかもしれません。①「ここでは麻薬がひどい問題です。昔は子供を育てるのによいところだったんですがね」、②「子供の横断のために『ここに止まれ』の交通サインが必要です」、③「誰もかれもがインフルエンザにかかっていて、学校中に蔓延している。今までこんなに病気が流行した年はなかったと思いますよ」、あるいは④「外で遊んでいる子供がいないでしょう。テレビ、テレビで、おまけにテレビゲームやコンピュータゲームがどんどん増えているからね」などです。

　これらの言葉から、住民がその地域社会の健康パターンをどう認識しているかの手がかりや、その地域社会の健康管理に関する手がかりが得られます。地域社会に長年住んでいる人に質問をすると、「昔は……、今は……」とか「わが家は昔からずっと……」といった歴史的なパターンを聞き出すことができます。そのようなパターンや習慣が見られる理由も、催促しなくても説明してくれるのがふつうです。地域社会のグループが問題を認識している場合は、健康増進への第1歩がすでにとられていることになります。一方、グループによっては、どのような問題が存在するかを見極めるために、看護師の助けを必要とする場合もあります。

　地域社会の健康パターンに関する客観的データは、死亡率や罹患率統計、事故率、およびその他の公的データから入手することができます。保健施設の利用状況のアセスメントや、健康関連立法の調査によっても、その地域社会の健康管理パターンについての手がかりがつかめる場合があります。例えば、その地域社会には、女性の健康、在宅ケア、学校保健、高齢者ケアなど、十分な地域社会サービスが存在しているでしょうか。

C　地域社会アセスメントの指針

　以下に紹介するのは、アセスメントの指針です。データが問題を示唆する場合、より詳しいアセスメントが必要となります。どのような詳細なアセスメントが必要かは、可能性として考えられる看護診断によって判断されます。

1. 看護歴（地域社会の代表者）

a. 最善の健康状態を5とする5段階の尺度で示した場合、住民の全般的な健康状態のレベルはどのくらいか？　何か大きな健康問題は？
b. その地域社会の住民の健康習慣に影響を与えている強い文化的パターンが何かあるか（例：移民、伝統的な文化を持つ高齢者など）？
c. 住民は保健サービスが利用しやすいと感じているか？
d. 何か特別な保健サービスや予防プログラムの要求はあるか？
e. 住民は、火事、警察、安全等の対策を十分だと感じているか？

2. 診　察（地域社会の記録）

a. 罹患率、死亡率、障害率（適切な場合、年齢グループ別に）
b. 事故率（適切な場合、地区別に）
c. 現在運営されている保健／医療施設（タイプ、どの年齢グループ向けか）
d. 継続的に行われている健康増進・予防プログラム（利用率）
e. 住民数に対する医療／保健専門職者の比率
f. 飲酒年齢に関する法律
g. 麻薬や酒酔い運転による逮捕率、年齢グループ別の自殺率、HIV／AIDS／結核の発症率
h. 医療保険による医療費支払い率

D 実践で見られる地域社会パターン（看護診断）

健康管理の面で地域社会は重要です。地域社会は、ケアへのアクセス、ケアサービス、健康資源を計画するための情報を提供します。

【機能不全パターン】

地域社会に焦点をあてた1つの看護診断が、「健康知覚－健康管理パターン」の中で認識されています。この診断名は、その地域社会住民の罹患率が、予期されている率より高い場合につけられます[1]。

非効果的地域社会治療計画管理

病気や病気の合併症の治療計画を地域社会プロセスの中で規則正しく行い調整しようとしているが、設定した健康目標に到達できないでいるパターン

実例を示すために、H夫人の事例を紹介しましょう。H夫人は、庭仕事が好きなのですが、バラの手入れをしている時に大腿骨頸部骨折をしてしまいました。

IV 事例

A 初回看護アセスメント：H夫人

このパターンのアセスメントで得る情報は、本章のまとめとして有意義でしょう。また、この事例で紹介するH夫人の情報は、この後第3章以降の各機能的健康パターンの説明で、章末の事例紹介にずっと使われます。各章を読み進めながら、H夫人の健康パターンの理解に努めてください。

H夫人は本日入院しました。看護歴は、彼女の状況を紹介することで始まります。電報のような書き方／記録の仕方に注意してください。短く簡潔です。患者の記録上に看護アセスメントをどのように書けばよいのか（あるいは、音声認識付きのコンピュータであれば、そのアセスメントをどのように音声入力するか）を学んでください。看護診察は、該当するボックスをチェックする形式の用紙で記録していくこともできます。

自分でデータを分析し、手がかり（徴候／症状）やどのような診断の可能性があるかを書き留めてください。データを分析し、仮の看護診断名（機能不全パターン）を自分で決定してから、コメントを読んでください。それ以前にコメント欄は読まないようにしてください。後続の各章で、さらに情報が追加されていきます（後続の章を先に読まないでください）。

● **看護歴**

82歳の女性。右大腿骨頸部骨折で、整形外科病棟入院。約2週間前、庭で立ち上がる際に、右股関節に急激な鋭い痛みを感じる。最寄りの診療所に連れて行かれたが、X線撮影なし。疼痛のために鎮痛薬が処方される。

その後2～3日に痛みが徐々に増す。本日X線撮影を受けるべく病院の外来へ。右大腿骨頸部骨折の診断。すぐに入院、疼痛緩和のため薬剤投与。手術の日程決定、4kgで直達牽引開始。

● **過去の病歴**

5年前、左の卵巣嚢切除、骨粗鬆症、左右の股関節に変形性関節症。

B 健康知覚－健康管理パターン

「以前は、健康状態は全般的に良かった」と

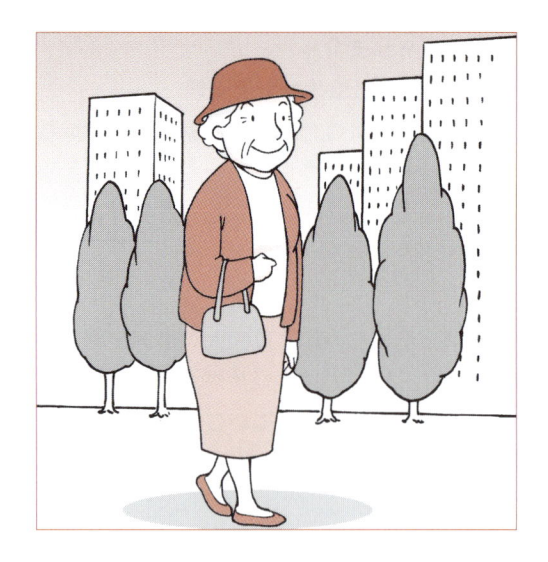

述べる。良好な健康状態を維持するために特別なことはしてないと思っている。「いつも医師や看護師の指示に従っています」。関節炎のため鎮痛薬を服用（ナプロキセン 500mg）。

　医師の診察は定期的に受けている。できるだけ活動的な生活を心がけ、庭仕事を好む。花を植えていて立ち上がる時に腰をひねったようだと言う。食事前に小さなグラスでワインを1杯飲む。かぜ、感染症、転倒・転落などはないと報告。初期アルツハイマー病の夫の介護をしている。「家に帰らなきゃならないので、これをどうしても早く治してもらわなきゃ。いろいろ責任がありますからね」と言う。

　夫はH夫人の入院中、孫の家で暮らす予定。

C コメント

　この事例は、患者の全般的状況の概要を伝えています。82歳のH夫人は、今回の大腿骨頸部骨折までは活動的な生活をしており、既往症は骨粗鬆症です。他のパターン領域のアセスメントをする一方、以下の手がかりを追求していきます。

①痛みと鎮痛薬についての患者の知識（「認知-知覚パターン」）。
②夫の知能障害の程度、患者の介護者としての役割、個人的および地域社会からのサポートシステム、「家へ帰らなければならない。いろいろ責任がある」（「役割-関係パターン」、「価値-信念パターン」）。

　本章では、アセスメントの一般的注意事項と「健康知覚-健康管理パターン」の一般的領域を中心に話を進めました。このパターンで入手した情報は、健康教育やリスク管理の際に役立ちます。もし私たち看護師が疾病予防と健康増進の面で人々を援助することができれば、人々の苦しみを減少させ、QOLを改善していくことができるでしょう。その結果、医療費の削減という成果も生み出すことができます。

文献

1. North American Nursing Diagnosis Association.（2005）*NANDA Nursing diagnoses: Definitions and classification*, 2005-2006. Author.
2. Gordon, M.（2002）. *Manual of nursing diagnosis*, 10th Edition. St. Louis: Mosby.

第3章

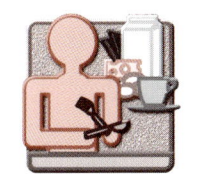

栄養－代謝パターン

　前章で述べた「健康知覚－健康管理パターン」のアセスメントは、患者、家族、地域社会がそれぞれの健康をどのように理解し管理しているかについて、大まかな概観を提供してくれます。それ以外の10パターンは、健康管理のそれぞれ特定の分野に焦点を当てるものです。

　「栄養－代謝パターン」のアセスメントは、生物心理社会学的－精神的な重要性を持つ分野に関する大切な情報を提供してくれます。食物は栄養源ですが、私たちは社会的に受容されるマナーで食べることを学び、そして他者とともに食べることを学びます。前章と同様に、本章を読み進みながら、みなさん自身の生活の中で、このパターンがどう展開しているかを考えてみてください。

I 個人のアセスメント

　「栄養－代謝パターン」は、年齢、文化、環境的資源などによって異なります。必要とされる栄養と水分のタイプはだいたい一貫していますが、量は、年齢、成長（子供、妊娠期、養生期など）、そして代謝によって異なります。このパターンは、早い時期に、つまり初回看護歴聴取の際にアセスメントします。食べ物は、たいていの人々にとって話しやすい話題だからです（精神衛生看護は唯一の例外です。この分野では、看護師と患者は、「自己知覚－自己概念パターン」と「役割－関係パターン」という話題の方が、早い時期には話しやすいと感じるかもしれません）。

　次に、その人の一般的な栄養源と水分の摂取を把握しておくと便利です。この情報は、「排泄パターン」「活動－運動パターン」など他のパターンを理解するのに役立てることができるのです。例えば、水分と繊維が少ない食事と坐りがちな生活との組み合わせは、便秘パターンの説明となります。「栄養－代謝パターン」の定義は次の通りです。

A 定　義

　「栄養－代謝パターン」は、代謝ニードに関連した食物と水分の摂取パターンと、身体各部への栄養供給状態の指標を表します。これには、個人の一般的な食物・水分の摂取パターン、毎日の食事時間、摂取する食物・水分の種類と量、特別な食べ物の好み、栄養補助食品やビタミン剤の使用などが含まれます。また、母乳栄養や乳児の栄養摂取パターンを表します。皮膚の損傷と治癒能力の報告、体温・身長・体重の測定値、さらに全般的外見、心

身の健康感、皮膚・毛髪・爪・粘膜・歯の状態も含まれます。

B 解 説

看護師にとっては、患者の栄養摂取パターンとその根本にある食習慣は、常に関心のあるものです。すべての生命機能と心身の健康状態は、適切な食物摂取と組織への栄養物の供給に依存しているからです。「栄養−代謝パターン」分野のアセスメントの焦点は、代謝ニードと比較した食物と水分の摂取です。アセスメントでは、患者の典型的な食物・水分摂取パターン、咀嚼／嚥下の困難さ、栄養補助食品、食物アレルギーなどのデータを収集します。

さらに、成長状態（子供、ティーンエイジャー、妊娠、組織の治癒）などの代謝ニードに関する大まかな指標をアセスメントします。食物と水分の摂取と消化に関する問題、患者自身による問題の説明、問題解決に向けて取られた行動、それらの行動の結果について、主観的な報告を入手します。また、皮膚の診察により、患者の栄養摂取や供給の観察可能な効果について、代謝ニードと対比したデータが得られます。

蛋白質摂取の不足、炭水化物・脂肪・コレステロール・塩分の過剰な摂取など、問題を生じる可能性のある食事パターンを見逃さないようにすることが大切です。朝食などの食事を抜いたり、ファーストフードの頻繁な摂取、最近の体重増加／減少なども見逃してはいけません。

リスクの高いグループの場合、基本のアセスメントに質問を追加してアセスメントを拡大します。例えば、もし、若い女性に過食症などの摂食障害の疑いがあるなら、次の2つの質問が役に立つと言われています。
① 「あなたは自分の食事パターンに満足していますか」という問いに「いいえ」という答え
② 「隠れてこっそり食べたりしますか」という問いに「はい」という答え

この2つの質問の答えから、過食症があるかどうかを正しく判断できる可能性があります[1]。

フィジカル・アセスメントでは、皮膚、骨突出部、毛髪、口内粘膜、歯、（年齢基準値と比較した）身長と体重、体温などに焦点を置きます。身体的指標が、患者の報告する栄養摂取、組織への栄養供給、代謝ニードを裏づけます。

皮膚のアセスメントは、栄養摂取の質について重要なデータを提供してくれます。適切な栄養パターンを示す指標には、損傷後の皮膚の治癒、皮膚の統合性、粘膜・髪・爪・皮膚の統合性が含まれます[2]。皮膚と粘膜は新陳代謝を活発に繰り返す器官です。細胞分裂が盛んなため、皮膚は大量の栄養を必要とします。そのため食物や水分の摂取内容に問題があると、皮膚に変化が現れます。

また、子供とティーンエイジャーの成長と体の発達も、十分な栄養と代謝を必要とします。看護師は、少なくとも、栄養や水分摂取の不足、過剰摂取、皮膚の変質または損傷などを示すパターンがないかをスクリーニングする必要があります。

C 個人アセスメントの指針

次に、アセスメント時の質問の指針を示します。もし、データから問題が浮かび上がれば、より詳しいアセスメントが必要となります。どのような詳細なアセスメントが必要かは、可能性として考えられる看護診断によって判断されます。

1. 看護歴

a. 典型的な1日の食物摂取量は？（記述する）
栄養補助食品？ ビタミン剤？ スナックの

種類は？
b. 典型的な1日の水分摂取量は？（記述する）
c. 体重の増減は？（数値）　身長の増減は？（数値）
d. 食欲は？　母乳栄養か？　乳児の哺乳は？
e. 食物または摂食：不快感はあるか？　嚥下の問題は？　食事制限は？　食事制限を守れるか？
f. 治癒は順調か遅いか？
g. 皮膚の問題：損傷や乾燥は？
h. 歯の問題は？

2. 診察

a. 皮膚：骨突出部は？　損傷は？　色の変化は？　湿潤度は？
b. 口内粘膜：色、湿潤度、損傷
c. 歯と歯茎：全般的外見。歯並び。入れ歯は？　虫歯は？　抜け歯は？
d. 現在の体重、身長は？　体格指数（BMI）は？（体重が年齢／身長標準より重い場合）
e. 体温
f. 経静脈／非経口栄養補給は（特定の）？

D　看護実践で見られるパターン

「栄養-代謝パターン」を表す看護診断は、栄養、水分バランス、体温調節に関連した状態を含みます。診断名のいくつかについては、北アメリカ看護診断協会（NANDA）の診断名の代替として使ってもよい用語を示唆しました（＊印）。そして、「特定の」という用語を追加しました。これは、診断をより正確にするためです。例えば、〈蛋白質不足〉と特定すれば、〈栄養不足〉という記述よりもより正確な情報の記述となります。

1. 栄養パターン

栄養の分野では、6つの診断名が認定されています。この中には〈成人気力体力減退〉という用語が含まれています。これは、栄養に関係する症状としてよく見られるものだからです。

【機能不全パターン】

患者が報告する典型的な1日の食べ物、水分、その他の栄養は、代謝ニードを満たすのに十分ではないかもしれません。十分かどうかは、報告された食事を、その年齢グループに対して最低必要とされる1日の栄養量と比較した上で決定します。不適切な摂取は、〈栄養不足（特定タイプの）〉の可能性を高くします。

毎日の食べ物の必要量は、アメリカ政府（保健・ヒューマンサービス部）によって発表されている栄養ピラミッド図が参考になります＊。

代謝ニードと比較した過剰なカロリー摂取が、〈肥満〉あるいは過体重の理由かもしれません。もし関連する要因からカロリー、蛋白質、その他の欠乏を予測できると、〈栄養不足（特定の）リスク状態〉という診断を付けることができます。この領域では、下記の機能不全パターンが認識されています。

栄養摂取消費バランス異常：必要量以上
　または外因性肥満＊
　　代謝必要量よりも過剰なカロリー摂取
栄養摂取消費バランス異常リスク状態：必要量以上
　または肥満リスク状態＊
　　代謝必要量よりも過剰なカロリー摂取の可能性を示す危険因子が存在すること

＊訳注：英文の元原稿では、栄養ピラミッド図（U.S.Department of Agriculture, Center for Nutrition Policy and Promotion, April 2005）が示されていたが、この翻訳版では、著者の了解の元、わが国で使用されている「食事バランスガイド」（図3-1）を掲載した。この食事バランスガイドは、農林水産省と厚生労働省が2005年7月に発表したものである。

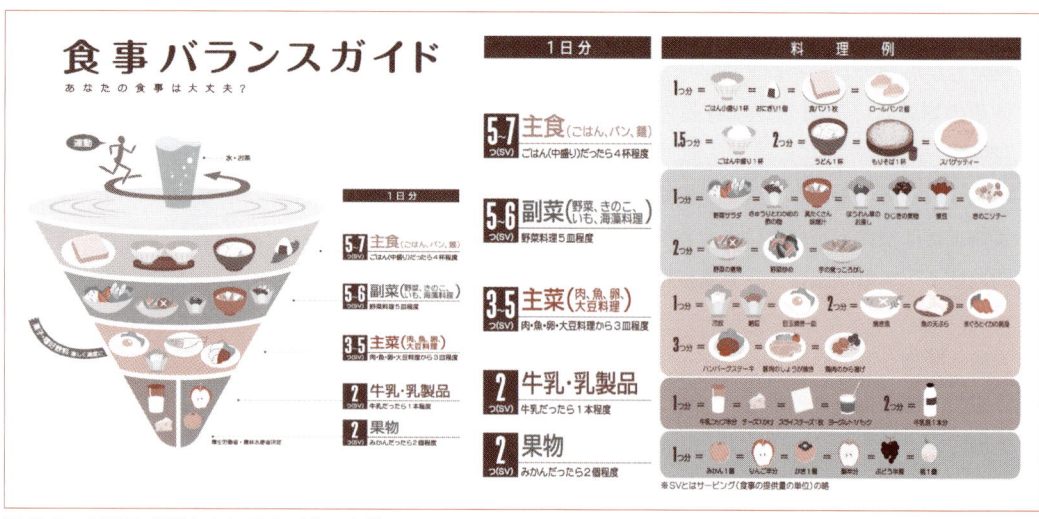

図 3-1　栄養上必要とされる食べ物の条件

栄養摂取消費バランス異常：必要量以下または栄養不足（特定タイプの）*
代謝必要量に満たない栄養摂取

成人気力体力減退
身体的および認知的機能の進行性悪化（医学的治療にもはや反応しなくなった複数臓器の疾患に関連する。状態は、早期診断されれば心理社会的看護介入には反応する場合もある）

【機能パターン】

健康的な食事の規準を満たした人が、より高度な食事管理のレベルへ進むことを希望する時、看護師は、その状態を以下の用語で表します。

栄養促進準備状態
代謝必要量を満たすのに十分だが、さらに強化できる栄養パターン

2. 乳児哺乳

【機能不全パターン】

母乳栄養パターンと乳児哺乳パターンに関しては、次の3つの診断名が挙げられます。

母乳栄養中断
乳児へ母乳を与えることが不可能あるいは不適切なために授乳の過程を中断すること

非効果的母乳栄養
母親または乳児・子供が経験している母乳栄養を実施する過程の不満足感または困難

非効果的乳児哺乳パターン
乳児の吸啜または吸啜－嚥下反応の調整に障害が見られること

【機能パターン】

パターンは機能していても、人は、もっと学びたいと思ったり、自己の知識を生活の中のその他の活動と統合したいという希望をもっている場合があります。乳児哺乳の領域で、この状態は以下の用語で表します。

効果的母乳栄養
母親と乳児の2人または家族が、授乳の過程に適切な上達を見せ満足していること

3. 栄養に影響を与える状態

以下の診断名は、栄養パターンを妨害する状態を表しています。

【機能不全パターン】

「非代償」という用語は、状態が慢性で、患者が代償法を学ばなければならない状態の時に使用されます。〈嚥下障害〉は〈誤嚥リスク状態〉への重要な危険因子です。

〈悪心〉は、がん治療のために化学療法を受けている患者が経験する不快感です。この状態にはさまざまな看護介入ができますが、通常、医師と協働で治療します。また、この状態は、最初の妊娠3半期にも多く見られます。

〈歯生障害〉は、感染につながる可能性があるので非常に重要です。抜け歯や適合状態の悪い義歯は、栄養障害を引き起こす可能性があります。

嚥下障害（非代償）
口から胃へ液体や固形物を随意に通過させる能力の減退

悪心
咽喉の後部、心窩部、あるいは腹部全体に感じる波打つような不快な感覚で、嘔吐につながる場合とそうでない場合がある

誤嚥リスク状態
胃腸分泌物、口腔咽頭分泌物、固形物、または液体が気管－気管支に入る危険性

歯生障害
歯列の発達、個々の歯の萌出パターンあるいは歯の損失のない形態に障害が見られる状態

4. 体液量平衡

体液量の均衡はアセスメントの重要な分野です。ほとんどの人々は、勧められている1日6～8杯の水分摂取を行いません。自分でできない人の場合、水分が頻繁に提供されなければなりません。体液量に関連する問題は4つの診断名で表されます。

【機能不全パターン】

〈体液量過剰〉は浮腫という形で現れ、おそらく医学的注意が必要とされるものです。同様に、経口による水分摂取の増加に反応しない〈体液量不足〉も医師への報告が必要となります。〈体液量平衡異常リスク状態〉と〈体液量不足リスク状態〉は、多くの場合、看護介入によって危険因子を減少させることができる状態です。

体液量平衡異常リスク状態
血管内液、組織間液、あるいは細胞内液の減少、増加、または急速に状態が移行する危険性

体液量過剰
等張性体液の貯留が増加した状態

体液量不足
血管内液、細胞内液、あるいは組織間液が個人の正常範囲以下に減少している状態（これは脱水を指す。水分不足のみで、塩分の変化は伴わない）

体液量不足リスク状態
体液量減少（血管内、細胞内、あるいは組織間の脱水）の危険因子が存在すること

【機能パターン】

体液量の平衡状態が正常な場合でも、とくに気候が変化したり体を使う活動を行ったりする場合に、体液量の平衡についてもっと学びたいと望む人がいます。次の用語が、健康をより高いレベルに導く看護介入の指針となります。

体液量平衡促進準備状態
身体的必要量は満されているが、さらに強化できる体液量と体液の化学的組成の平衡パターン

5. 皮膚と粘膜

皮膚と粘膜の代謝に関して5つの診断名が確認されています。

【機能不全パターン】

〈皮膚統合性障害〉と〈皮膚統合性障害リスク状態〉は範囲が広い診断名です。これらの診断をさらに詳しく調べることで、具体的な障害を特定することができます。〈組織統合性障害〉も具体的ではありません。これは、複数のタイプの組織の損傷として定義されています。この診断名を使用する場合は、そのタ

イプを具体的に記述してください。〈褥瘡〉はよく見られる問題で、その段階が具体的に記述されていると役に立つでしょう。〈口腔粘膜障害〉もまた範囲が広いカテゴリーを表すもので、その障害の内容を具体的に記述することが必要です。ラテックスに関連してよく見られる皮膚アレルギーは、2つの診断名で記述されます。

皮膚統合性障害
　真皮や表皮の損傷（褥瘡を参照）

皮膚統合性障害リスク状態
または皮膚損傷リスク状態*
　皮膚潰瘍／表皮剥離の危険因子が存在すること

組織統合性障害（特定タイプの）
　粘膜や角膜、外皮組織、皮下組織への損傷（組織や損傷のタイプを特定する）

褥瘡（特定ステージの）*
　長期間にわたる仰臥位や坐位に随伴し、通常骨突出部に起こる皮膚統合性の破綻（ステージを特定する）

口腔粘膜障害（特定障害の）
　口唇と口腔内の軟部組織に障害が見られる状態

ラテックスアレルギー反応
　天然ラテックスゴム製品へのアレルギー反応

ラテックスアレルギー反応リスク状態
　天然ラテックスゴム製品へのアレルギー反応を起こす危険性

6. 体温調節

【機能不全パターン】

　体温の平衡失調は、次の4つの診断名で説明されます。〈非効果的体温調節機能〉は、未熟児に最もよく見られる状態です。薬物、厳しい気候の下での活動、代謝障害などが、体温の変化に対する危険因子です。この状態は〈体温平衡異常リスク状態〉という診断名で表わされます。

非効果的体温調節機能
　低体温と高体温の間を体温が絶えず変化する状態

高体温
　体温が正常範囲以上に上がった状態

低体温
　体温が正常範囲以下に下がった状態

体温平衡異常リスク状態
　正常範囲内に体温を維持できなくなる危険因子が存在すること

II　家族のアセスメント

　家族または家庭の食物、水分、および栄養補助食品の摂取パターンは特に大切です。私たちの習慣や好き嫌いの多くは、家庭環境の中で学習されるものだからです。家族の「栄養－代謝パターン」の定義は次の通りです。

A　定　義

　代謝ニードと比較した食物と水分の摂取に関する家族パターンを表します。これには、家族の一般的な食物・水分の摂取パターン、毎日の食事時間、摂取する食物・水分の種類と量、特別な食べ物の好み、栄養補助食品やビタミン剤の使用などが含まれます。また、食事時の家族相互の関わりに関する満足感、誰が一緒に食事を取っているかも表します。家族メンバーの全般的外見、心身の健康感、皮膚・髪・爪・歯の状態も含まれます。

B 解説

買い物と料理を担当する家族メンバーが、アセスメントのために（また、その後、栄養に関する意思決定について看護介入をするためにも）最も重要な人物です。家族をアセスメントする目的は家族の一般的なパターンを知ることです。必要であれば、看護師は、1人または複数の家族メンバーを個々にアセスメントします。

C 家族アセスメントの指針

データから問題が浮かびあがれば、さらに詳しいアセスメントが必要になります。考えられる看護診断によって手がかりを調べます。

1. 看護歴

a. 家族の典型的な食事パターンと食物摂取は？（記述する）　栄養補助食品（ビタミン、スナックなどの種類）は？
b. 家族の典型的な水分摂取は？（記述する）入手できる水分補助飲料のタイプ：フルーツジュース、ソーダ類、コーヒー、その他？
c. 家族メンバーの食欲は？
d. 歯の問題は？　歯のケア（頻度）は？
e. 皮膚に問題のある人はいるか？　治癒の問題は？

2. 診察

家庭訪問時にその機会があれば、冷蔵庫の中身、食事の準備の様子、食事の内容などを調べます。

D 実践で見られる家族パターン（看護診断）

これに関して認定されている診断名はありません。上記に挙げた栄養上の診断名を、〈家族の栄養不足〉というように使用してもよいでしょう。

III 地域社会のアセスメント

「栄養－代謝パターン」に関する地域社会のアセスメントは、看護師がある地域社会で働いたり、地域社会のあるグループをケアする際に、必要になります。また、その地域社会に存在する因子が、個人や家族の健康に影響を与えている時に行います。地域社会の栄養と代謝のパターンの定義は次の通りです。

A 定義

地域社会あるいは地域社会のあるグループの食物と水分の摂取パターンを表します。これには、食物と飲用水への地理的アクセス状況、また食品や水分の種類、流通食品の検査、そして低所得の人々への食物配給プログラムなどが含まれます。また、地域社会のメンバーの全般的外見、心身の健康感、皮膚・髪・爪・歯の状態も含まれます。

B 解説

同じ地理的区域に住む人々は、似通った「栄養－代謝パターン」を共有しています。それを裏づける次のようなコメントを、みなさんは聞いたことがあると思います。「このごろの若い人たちときたら、コンビニやマクドナルドばっかりなんだから」「この地域社会のお年寄りを見てください。みんな痩せているでしょう。食べ物にかけるお金も十分にないんです」「公園に坐っているだけで、このあたりの赤

ちゃんがみんな健康そうで、子供たちの頬はみなピンク色なのがわかるでしょ。この地域社会の学校は、体に悪い食べ物ばかり販売する自動販売機を構内から閉め出したんですよ」。

面接、人々の観察、地域社会の資源の調査などを通じて、看護師は、その地域社会の食物と水分の摂取パターンの質と量の概要を把握することができます。

C 地域社会アセスメントの指針

データから問題が浮かびあがれば、さらに詳しいアセスメントが必要になります。どのようなアセスメントが必要かは、考えられる看護診断によって判断します。

1. 看護歴（地域社会の代表者）

a. 全体的に見て、大多数の人が十分栄養を取っているように見えるか？ 子供は？ 高齢者は？
b. 低所得者に対する食料補助プログラムは？ 食物の値段は、その地域社会の収入と対比して妥当か？
c. 歯の問題が多いか？ 歯のケア（頻度）は？
d. 店は大多数の人にとって利用しやすいか？ 食事宅配サービスはあるか？
e. 水の供給と質は？ 検査機関（大半が各自の井戸を持っている場合）は？ レストランで出される食べ物の立ち入り検査はあるか？ 質問が適切な場合：水の利用コストは？ 渇水時の制限はあるか？
f. よい水の供給が、地域社会の発展に追いつかなくなる懸念はあるか？
g. 暖房／冷房費は、大多数の家族が支払える程度か？ 払えない家族へのサポート制度は？

2. 診察

a. 全般的外見（栄養面から見た外見、歯、気候に合った衣服など）？ 子供は？ 成人は？ 高齢者は？
b. 食品の購入状況（食料品店のレジでの観察）。体に悪い食品を販売する自動販売機の有無（学校に設置されているかなど）

D 実践で見られる地域社会パターン（看護診断）

これに関して認定されている診断名はありません。上記に挙げた栄養上の診断名をその地域社会のグループに対して、〈低所得に関連した高齢者の栄養不足〉というように使用してもよいでしょう。

IV 事 例

A 初回看護アセスメント：H夫人

次に示すものは、「栄養−代謝パターン」のアセスメント事例です。これは、第2章で紹介されたH夫人のアセスメントの続きです。

B 栄養−代謝パターン

夫人は、牛乳は好まないという。紅茶かコーヒーにスプーン1杯くらい入れるだけだ。咀嚼や嚥下に問題はない。総義歯だが、具合はよいという。典型的な摂取を次のように説明する。

朝食：紅茶とトースト、ジュース、コーヒー
昼食：サラダかサンドイッチに紅茶
夕食：「温かい食事」。肉類と野菜、デザートに果物
軽食：ケーキ、マフィンに紅茶かコーヒー、1日に水6杯、オレンジジュースを好む

皮膚の治癒や口内炎に関する問題はないと報告。食欲はあり、体重は約50kgで安定しているという。栄養補助食品やビタミン剤は摂っていないと述べる。食事は夫と食べ、毎週1回ぐらいはレストランに出かける。

診察所見

体重52kg、身長155cm、皮膚損傷も口内炎もなし。体温37℃。

C コメント

この事例は、「栄養－代謝パターン」アセスメントの記録を例示したものです。看護師がアセスメント指針（30頁の「個人アセスメントの指針」を参照）以上のアセスメント、つまり、H夫人が飲んでいる飲料のタイプに焦点を当てていることに注目してください。看護師はなぜここまで詳しくアセスメントしたのでしょうか。

アセスメントでは、すでに収集されている関連情報を常に念頭に置いておくことが大切です。H夫人は骨粗鬆症で、現在は大腿骨頸部骨折があります。おそらくカルシウム摂取量が十分でないと思われます。ビタミンDの摂取量は十分でしょうか。〈栄養不足（カルシウム不足）〉の疑いがあります。看護師が分岐質問（branching question、指針で示された質問に追加して、さらに詳細を聞き出すための質問）をしたのは、カルシウム摂取に関する情報を聞き出すためだったのです。また、食事からの食物繊維摂取量は十分でしょうか。

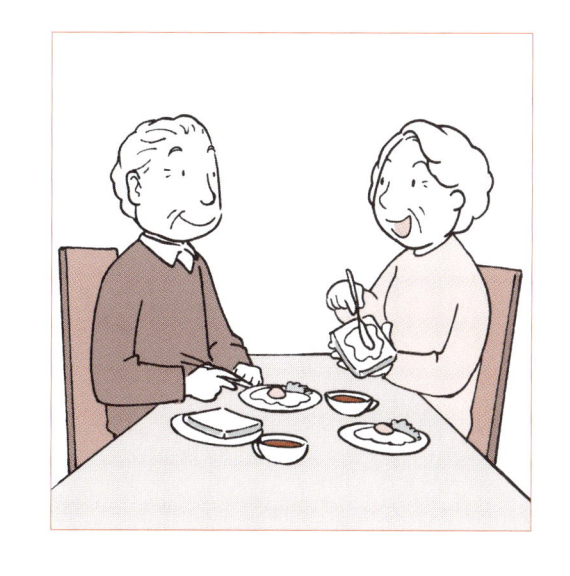

このケースでは、おそらく栄養士による詳細な栄養アセスメントと、食事についての助言が必要でしょう。さらに医師は、カルシウム剤と、ビタミンD、カルシウムの吸収を促進するほかの薬を処方する必要がありそうです。看護師は看護診断を下しますが、正確な診断や治療方法の助言のために、医療チームのほかの専門家のサポートを依頼するとよいでしょう。その場合でも、看護診断、治療、および期待される結果の実現は看護師の責任です。

文献

1. Fruend, K., Graham, S., Lesky, L., and Moskowitz, M. (1993). Detection of bulimia in a primary care setting. *J. of General Internal Medicine*, 8: 236-242.
2. Baranoski, S., et al. (2005). Using a wound assessment form. *Nursing 2005*, 35（3）: 14-15.

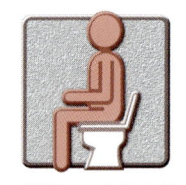

第4章 排泄パターン

　「排泄パターン」の規則性とコントロールは、ほとんどの人の生活にとって大切なことです。文化によって異なるトイレットトレーニングや、体臭と汚物処理に関してメディアから流されるさまざまなコマーシャルは、この機能的健康パターンの重要性を強調しています。患者が何を懸念しているかをアセスメントすることが重要です。アセスメントによって、腸、膀胱、あるいは皮膚からの排泄に関する誤った考え方を発見できるでしょう。発見できれば、問題が生じる前に修正することが可能です。

I 個人のアセスメント

　神経筋回路が成熟し、社会的学習ができるようになると、「排泄パターン」にはっきりした変化が現れます。そこまで成長した子供は、排便・排尿をコントロールすることを学びます。社会的視点から、トイレットトレーニングは、その子の成長と発達の過程での大きな出来事です。トイレットトレーニングに関する心理的また社会的重要性については、この発達期に親を指導するために書かれた数多くの本で指摘されています。この発達段階での経験に基づいて、大人になって排便・排尿のコントロールを喪失した際には人は恥辱感を持ちます。そのため、医療従事者は、この件に関しては細心の注意を払わなければなりません。尋ねられない限り、失禁に関する問題については語りたがらないものだ、ということを認識していなければなりません。

　「排泄パターン」は、私たちが食べたり飲んだりするものと密接な関係があります。「栄養－代謝パターン」のアセスメント後に「排泄パターン」をアセスメントすると、パターンの関連性を評価するのに役立ち、機能不全パターンを認識する助けとなります。例えば、患者が伝えた食事内容が、繊維があまり多くなく、水分摂取量も少なければ、看護師は、排便に関して何か問題がないかを注意して聞き出さなければなりません。さらに、「健康知覚－健康管理パターン」のアセスメントで得た下剤の使用に関連した何らかの情報が加えられる場合もあります。看護歴聴取が進んでいくと、情報も蓄積され、追加の質問を行い、やがて可能性のある診断名が頭に浮かぶようになります。先ほど説明した例（下剤、繊維と水分の少ない食事、排便の困難に関する口頭での訴え）では、看護師は、食事が原因の便秘の問題があると考えているはずです。「排泄パターン」は次のように定義されます。

A 定　義

「排泄パターン」は、排泄機能（腸、膀胱、皮膚）のパターンを表します。これには、個人が知覚している排泄機能の規則性、排便のための日課的行為または下剤の使用、および排泄の時間、方法、質、量の変動または障害が含まれます。また排泄のコントロールに使われている器具が何かあれば、それも含まれます。

B 解　説

アセスメントの目的は、「排泄パターン」（腸、膀胱、皮膚、老廃物）の規則性とコントロール状態に関するデータ収集です。収集された情報について判断を下す時、年齢は、重要な指針となります。〈失禁〉という診断名は、6か月以下の乳児には適用されませんが、60歳の人が排便や排尿コントロールを失った場合には適用されます。

予測が誤った固定観念に基づいていると、間違いが起こる可能性があります。その1つの例は、高齢者はみんな咳をしたり笑ったりすると「尿をもらす」と訴えるのはふつうのことだと考えることです。この状態は〈腹圧性尿失禁〉と呼ばれるものです。排便や排尿のコントロール喪失が予期される場合、社会的関わりを非常に制限することになるので、注意が必要です。

このパターンで収集されるデータには、排泄の頻度、特徴、そして患者自身または近親者が感じている不快感や問題などが含まれます。それを治すために患者がとった行為やその行為の効果も、収集の対象です。検査には、一般的な検尿・検便、人工装具（オストミーバッグのような器具）の点検、装具などの臭いが含まれます。

C 個人アセスメントの指針

次に、「排泄パターン」のアセスメントの指針を示します。もし、データ（情報）から問題が浮かび上がれば、より詳しいアセスメントが必要となります。どのような詳細なアセスメントが必要かは、可能性として考えられる看護診断によって判断されます。

1. 看護歴

a. 排便パターン（記述する）。回数は？　特徴は？　不快感は？　コントロールの問題は？　下剤やその他の排便援助方法の使用は？
b. 排尿パターン（記述する）。回数は？　コントロールの問題は？
c. 過剰な発汗は？　体臭の問題は？
d. 体腔ドレナージ、吸引、その他（特定する）。

2. 診　察

徴候がある場合：排泄物または排液の色と濃度や硬度を調べる

D 看護実践で見られるパターン

患者や他者が規則性やコントロールに関する機能不全パターンを知覚している場合、看護師はさらに詳しい情報を入手し、どのような是正行為を取ったか確認し、患者の取ったその行為の効果について尋ねます。可能性のある問題を調べる際には、その問題特有の徴候や症状が存在しているのかいないのかという情報が必要です。「排泄パターン」の指標（量、規則性など）は、患者が正常な経路で排泄できない場合でも適用されます。その場合でも、大便および尿の「排泄パターン」は存在しているからです。そのような事例としては、その人が結腸瘻造設術、回腸瘻造設術、尿路変更術などを受けている場合です。

1. 排便パターン

世間には、排泄の規則性とコントロールについてさまざまな誤解があります。患者が腸の調節機能を理解していないために、下剤や浣腸に依存してしまっている場合もあります。〈知識不足（特定の）〉という分類を使って診断する場合は、〈知識不足（腸の調節機能）〉というように記述します。これは軽視してはいけない状態です。

下剤の常用や栄養パターンなど他のパターンからのデータが、機能不全パターンを説明する場合もあります。〈繊維と水分の少ない食事に関連した間欠的便秘パターン〉という診断は、どのような介入を選択すべきかについての明確な基準となります。〈便秘リスク状態〉は、その人が便秘になる可能性が高いという因子が示されていますが、現在はまだ便秘症状は出ていない、という場合の診断名（リスク型看護診断）です。このような因子は「危険因子」と呼ばれ、介入の焦点となるものです。原因（診断指標）や関連因子は、リスク型診断には含まれません。これは、「現在まだ存在していない問題に対して原因（病因）を探すのは不可能」だからです。

【機能不全パターン】

以下に挙げる 6 つの診断名が排便パターンを表すのに使用されます。そのうち〈間欠的便秘パターン〉と〈便秘リスク状態〉は、患者が便秘の経験を訴えているが、アセスメント時には便秘していない場合に適用されます。食物や水分の摂取や腸と膀胱の排泄習慣に関連していないように思える〈便秘〉と〈下痢〉は、医学的視点から評価されるべきでしょう。この状態は、疾患過程を示唆している可能性があります。

〈便失禁〉は、肛門括約筋の低下や認知症あるいは意識がない状態で見られるものです。〈知覚的便秘〉は、人が下剤やその他の排泄補助法を乱用したりした時に生じる状態です。他の影響を与える要素を考慮することなく、毎日定時に便通があるのがふつうだと期待されています。

便秘
硬く乾燥した便の通過困難あるいは排便不全感を伴う排便回数の減少

知覚的便秘
便秘だと自己診断し、下剤、浣腸、あるいは坐薬を乱用して毎日便通を確保している状態

間欠的便秘パターン*
病気に起因したものではなく、硬く乾燥した便が出たり、あるいは排便がない状態が周期的に見られる状態

便秘リスク状態
排便回数の減少、排便困難、あるいは排便不全感、または異常に硬く乾燥した便を排泄する状態につながる危険因子が存在すること

下痢
ゆるい無形便の排泄

便失禁
不随意の排便を特徴とする、通常の排便習慣の変化

2. 排尿パターン

以下に挙げる 8 つの診断名が排尿に関連した状態を表すものです。以下の機能不全パターンの尿失禁は管理のための援助が必要となります[1,2]。

【機能不全パターン】

〈腹圧性尿失禁〉と〈切迫性尿失禁〉は、同時に診断されることがあります[3]。〈反射性尿失禁〉は脊髄損傷がある場合に見られ、〈完全尿失禁〉は昏睡状態の患者に見られます。

〈尿閉〉は、手術、特に下腹部や骨盤の手術後に見られる問題です。この種の手術、脊髄損傷、昏睡は、この診断を受ける危険性の高

い患者グループです。〈排尿障害〉は、診断名としてではなく広範囲の問題をまとめて表現する最も有効な用語です。

排尿障害
　排尿の障害

機能性尿失禁
　通常失禁はない人が、トイレが間に合わず意図しない排尿になる状態

反射性尿失禁
　膀胱内容量が一定量以上になった時、ある程度予測できる間隔で発生する不随意の尿もれ

腹圧性尿失禁
　腹腔内圧上昇に伴って発生する50ml以下の不随意の尿もれ

切迫性尿失禁
　強い尿意に続いてすぐに不随意の排尿が起こる状態

切迫性尿失禁リスク状態
　突然の強い尿意に伴って不随意の排尿が起こる危険性

完全尿失禁
　持続的で予測のつかない尿もれ

尿閉
　膀胱から尿をすべて排出できない状態

【機能パターン】
〈排尿促進準備状態〉には、健康促進が必要です。この一例として挙げられるのは、仕事が大変忙しく、自分の排尿ニーズに対応しない人などです。排尿システムに病理はないけれども、トイレに行かないことは、長期的には不健康になります。

排尿促進準備状態
　排尿のニーズを満たすのに十分であるが、さらに強化できる排尿機能パターン

II 家族のアセスメント

　家族の「排泄パターン」は、ゴミや人間・動物の排泄物などを含む汚物廃棄に関わるものです。アセスメントの目的は、感染症や家庭内のその他の問題に発展しかねない汚物廃棄を評価することです。家族の「排泄パターン」は、次のように定義されます。

A 定 義

　ゴミや人間・動物の汚物も含めた汚物・廃棄物の処理の仕方に関する家族のパターンを表します。これには、環境汚染に影響を与える行為の回避も含まれます。

B 解 説

　家族の「排泄パターン」について質問する場合、看護師は、汚物・廃棄物の処理の仕方とそれに関連した衛生上の習慣に焦点を絞ります。したがって家庭訪問の際には、看護師はごみ処理に問題があるかどうかを質問します。家の中または外にゴミが放置されていないかも観察します。また、観察には、人間・動物の汚物の処理に関連した衛生上の習慣も含まれるべきでしょう。家庭における「排泄パターン」のこれらの要素は、1人暮らしの人の場合にも該当します。

C 家族アセスメントの指針

　以下は、家族の「排泄パターン」をアセスメントするための指針です。

1. 看護歴

a. 汚物・廃棄物／ごみ処理の問題？
b. ペットの汚物処理（室内／戸外）？

該当する場合：ハエ、ゴキブリ、ネズミなどの問題

2. 診察

機会がある場合：トイレ設備、ごみ処理、ペットの汚物処理、ハエ、ゴキブリ、ネズミの害の指標を調べる

D 実践で見られる家族パターン（看護診断）

このパターンにおける家族の診断名は認定されていません。

III 地域社会のアセスメント

世界中のほとんどの国々で、汚染、特に大気汚染と水質汚染への関心が高まってきています。地球的規模で、産業廃棄物は大気の中で混じり合い、風によって他の国へ運ばれて行きます。この状況は、大きな国のある地域社会と別の地域社会との間でも起こります。産業に加え、自動車の排出ガスが、特に、ごみごみと立て込んだ都市部の汚染の原因となっています。地域社会の「排泄パターン」は、次のように定義されます。

A 定 義

ゴミ、産業廃棄物、自動車の排出ガス、人間・動物の汚物を含む、地域社会の汚物・廃棄物のパターンを表します。これには、大気、土壌、水の汚染の評価と汚染を除去あるいは減少させるために使われる方法が含まれます。

B 解 説

地域社会とは、個人、家庭、産業からなる集合体です。これら社会単位のそれぞれが、地域社会に影響を及ぼす可能性のある汚物・廃棄物処理の「排泄パターン」を持っています。最近は、有害な産業廃棄物処理と大気汚染に関心が高まっています。これらの話題も、一般的な衛生や処理の慣行と同様に、地域社会のアセスメントに含まれます。データは通常、地域社会のリーダーからと、特定の感染症、疾患、放射線または公害汚染レベルに関する統計から、収集することができます。

C 地域社会アセスメントの指針

地域社会の「排泄パターン」をアセスメントする指針は次の通りです。データ（情報）が問題を示唆する場合、より詳しいアセスメントが必要となります。どのような詳細なアセスメントが必要かは、可能性として考えられる看護診断によって判断されます。

1. 看護歴（地域社会の代表者）

a. 大規模な廃棄物（産業廃棄物、下水など）は？　処理システムは？　リサイクルの問題は？　地域社会が認識している問題があるか？
b. 害虫、ネズミの駆除は？　食品扱い業者の検査は十分か（レストラン、街頭販売業者など）？

2. 診察

a. 伝染病統計
b. 土壌／大気汚染統計（例：ダイオキシンなど）

D 実践で見られる地域社会パターン（看護診断）

現在、認定されている診断名はありません。

IV 事例

A 初回看護アセスメント：H夫人

次に示すものは、「排泄パターン」のアセスメントの記録事例です。H夫人の面接と診察から得られたデータを使用しています。

B 排泄パターン

患者は、「実は誰にも話したことはないけれど、おしっこをするのにトイレに間に合わなくて1～2回漏らしてしまったことがある。それから、くしゃみをしたり大笑いしたりしたときも下着を濡らしてしまう」と述べる。外出のときは生理用ナプキンをつけている。月に2回ほど便秘すると報告。便が固いときは、2日間ほど毎朝熱いお湯を飲む。色、コントロールには変化はない。

看護師への質問：「これについて何か他にしなければいけないことがありますか。以前私は毎朝急いで仕事に飛び出していたので、本当にトイレに行っている時間などなく、しかも職場でも忙しかったの」。過剰な発汗の問題なし。

C コメント

どうでしょうか。皆さんは、彼女の食事から、彼女がどのようなパターンを持っているか、もうすでに推測されていたのではないでしょうか。H夫人には、〈繊維と水分の少ない食事に関連した間欠的便秘パターン〉が見られます。しかし、これは、仮の診断で、正確な診断名がつくのはすべての情報が収集されてからです。この前のパターンで見たように、彼女の食事は食物繊維が少なく、水分摂取は危険域に近い状態です。散歩など、どの程度の運動をしているかを確認することが大切でしょう。初回アセスメントを行っていると、情報が次第に蓄積されてくることに気づくと思います。1つのパターンが別のパターンを解明する助けになります。患者は人間として全体的に反応するからです。すべての健康パターンは相互依存しているのです。11パターン全部ではなく、少数のパターンだけをアセスメントすれば十分かと聞かれたときは、このことを思い出してください。

H夫人は排尿の問題もかかえています。これに関しては医師の診察を受けるべきです。彼女の問題は、〈腹圧性尿失禁〉か〈切迫性尿失禁〉、あるいはその両方である可能性もあります。これらの看護診断の状態は、骨盤底の筋肉を引き締めるケーゲル運動（会陰筋の収縮・弛緩運動）や、その他の日常の諸問題に対処する方法を患者に指導することにより、軽減できます。

健康パターンは、生物心理社会学的－精神的な側面を持っています。ある側面が他の側面よりも重要である場合もあります。例えば、「排泄パターン」は生物学的なことに焦点が置

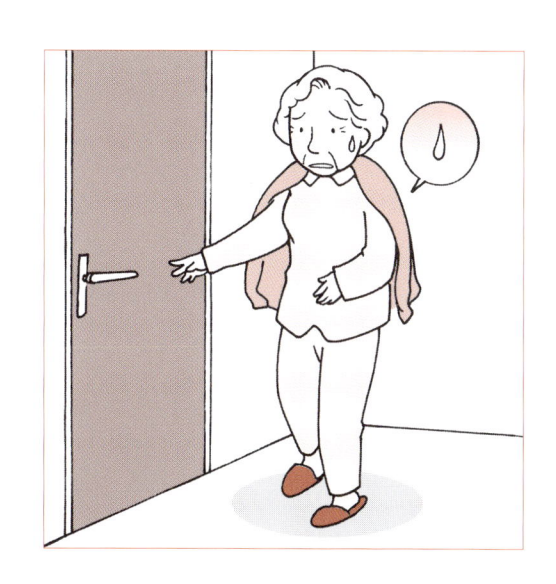

かれているように見えます。しかし、発達学的に見れば、このパターンは、文化的・社会的な規範の影響を強く受けているのです。

文 献

1. Newman, D. K., et al.（2004）. Managing incontinence using technology, devices, and products. Directions for Research, *Nursing Research*（Supplement）, 53（6）: S42-S47.
2. Sampselle, C. M., et al.（2004）. Prevention of urinary incontinence in adults. *Nursing Research*（Supplement）, 53（6）: S61-S67.
3. Wyman, J. F., et al.（2004）. Shaping future directions for incontinence research in aging adults. Executive Summary. *Nursing Research*（Supplement）, 53（6）: S1-S9.

第5章

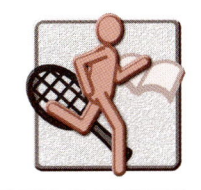

活動−運動パターン

　本章で取り上げる健康パターンは、人々の生活に非常に重要な活動と能力を表すものです。動き回ることができ、個人的なニーズを満たし、その他の日常生活動作（ADL）を行える能力は、QOLに影響を与えるものです。可動性は、人に自分の環境をコントロールする能力を与えます。この能力を喪失すると、抑うつや無力感を生じかねません。活動パターンのアセスメントにより、良好でない健康習慣を探知することができます。若者や中年の間でこれらの症状を早期探知し予防的介入を行えば、加齢に伴う大きな機能喪失を防止することが可能です。

I 個人のアセスメント

　調整された意図的な活動は、神経系統が成熟し、それがその他の生理学的システムと統合されることによって始まります。この成長によって、子供は入浴、更衣、整容、摂食、排泄の活動を学習し、これらの活動を社会的に受容されるやり方で行えるようになるのです。この5つの活動が、このパターン領域の個人的セルフケアの焦点となるものです。これらより複雑なADLには、掃除、料理、買い物など家事家政の維持が含まれます。

　生物学的システムが発達すると、仕事、スポーツ、余暇活動に必要な可動性、強さ、耐性をもたらします。神経系統、筋骨格系統、循環器系統、呼吸器系統、心臓系統が、これらの活動を支えています。これらの系統のどれか1つでも変調をきたすと、要求される望ましい活動を阻害し、状況的うつ状態を発現することがあります。

　これまでにも述べてきたように、11のパターンは、相互依存し相互作用し合うものです。「活動−運動パターン」は、「睡眠−休息パターン」に密接な関係があります。このパターンでの「無活動」というアセスメントは、睡眠パターンの変化に関連している可能性があり、無活動は便秘やその他の問題を引き起こしている因子です。可動性の喪失は、環境に対するコントロールの喪失感を伴います。そして、これが無力感につながっている可能性があります。

A 定 義

　「活動−運動パターン」は、活動、運動、余暇、レクリエーションのパターンを表します。これには、清潔、料理、買い物、食事、仕事、家事家政の維持など、エネルギー消費を要求

するADLが含まれます。また、スポーツを含むさまざまな運動のタイプ、量、質も対象になり、これらが典型的なこのパターンの記述となります。余暇のパターンも対象となり、これは他者と一緒にまたは1人で行うレクリエーション活動を表します。特に注目するのは、重要な活動とそれに対して何らかの制限があるかどうかです。さらに、活動や成熟の結果生じる成長と発達のパターンも加わります。

B 解説

アセスメントの目的は、エネルギー消費を要求する活動に関して、患者のパターンを評価することです。このパターンの構成要素は、日常の活動、可動性、余暇活動、発達です。患者または他者が感じている問題に関する主観的な説明と、問題に関して患者が認識する理由をアセスメントします。疲労、呼吸困難、活動耐性の低下、あるいは成長障害などは、よく見られる問題ですが見逃してはならないものです。このパターン領域では、観察がアセスメントの重要な部分となります。誤った考え方を矯正するために、その問題の解決のためにとられた行動、その行動の効果などを聞き出します。

活動、可動性、発達段階の観察は、このパターン領域での重要なアセスメントの側面であり、詳しい医学的アセスメントが必要となる基本的／生理学的システムの病理を確認することができます。

子供と大人の活動と運動について、明確な説明を引き出すことが大切です。多くの先進国では、子供たちが十分な運動をしていません。長時間コンピュータを使用したりテレビをみたりするなど、坐位の活動が多く、これは体重過剰や肥満の原因につながっています。運動は、筋力強化、平衡感覚、調整感覚、耐性などを組み合わせなければなりません。

多くのADLは習慣になります。このような活動は子供の時に学習し、大人になってもそれが続いていきます。アドラーは次のようなコメントをしています。

「習慣なしに（中略）、個人も社会も混沌状態を避けることができない。習慣は、1日1日を連続性のあるものにする。もし繰り返し起こる行為や思考の問題を、それが起こるたびにいちいち新たに解決していかなければならないようなら、人間の毎日の連続性は失われてしまう」(Adler, 1992, p. 295)。

私たちが毎日、入浴するか、歯を磨くか、どのように食卓を準備するかをいちいち考えて決めなければならないとしたらどうなるか、想像してみてください。ほとんどの人は、このパターン領域の活動は習慣で行っています。つまり、その人の生活様式にあった行動あるいは行為です。そのため、子供をアセスメントする場合は、健康的な習慣が身に付いていっているかを確認することが重要です。成人のアセスメントでは、健康増進、疾患の治療、障害への適応などを促すために変更しなければならない現在の習慣が見つかるでしょう。

このパターン領域の個人の診察の対象としては、歩行、姿勢、筋緊張、身体部分の統合性、補助的人工装具などが含まれます。関節可動域、握力、鉛筆を拾う力があるかなどのアセスメントによって、さらに多くの情報を入手できます。脈拍数とリズムおよび呼吸数と呼吸の深さを測定すれば、活動耐性に関する患者の主観的訴えが説明される場合もあります。アセスメントによって、少なくとも活動パターンの機能不全あるいは潜在的機能不全状態が把握できなければなりません。一般的に、もし患者が心臓病、神経疾患、あるいは呼吸器疾患を患っていれば、このパターンでの詳しいアセスメントをするのが妥当です。また、子供の発達上の問題は、特定の運動能力のアセスメントによって明らかになる場合もあります。

活動の自立性のレベルを測定するために広

表 5-1　機能レベル分類

機能レベル
0＝完全に自立
1＝器具または装具の使用が必要
2＝援助、監視、教育のために他者の援助が必要
3＝他者や器具または装具による援助が必要
4＝依存的で活動に参加しない

く受け入れられているスケールは、表5-1に示した機能レベル分類です。このスケールは、障害の度合を記録し、介入の結果を評価するために使用されます。

C　個人アセスメントの指針

次に、「活動－運動パターン」のアセスメントの指針を示します。もし、データ（情報）から問題が浮かび上がれば、より詳しいアセスメントが必要となります。どのような詳細なアセスメントが必要かは、可能性として考えられる看護診断によって判断されます。

1. 看護歴

a. 望ましい／必要な活動のための体力は十分か？
b. 運動パターンは？　タイプは？　規則性は？
c. 余暇活動は？　子供の場合：遊び活動は？
d. 患者が知覚する能力（各レベルのコードは、表5-1を参照）：

　摂食＿＿＿　　整容＿＿＿
　入浴＿＿＿　　全般的可動性＿＿＿
　排泄＿＿＿　　料理＿＿＿
　床上移動＿＿＿　家事家政の維持＿＿＿
　更衣＿＿＿　　買い物＿＿＿

2. 診　察

a. 実際に示された能力（看護師の観察）（表5-1参照）：

　摂食＿＿＿　　整容＿＿＿
　入浴＿＿＿　　全般的可動性＿＿＿
　排泄＿＿＿　　料理＿＿＿
　床上移動＿＿＿　家事家政の維持＿＿＿
　更衣＿＿＿　　買い物＿＿＿

b. 歩行、姿勢、欠損身体部分（特定する）は？
c. 関節可動域、筋肉の引き締まり
d. 握力は？　鉛筆を拾えるか？
e. 脈拍（数）（リズム）（強さ）
f. 呼吸（数）（リズム）、呼吸音
g. 血圧
h. 全般的外見（整容、衛生、活動力レベル）

アセスメントデータは、機能パターンを示している場合も、機能不全パターンを示している場合もあるでしょう。機能パターンは、その人が実生活の状況に対応する上で強みとして使えるものです。次に示す機能不全パターンには看護介入が必要です。

D　看護実践で見られるパターン

「活動－運動パターン」におけるアセスメント情報は、活動耐性、可動性、セルフケア、発達、基本的システムの機能に関して診断を下すために使われます。最後の診断名セット（〈術後回復遅延〉）は、これらの活動に影響を及ぼす状態を表しています。

1. 活　動

活動に関する状態は、以下に挙げる7つの診断名によって示されます。

【機能不全パターン】

アセスメントのデータにより、歩行、階段の昇り降り、部屋の掃除などの体力を消耗する活動に対する耐性が減少していることが示唆されると、この状態は〈活動耐性低下〉と診断されます。この状態は、〈家事家政障害〉、〈セルフケア不足〉、〈社会的孤立〉など数多くの問題を生じさせます。そして、この状態は、通常、これらの問題の理由（原因）として説明されます。この状態になる危険性が高いの

は、心臓や呼吸器の疾患や、進行性に衰弱していく疾患を患っている患者グループです。患者が、特定の活動に関係なく、全般的で非労作性の疲労を訴えた場合、〈消耗性疲労〉という診断が考慮されます。これはがん治療に関連してよく見られる診断です。

〈気分転換活動不足〉は、余暇や気分転換活動が相対的に不足していることを表しています。これは、長期療養中の人や長期間治療を受けている人に見られます。〈術後回復遅延〉は、その人が予期された術後期に活動を行うことができなかった状態を表しています。

活動耐性低下（特定レベルの）
必要なあるいは望ましい日常の活動で、エネルギーを使う身体動作に対する異常な反応

活動耐性低下リスク状態
エネルギーを使う身体動作に対し異常な反応が起こる危険因子が存在すること

坐位中心ライフスタイル
身体活動レベルが低いことを特性とする生活習慣

消耗性疲労
圧倒されるような持続的な心身の消耗と、通常のレベルで身体および精神的作業をする能力の減退

気分転換活動不足
レクリエーションや余暇活動への参加の減退

家事家政障害
安全で、成長を促進するような、身近な環境を自立的に維持できない。軽度、中等度、重度、潜在的、慢性的のどれに該当するかを特定する

術後回復遅延
個人が生活、健康、心身の良好な状態を維持する活動を積極的に行うのに必要とする術後日数が延長している状態

2. 可動性

人々にとって、居住環境内で動けることは非常に重要です。看護師は、骨、関節、筋肉などの外傷を予防するため人々を支援できます。また、心臓、肺、神経系統の病理の危険因子を減少させることも、活動パターンの維持のために重要です。

【機能不全パターン】

可動性に関する状態は、以下に挙げる8つの診断名によって示されます。神経筋肉系の問題、脳卒中、骨折、四肢切断は、〈身体可動性障害〉のどのレベルかに関連していることがよくあります。レベルは、表5-1の分類に従って特定されます。〈床上移動障害〉は、ベッドで休んでいる時に、その人が自分で寝返りをうったり、体位を変換する能力に関連しています。この能力が不足していると、この状態は、〈褥瘡〉を発生させる危険因子となります。長期的にベッド上で静養している患者も〈不使用性シンドロームリスク状態〉のリスクがあります。この複雑な状態には、多くの病態生理学のプロセスが関連しています。

この診断名を持つ患者の健康状態が改善してくると、診断名は〈移乗能力障害〉に変更される可能性があります。これは、ベッドから椅子やストレッチャーへの移乗能力を表すものです。患者によっては、アセスメントによって〈歩行障害〉、〈車椅子移動障害〉という状態がわかる場合があります。〈徘徊〉は、アルツハイマー病など認知障害のある患者によく見られる状態です。意味のない繰り返しの多い歩行が見られる状態が、この診断に該当します。

もしアセスメントによって患者が四肢を動かしていないことがわかれば、その患者は〈関節拘縮リスク状態〉であると判断されます。この状態が続くと、関節（肘、くるぶし、指など）が、機能せず、拘縮状態へと進行してい

きます。

身体可動性障害（特定レベルの）
環境内で自立的で意図的に体を動かすことに限界がある状態

床上移動障害（特定レベルの）
ベッド上で1つの体位から別の体位に1人で変換する能力に限界があること

移乗能力障害（特定レベルの）
近くに位置する2つの平面間を1人で体を移動することに限界がある状態

車椅子移動障害
環境内で車椅子を1人で操作することに限界がある状態

歩行障害（特定レベルの）
環境内を徒歩で（あるいは杖、松葉杖、歩行器などの機器を使用して）1人で移動することに限界がある状態

不使用性シンドロームリスク状態
治療上あるいは避け難い筋骨格系の不活動の結果、身体システムが衰退する危険因子が存在すること

関節拘縮リスク状態*
可動関節（背部、頭部、上・下肢）の腱を短縮させる危険因子が存在すること

徘徊
ぶらぶら歩き回り、目的もなく、繰り返しの動きをすること。それによって、その個人が危険な状態にさらされる可能性もある。しばしば、そのぶらつきは、境界、限界、障害物といったものを一切考慮せずに行われ、散発的である場合も継続的である場合もある

3. セルフケア

セルフケアの活動を自立的に行う能力の欠如は、神経筋肉系統の問題、脳卒中、麻痺などに関連してよく見られる結果です。日常的な活動を実行する患者の能力の正確なアセスメントは、ケア計画を立てる際に役立ちます。セルフケアの援助をする際には、看護師が、これらの活動をより自立的に行える方法を患者に教育していくからです。入浴、更衣、整容に関する患者への援助は、看護師にとってさらに詳しいアセスメントを行う機会となります。

【機能不全パターン】

その人の日常的ケアに必要な活動、つまり、入浴、清潔、更衣、整容、摂食、排泄の各活動に関する状態は、以下に挙げられる5つの診断名によって示されます。初期アセスメント時に分類システム（表5-1参照）を使ってセルフケアの自立度を特定すると、①ケアの成果を予測すること、②〈セルフケア不足〉解決の進展状況を測定すること、が可能になります。例えば、患者が入院時にレベル4であったとすると、看護師は、退院時にはその患者はレベル2に到達しているだろうと予測できるわけです。この成果を得るためには、理学療法や作業療法の依頼も必要となるでしょう。

全体的セルフケア不足（特定レベルの）*
自己の摂食、入浴、排泄、更衣、整容を最初から終わりまでできないこと

入浴／清潔セルフケア不足（特定レベルの）
入浴と清潔活動を行う、あるいはやり遂げる能力の障害

更衣／整容セルフケア不足（特定レベルの）
更衣と整容活動を行う、あるいはやり遂げる能力の障害

摂食セルフケア不足（特定レベルの）
摂食活動を行う、あるいはやり遂げる能力の障害

排泄セルフケア不足（特定レベルの）
排泄活動を行う、あるいはやり遂げる能力の障害

4. 発 達

発達上の多くの状態は、親に対する教育とカウンセリングを通じて対応できます。しかし、アセスメントの結果、身体的成長の不均

活動-運動パターン

衡や遅延が発見された場合は、医師の診察が必要です。

【機能不全パターン】

発達に関する状態は、現在、以下に挙げる7つの診断名によって示されています。〈成長不均衡リスク状態〉は、リスクが栄養失調あるいは社会的要素に起因する場合、看護介入によって改善できる可能性があります。〈発達遅延リスク状態〉と〈成長発達遅延〉は非常に広範な分類項目で、より具体的な診断名である〈発達遅延：セルフケア技能（特定レベルの）〉、〈発達遅延：歩行〉ほど有効ではないでしょう。発達に関連した診断名は、この他にも、他のパターンで見られます。

2つの診断名は、新生児の環境からの刺激に対する異常な神経行動学的また生理的反応に関連したものです。それらは、〈乳児行動統合障害〉、〈乳児行動統合障害リスク状態〉です。

発達遅延リスク状態
社会的行動、あるいは自己統制行動、あるいは認知、言語、粗大または微細運動能力のうち1つまたは1つ以上の領域で、25％以上の遅延が起こる危険性がある状態

成長不均衡リスク状態
2つの値を比較して、年齢に対して成長が97パーセンタイルより大きいか、あるいは3パーセンタイルより小さい危険性のある状態（不均衡な成長）

成長発達遅延
（成長発達が）同年代グループの標準から逸脱している状態

発達遅延：セルフケア技能（特定レベルの）*
セルフケアの技能が同年代グループの標準から逸脱している状態

発達遅延：歩行*
自己の環境内における自立的動きが、同年代グループの標準から逸脱している状態

乳児行動統合障害
環境に対する統合性のない生理的・神経行動学的反応

乳児行動統合障害リスク状態
環境に対する統合性のない生理的・神経行動学的反応が起こる危険性

【機能パターン】

〈乳児行動統合促進準備状態〉という診断は、健康の診断としてよりも成果として最も有用なものでしょう。

乳児行動統合促進準備状態
乳児における生理的あるいは機能的行動システム（すなわち自律、運動、状態、組織化、自己調節、注意－相互作用システム）の調整が現在でも十分だが、さらなる向上が可能で、その結果、環境刺激に反応し高レベルの統合ができるようになるパターン

5. 基本的システムの機能

以下に挙げる診断名で示される状態は、これまでに説明してきた諸状態に影響を与えるものです。5つは、基本的呼吸機能に関するもので、2つは心臓循環器系の機能に関するもの、また4つは神経系の機能に関するものです。

【機能不全パターン】

看護師は〈自発換気障害〉、〈ガス交換障害〉、〈心拍出量減少〉、〈非効果的組織循環〉を認識することはできますが、その状態を生み出した疾患の治療に関しては、医師の診察が必要です。これらの状態は、他の看護診断が同時についていることがあります。例えば、〈ガス交換障害〉には、〈不安〉または〈恐怖〉と〈活動耐性低下〉という主要な看護上の問題が見られます。

〈人工換気離脱困難反応〉は、人工呼吸器からのウィーニングが困難な人を表すのに有用な診断名です。〈末梢性神経血管性機能障害リスク状態〉は、四肢の循環や感覚に破綻をきたす危険因子がある状態を表します。この状

態は、ギプスや包帯がきつ過ぎて血液循環を妨害する場合に発生します。〈頭蓋内許容量減少〉は、頭蓋内液動態メカニズムが正常に機能せずに、さまざまな刺激により頭蓋内圧の亢進が生じる状態を表しています。〈自律神経反射異常亢進〉は、脊髄損傷に関連して起こる状態で生命を脅かすものです。この状態の発現を防止するためには〈自律神経反射異常亢進リスク状態〉を認識することが重要です。

非効果的気道浄化
気道から分泌物または閉塞を効果的に取り除くことができないこと

非効果的呼吸パターン
適切な換気を提供できない吸気と呼気

人工換気離脱困難反応
人工呼吸器の補助換気レベルを低下させることに適応できず、ウィーニング過程が阻害され長期化している状態（軽度、中度、重度）

自発換気障害
生命維持に必要な呼吸を維持する能力がないことによって生じたエネルギー／余力の減退

ガス交換障害
肺胞－毛細管膜における酸素化や二酸化炭素の放出の過剰あるいは欠如

心拍出量減少
心臓からの血液拍出量が不十分で、身体の代謝要求を満たせない状態

非効果的組織循環（特定タイプの）
血液供給（栄養と酸素化）が減少し、毛細血管レベルでの細胞への栄養供給ができない状態（脳、心肺、腎、胃腸、あるいは末梢のいずれかを特定する）

末梢性神経血管性機能障害リスク状態
四肢の循環、感覚、あるいは動きの破綻が発生する危険因子が存在すること

頭蓋内許容量減少
頭蓋内液動態メカニズムによる頭蓋内容積の増大に対する代償機構が破綻したために、有害刺激または非有害刺激に反応して頭蓋内圧が繰り返し不均衡に亢進する状態

自律神経反射異常亢進
第7頸椎かそれより上の脊椎損傷の患者で、有害刺激に対して、生命を脅かすような抑制できない交感神経系の反応が起こること

自律神経反射異常亢進リスク状態
（脊椎ショックに続き）脊椎損傷患者で、有害刺激に対して、生命を脅かすような抑制できない交感神経系の反応が第6頸椎あるいはそれより上の脊椎で起こる危険性。第7頸椎、第8頸椎の脊椎損傷の患者に見られる

II 家族のアセスメント

家族の「活動－運動パターン」は、家族の機能を支えるものです。この支えには、セルフケア活動を促進する物理的環境の提供、家庭の維持、家族メンバーの発達が含まれます。依存している家族メンバーの介護に関する活動も、この分野の家族アセスメントに含まれます。

A 定　義

家族の活動、運動、余暇、レクリエーションのパターンを表します。これには、家族メンバーの日常生活におけるセルフケア活動（衛生、料理、買い物、食事、労働、家事家政の維持など）を支える活動が含まれます。また、運動を促進する活動を含む、家族として行わ

れたレクリエーション活動を表します。特に注目するのは、重要な活動とそれに対して何らかの制限があるかどうかです。

B 解 説

家族が活動パターンを呈示する場合があります。非常に忙しく活動する家庭もあれば、ほとんど受け身であまり生気のない家庭もあります。活動のペースは、家族の活動パターンの特性の1つです。家族メンバーの数に関係している場合もしていない場合もあります。家族の仕事、子供の活動、社会的コミットメント、仕事のスケジュール、個人的な時間の調整には援助が必要な場合もあるでしょう。この分野での問題のアセスメントは重要です。問題が家族メンバーのストレスにつながる可能性があるからです。

物事を一緒に行ったり、レクリエーションへの関心を共有することは、家族の連帯感を強めます。家庭の維持、全般的セルフケア、運動、あるいは余暇のパターンにおける問題は、見逃してはいけません。

C 家族アセスメントの指針

次に、「活動－運動パターン」のアセスメントの指針を示します。もし、データ（情報）から問題が浮かび上がれば、より詳しいアセスメントが必要となります。どのような詳細なアセスメントが必要かは、可能性として考えられる看護診断によって判断されます。

1. 看護歴

a. 全体的に見て、家族の運動量は多いか少ないか？ どんなタイプ？ 規則的に行っているか？
b. 家族の余暇活動は？ 積極的／消極的活動か？
買い物（交通手段）、スケジュール保守、料理、家の維持、食料／衣料／家庭／その他の費用の予算計画などの問題
c. （該当する場合）依存している家族の介護をする困難さ

2. 診 察

全体的な家事家政の維持管理と個人的維持管理のパターン

D 実践で見られる家族パターン（看護診断）

家族の活動パターンという領域では、まだ看護診断名は認定されていません。

III 地域社会のアセスメント

地域社会は、居住者の活動、余暇、レクリエーションを支えるために、適切でよく維持管理された住宅と交通手段を提供するのに重要な役割を持っています。アセスメントによって、その地域社会にナーシングホーム、病院、リハビリテーション施設、保育所／託児所、および高齢者センターサービスなどが十分かを把握できます。交通手段に関しては、だいたいそれ専用の地図を入手できます。

A 定 義

地域社会の活動、余暇、レクリエーションのパターンを表します。これには、さまざまな年齢グループが利用できる余暇とレクリエーションプログラムのタイプ、量、質が含まれます。また、その地域社会に存在するさまざまな所得グループや障害者に対する住宅や交

通手段も含まれます。

B 解　説

　地域社会はリズムのある活動パターンを持っています。地域社会住民が夜の9時以降外出するのは安全でないと感じているため、夕方早めに「閉店」してしまう地域社会もあれば、昼夜の境なく賑やかな地域社会もあります。地域社会によっては、その活動が騒音と混雑を伴うことがあり、平穏と静寂を求める住民から苦情を招く場合もあります。地域社会の活動パターンは、計画的に実施されるレクリエーションのような、しばしば住民に役立つものもあります。そのような活動を通じて、個人や家族は社交の機会を得、また余暇を楽しむことができます。どのような地域社会も、レクリエーション活動と文化活動を含めた気分転換活動という視点から説明することができます。

　例えば「この町には何もやることがない」といった表現や、退職者からの「ありとあらゆる高齢者向けの活動が提供されているので、私はとても忙しい」という発言などは、地域社会の活動レベルを示すものです。政治的な活動、レクリエーション活動、文化活動などが人々の生活を充足させるので、地域社会のアセスメントは、このパターン領域も対象に含める必要があります。

　また地域社会には移動パターン、すなわち、公共輸送システムがあります。この方面に関する情報は、医療施設、レクリエーション施設、社交施設などの利用可能性を理解するのに大切です。

C 地域社会アセスメントの指針

　以下に、このパターンのアセスメントの指針を示します。もし、データ（情報）から問題が浮かび上がれば、より詳しいアセスメントが必要となります。どのような詳細なアセスメントが必要かは、可能性として考えられる看護診断によって判断されます。

1. 看護歴（地域社会の代表者）

a. 地域社会住民は交通が便利で運賃は妥当だと思っているか？　仕事に行く場合？　レクリエーションの場所に行く場合？　医療施設に行く場合？
b. 地域社会には公民館などがあるか？　住民はそれを活用しているか？　高齢者向けがあるか？　子供向けがあるか？　成人向けがあるか？
c. 住宅は適当か（十分な数があるか、費用は）？　公共住宅は？

2. 診　察

a. レクリエーション／文化的プログラムの実際：ナーシングホームがあるか？　補助付き賃貸マンションがあるか？　住宅（賃貸／購入）の値段は妥当か？　障害者用の構造的サポートがあるか（歩道のスロープや浴室など）？
b. 住民のニーズに見合った居住施設、ナーシングホーム、保育所、リハビリテーション施設
c. 住宅、庭、アパートなどの外観メンテナンス

D 実践で見られる地域社会パターン（看護診断）

　この領域で現在認定されている診断名はありません。

IV 事例

A 初回看護アセスメント：H夫人

次に示すものは、「活動−運動パターン」のアセスメントの記録事例です。前章に引き続きH夫人のアセスメントをします。

B 活動−運動パターン

退職後の過去5年間、以前より活動は低下。掃除、料理、買い物は自分でしている。夫とテレビやビデオを鑑賞。関節炎のため歩行制限あり。通常は病院のベッド上では動かない。寝返り困難。
セルフケア活動：摂食0、入浴・清潔レベル1、更衣・整容レベル2、排泄レベル3。左側と上半身の関節可動域は正常。

大腿骨頸部骨折治療について医学的診断が下されたら、再評価が必要。自宅で介助を必要とする可能性あり。

C コメント

H夫人は、骨折以前はうまく機能していたように思われますが、関節炎のために散歩と運動を制限していました。予後次第では、運動として散歩を行うために指導が必要となるでしょう。散歩ができれば、既往症の骨粗鬆症改善にも有効でしょう。

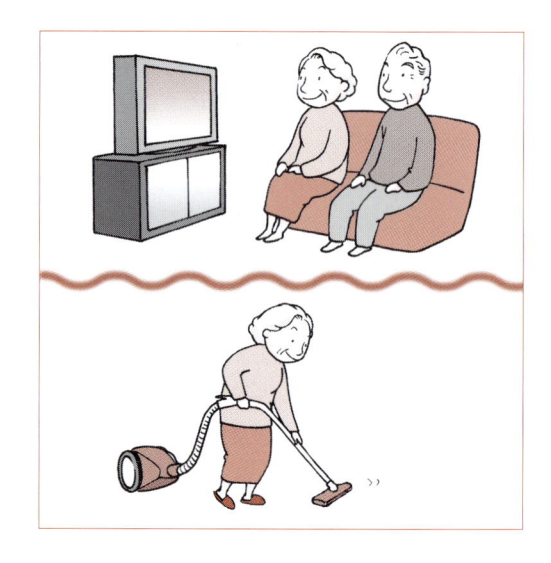

座ったままの活動がおそらく、先述した〈間欠的便秘パターン〉の原因の1つでしょう。本章の48頁で説明した〈坐位中心ライフスタイル〉という診断を思い出してください。坐位のライフスタイルがさまざまな診断の原因となっています。〈床上移動障害〉という看護診断に対しては、患者がベッド上で体を持ち上げられるように、モンキーバー*を使って治療する方法があります。

＊モンキーバー（トライアングル）：牽引ベッドの中心柱に吊り下げてある三角形の支持器具。腰を上げたり、移動時に効果的。

文 献

Adler, M.（1992）. *The great ideas: A lexicon of western thought.* New York: Macmillan Publishing Company.

第6章 睡眠－休息パターン

　私たちは、眠れなくなって初めて睡眠に大きな関心を示します。そうでなければ、睡眠は当然のものと考えています。今日のような多忙な世の中では、休息とリラクゼーションも、多くの人には手に入りにくいものになっています。

　睡眠障害は多くの人が抱えていることが推測されます。睡眠障害による、職場での事故、車運転中の衝突事故、そして QOL に影響を及ぼす日中の疲れの訴えなどが現れます。健康歴には、個人の睡眠パターンが必ず含まれているべきです。

　また本章では病院での騒音についても考えてみます。

I 個人のアセスメント

A 定　義

　「睡眠－休息パターン」は、1日 24 時間中の睡眠、休息、およびリラクゼーションのパターンを表します。これには、個人の知覚する睡眠と休息の質と量、および個人の知覚する覚醒中の活動力レベルも含まれます。さらには、薬剤や睡眠前の夜の日課など各種睡眠補助手段も含まれます。

B 解　説

　「睡眠－休息パターン」をアセスメントする目的は、患者の観点から見たこのパターンの効果を記述することです。4時間の睡眠で十分休息できる人もいれば、もっと長い睡眠時間を必要とする人もいます。もし十分なアセスメントをする時間がなければ、スクリーニングのために次のような質問をするとよいでしょう。

　「だいたい毎朝目覚めたときには、その日の活動を開始する準備ができていると感じますか」

　もし、答えが「はい」で、それが観察の結果と一致するならば、次のパターンに進んでよいでしょう。答えが「いいえ」ならば、さらに詳しいアセスメントが必要です。

　睡眠パターンの詳しいアセスメントには、睡眠の量と質が含まれます。何がその問題を引き起こしているのかに関する患者自身の説明を聞けば、市販薬などの重要な情報やその他不眠対策のために取った行為、その行為の効果などの情報を得ることができます。心配、不安、刺激物（カフェインなど）、運動不足、不規則な生活、騒音、新生児、眠り心地の悪い

ベッドのマットレスなどが、睡眠パターンに影響を与えます。睡眠不足への対処がなされなければ、高血圧、冠動脈疾患、心不全、脳卒中のリスクが高いことがわかっており、その根拠も研究の結果得られています。

もし患者や患者の配偶者がいびきの不満を訴えた場合、それは同情的な笑顔でやり過ごしてよいものでは決してありません。肥満体でいびきをかく人は、閉塞型睡眠時無呼吸症候群である確率が高いのです。次に尋ねるべき質問は、その人が睡眠中に1分くらい呼吸が止まり、その後喘ぐようだ、と言われたことがあるかどうかです。睡眠中の落ち着きのなさ、目覚めた時の頭痛、疲労、高血圧、さらに日中の集中力の欠如などは、この疾患に見られる症状で、アセスメントが必要です[1]。このようにして、診断を下す前に、あるいはその状態を医師に伝える前に、徴候や症状（手がかり）の調査をするのです。

もしその状態への手がかりが1つあるいはそれ以上見つかると、次のステップは、その状態に関するその他の重要な診断指標が存在するかどうかを確認することです。例えば、その人に睡眠時無呼吸の臨床的症状が多く見られれば、医師は、睡眠ポリグラフを処方します。この検査は、脳波、眼球の動き、筋肉／心臓／呼吸の活動、そして体位を睡眠ラボで一晩中計り記録するものです。そこで計測されたものが、睡眠時無呼吸が存在しているのかないのかを決定する重要な手がかりとなります。

睡眠薬の使用も、それがたとえ処方薬でも市販薬でも、睡眠パターンのアセスメント時に確認すべきです。睡眠薬は安易に服用され過ぎているとも言われています。健康な人は、睡眠不足の理由を突き止め、睡眠薬以外の方法での解決策を模索すべきです。ゆったりとした入浴、牛乳、睡眠前のリラクゼーションや読書、あるいはやさしい音楽などを試してみたことがあるかどうかを尋ねてください。そ
れによって睡眠薬以外の解決案を提案できるかもしれません。

C 個人アセスメントの指針

1. 看護歴

a. 睡眠後はだいたい休息できた状態で、日々の活動にかかる準備ができているか？
b. 入眠問題は？　補助手段は？　夢（悪夢）は？　早期覚醒は？　いびきは？　目覚めた時の頭痛は？
c. 休息-リラクゼーションの時間は？

2. 診　察

該当する場合（病院内など）：睡眠パターンと目覚めたときの表情・見かけなどを観察する

D 看護実践で見られるパターン

データから、初回アセスメント以上に詳細な話し合いが必要な問題が示唆されることがあります。より詳しいアセスメントが必要な場合、どのようなアセスメントが必要かは、可能性として考えられる看護診断によって判断されます。

「睡眠－休息パターン」領域では、以下のように、範囲の広いカテゴリーが1つと、4つの具体的な診断名が認定されています。

【機能不全パターン】

〈睡眠パターン混乱〉は、看護診断の分類システムの中で、広範な診断カテゴリーとして最も有効なものです。これは臨床的に仮診断名として使用することができます。例えば、〈R/O睡眠パターン混乱〉という記録になるでしょう。R/OはRule/Outの略で、臨床現場では、さらに情報が必要な場合によく使われる用語です[*]。

〈入眠困難〉は不眠症でよく見られる状態です。〈睡眠剥奪〉は、多くの大学生が試験勉強中に経験するように、2～3日間、自然で周期的な睡眠が維持されない睡眠パターンです。入院患者が病院の騒音や薬服用や治療のために頻繁に起こされる場合にも、〈睡眠剥奪〉が見られるかもしれません。この状態は、差し迫った出来事や問題などについて不安を感じたり心配したりするために生じることもあります。その状態は、例えば〈（差し迫った手術に対する）恐怖に関連した睡眠剥奪〉として記述されます。これまでにも述べてきたように、介入のベースとなるのは問題の理由あるいは原因です。ここでは、〈（差し迫った手術に対する）恐怖〉がその状態を引き起こした理由です。

〈睡眠パターン逆転〉は、睡眠が夜間睡眠から日中睡眠に代わり、その人が夜間に活動する場合に生じるものです。この状態になる危険度が高いグループは高齢者です。時に、この状態は、日中における〈気分転換活動不足〉、頻繁な昼寝、運動不足が原因の場合もあります。ナーシングホームや在宅でケアされている高齢者によく見られる状態です。

個人的な問題を解決しようとしている人やうつ状態の人に見られる睡眠障害としては、早朝覚醒が報告されています。これは、診断名ではなく、うつ状態の徴候あるいは手がかりとしてとらえます。

睡眠パターン混乱（特定の）
　睡眠の時間と質が乱れ、不快感や望ましい日常生活の妨害が生じている状態

入眠困難*
　眠りにつこうとする時に眠れないこと

睡眠パターン逆転*
　夜間睡眠から主に昼間の睡眠へと、睡眠－覚醒周期が変化すること

睡眠剥奪
　長期間（2～3日間）、自然で周期的な無意識状態（睡眠）が維持されない状態が持続すること

【機能パターン】
〈睡眠促進準備状態〉は、適切で自然な睡眠状態を表しています。その人が妊娠やその他の状態の時に、この睡眠状態をさらに促進したいという希望を持つ場合に、この診断名が使われます。

睡眠促進準備状態
　適切な休養を提供し、望ましいライフスタイルを維持する自然で定期的な意識停止パターンが見られるが、それをさらに強化できる状態

II 家族のアセスメント

1つの家族内に一般的な睡眠パターンが存在する場合があります。「早寝早起き」の習慣を守る家族もありますし、「午前11時前には電話しないで」とか「夜9時以降は電話しないで」という家族もあります。休息とリラクゼーションのパターンも、しばしばアセスメント可能な家族のパターンの一部として組み込まれていることがあります。家族の中の1人が睡眠問題をかかえているために、家族全体のパターンが乱される場合もあります。このような場合は、個人のアセスメントに移行する必要があるでしょう。家族の「睡眠－休息パ

＊訳注：Rule/Out は、その可能性を否定するという意味で、除外診断という。上記であれば、〈睡眠パターン混乱〉の可能性を否定するためには、もっと多くの情報がいるという意味になる。

ターン」の定義は以下の通りです。

A 定　義

家族の睡眠、休息、リラクゼーションのパターンを表します。これには、家族メンバーの睡眠と休息の質と量、活動力のレベルに関する認識が含まれます。また、薬剤や夜の日課など睡眠を促すために家族メンバーが使用する手段も含まれます。

B 解　説

家族の「睡眠－休息パターン」のアセスメントは、睡眠障害のリスクを生み出す家族メンバーのパターンや環境因子を発見することを目的としています。アセスメントには、やすらぎのある睡眠を促す睡眠空間や空間内の配置に関する質問が含まれます。ベッド上のペットは、睡眠を妨害していることもありますが、淋しい人にはやすらぎを提供している場合もあります。在宅訪問では、乳児、子供、ティーンエイジャー、成人などさまざまな家族メンバーに睡眠パターンの問題があるかどうかを尋ねると役に立つでしょう。睡眠のニーズは人によって異なっています。よい睡眠習慣は家族の中で学習されるものです。この分野でのアセスメントが子供のアセスメントに含まれているのはそのためです。

C 家族アセスメントの指針

1. 看護歴

a. 全般的に見て、家族のメンバーは十分休息をとり、学校／仕事に行く準備ができているか？
b. 十分な広さの静かで暗い就寝のための空間があるか？
c. 家族は睡眠前にリラックスする時間を持っているか？

2. 診　察

機会がある場合：就寝のための空間と配置を観察する

D 実践で見られる家族パターン（看護診断）

現在認定されている診断名はありません。

III 地域社会のアセスメント

地域社会はふつう睡眠、休息、リラクゼーションのパターンを持っています。「不夜城」と呼ばれる街もありますし、午後9時には歩道がもう閑散としている街もあります。地域社会の「睡眠－休息パターン」の妨害状況は、住民のコメントなどから入手できる場合もあります。
地域社会の「睡眠－休息パターン」の定義は次の通りです。

A 定　義

地域社会の睡眠、休息、リラクゼーションのパターンを表します。また、これには、地域社会住民の睡眠の質を高めるために取られている騒音と照明への対策・規制も含まれます。

B 解説

 ほとんどの地域社会は、その住民の「睡眠－休息パターン」に対する騒音の影響に神経を使っています。航空業界など各種業界に対しては規制がしかれています。道路を修理工事する削岩機などは通常午前7～8時くらいまでは使用されません。しかし、絶え間ないハイウエイの騒音や、通りからの騒音、まばゆく輝くネオンサインなどを常に経験する住民もいます。

 騒音は病院でも懸念事項となっています。誰もが、睡眠が癒しと活動力回復のために不可欠だと認識はしています。しかし、病院の騒音は依然として問題なのです[2,3]。騒音は、多くの患者が経験する恐怖、不安、そして夜間の痛みなどを拡大させる可能性があります。

 米国環境保全庁は、病院の騒音レベルは、夜間は平均35dB(デシベル)を超えるべきではないと警告しています。これは静かな森林地帯の騒音と同レベルです＊。外科病棟で行われた研究では、騒音レベルは45～53dBで、時折ごく短時間113dBほどに跳ね上がっていました。113dBというのは、削岩機と同じ程度の騒音レベルです[2]。この騒音値は外科病棟では、よくあることです。これらの騒音には、看護師と医師の会話に加え、ベッドサイドのアラーム、ポータブルX線機器、吸引器、看護師の勤務時間交替に伴う行動なども含まれています。

C 地域社会アセスメントの指針

 データ(情報)から問題が浮かび上がれば、初回アセスメントより詳しいアセスメントが必要となります。どのような詳細なアセスメントが必要かは、可能性として考えられる看護診断によって判断されます。

1. 看護歴(地域社会の代表者)

a. ほとんどの区域が夜間は静かであるか？
b. 地域社会の通常の営業時間は？ 「24時間営業」の産業はあるか？

2. 診察

 繁華街の活動・騒音レベル。住宅街はどうか？

D 実践で見られる地域社会パターン(看護診断)

 この領域で現在認定されている診断名はありません。

IV 事例

A 初回看護アセスメント：H夫人

 次に示すものは、「睡眠－休息パターン」のアセスメントの記録です。

B 睡眠－休息パターン

 眠りは浅いが、目覚めたときは、たいてい十分な休息が取れた気がすると言う。本人は就寝時に熱いお茶を1杯飲み、クラッカーを食べるせいだと思っている。「この骨折と夫の

＊訳注：わが国においても夜間35dB、昼間45dB以下が推奨されている。

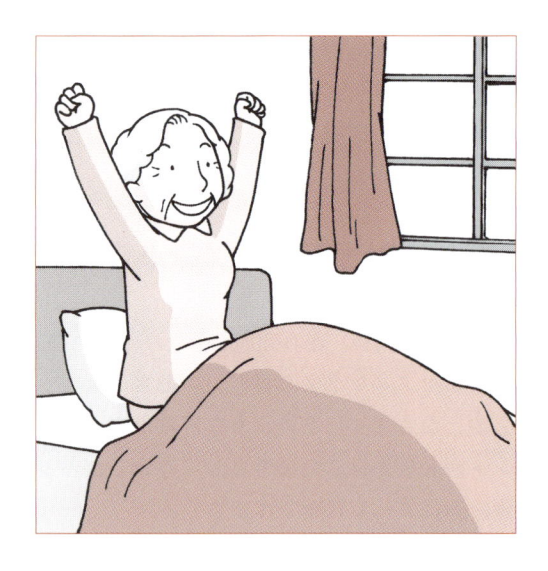

ことが心配」で病院では寝られるどうか懸念している。

C コメント

H夫人の入院中は、睡眠パターンを観察し、彼女の日課を変えないようにする必要があります。H夫人の「心配事」についての詳しい情報は、別のパターンで取り上げます。不安（「自己知覚－自己概念パターン」）は「睡眠－休息パターン」に影響する可能性があります。彼女が病院で夜間休息できる睡眠をとるためには、ベッドタイムに何が必要かという手がかりに気がつきましたか。そうです、お茶とクラッカーです。

文 献

1. Merritt, S & Berger, B. (2004). Obstructive sleep apnea-hypopnea syndrome. *American Journal of Nursing*, 104: 49-52.
2. Cmeil, C. A., Karr, D. M., Gasser, D.M., Oliphant, L.M, and Neveau, A. J. (2004). Noise control: A nursing team's approach to sleep promotion. *American Journal of Nursing*, 104: 40-48.
3. Redeker, N.S. (2000). Sleep in acute care settings: An integrative review. *Journal of Nursing Scholarship*, 32 (1): 31-38.

第7章

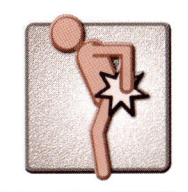

認知-知覚パターン

この健康パターンは、認知と知覚の能力に関するものです。思考、聴覚、視覚、嗅覚、味覚、触覚は、何か異常や障害が発生するまでは当たり前のこととしてとらえられている人間の機能です。障害の予防や障害を代償できるように障害のある患者をサポートすることは、大切な看護活動です。痛みもまた感覚です。痛みは、組織の損傷を示唆するもので、ほとんどのADL、情動、社会的関係を妨害するものです。

判断や意思決定の能力、そして知識を獲得して保存する能力も、同じように重要です。これらの能力は、長期／短期の記憶の貯蔵によって支えられるものです。

I 個人のアセスメント

「認知-知覚パターン」は、次のように定義されます。

A 定 義

「認知-知覚パターン」は、感覚・知覚および認知パターンを表します。これには、視覚、聴覚、味覚、触覚、嗅覚などの各感覚様式、障害への対処に使用されている代償手段または人工装具（例：眼鏡、補聴器）の適切性が含まれます。疼痛や疼痛の管理方法についての報告も感覚パターンの一部です。また、記憶、判断、意思決定などの機能的な認知能力もこのパターンに含まれます。

B 解 説

患者の「認知-知覚パターン」をアセスメントする目的は、患者の認知-知覚能力が十分かどうかを、生活に望ましいまたは必要な認知-感覚能力と対比して記述することです。患者や他者によって報告された聴覚失調、視力喪失、記憶障害などの問題も記録します。患者が喪失した能力をどのようにして代償しているかは、生活活動への影響を判断するために大切です。視覚、聴覚、触覚、味覚、嗅覚のパターンに関連する患者の主観的報告を、実際の検査結果で補足します。例えば、ポケットに新聞の記事などを入れておき、新聞を見せて患者の視力を検査するのに使います。眼鏡や補聴器など補助装具を使用しているかどうかも必ず確認してください。このパターンにおける問題が、セルフケア、可動性、健康管理、「役割-関係パターン」における問題の理由、つまり原因になっていることがあります。

感覚機能のフィジカル・アセスメントを完

了する前に、看護歴聴取時に、その人の認知レベル、視力、聴力を観察し評価することが可能です。これらのデータは、教育や看護介入の方法を計画する際に重要です。例えば、患者の記憶や判断能力が十分でない場合、その患者には指導監督の必要があります。また、倫理的観点からは、医療に関する意思決定を行う必要がある場合は、このような患者には医療代理人*が必要となるでしょう。患者に視力喪失があったり、聴力障害があったりすれば、安全が問題になります。

乳児や児童の発達をアセスメントする際には、視力と聴力を十分にアセスメントすべきです。学習上や規律上の問題が学校で生じることがあります。例えば、教師からは、聴力や視力の問題や、視力に問題がある子供は落ち着きがなく、読書を始めるとすぐに疲れてしまうという報告がくるかもしれません。

このパターン領域で最も頻繁にアセスメントされる知覚は痛みです。アメリカ疼痛協会（The American Pain Society）は、痛みは5番目のバイタルサインであるべきだと主張しています（これは、脈拍、血圧、体温、呼吸数に次ぐバイタルサインだという意味です）。患者の痛みが非常にひどい場合は、倦怠感、うつ、希望の喪失といった状態につながりかねません。これは、看護師が痛みの緩和の必要性を頻繁にアセスメントし、患者のニーズを予期できるように学ぶ必要のある分野です。

最近までは、新生児、乳児、小児は、神経系等が未発達なために痛みは感じないと考えられていました。そのため、処置は鎮痛薬や麻酔を使用せずに行われていました。今日では、妊娠中期の胎児でさえも痛みを感じるのに必要な解剖学的構造と機能的能力を持ち合わせているということが判明しています[1]。

文献では、数多くの疼痛測定ツールが紹介されています。CRIESスケールは、集中治療室にいる新生児の疼痛をアセスメントするために使用される信頼性の高い有効なツールです[2]。このスケールには、泣き声、バイタルサイン、酸素飽和度、表情、不眠という5つの側面があります**。

図7-1は、3歳児以上の子供に使用できる信

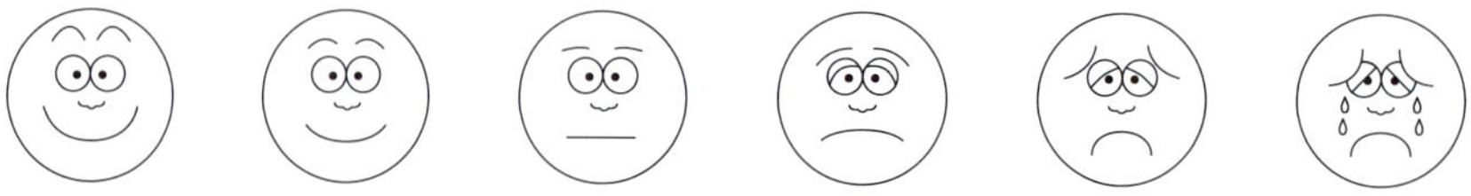

図7-1 修正版痛みのフェース・スケール（Faces Pain Scale-Revised）
ワングとベイカーの痛みのフェース・スケールは、さまざまな度合の痛みを表す顔を使っています。
オリジナルな指導法：それぞれの顔は、患者にその人には痛みがないために幸せだと感じたり、ひどい痛みのために悲しいと感じたりする顔を表していると説明してください。顔0は、痛みがまったくないので大変幸せ。顔1は少しだけ痛いという表情。顔2はそれよりもうちょっとひどい痛み。顔3はさらにひどい痛み。顔4は相当にひどい痛み。顔5はもうこれ以上の痛みは想像できないというくらいのひどい痛みを表しています（といってもこの痛みでも誰もが泣くとは限りません）。患者に、自分が感じている痛みを最もよく表すと思う顔を選択してもらってください。このスケールの使用は、3歳以上が対象として推奨されています。
(Wong, D L., Hockenberry-Eaton, M , Wilson, D., Winkelstein, M. L., Ahmann, E., & DiVito-Thomas, P. A ［1999］ *Whaley & Wong's nursing care of infants and children*［6th ed.］St Louis. MO: Mosby.)

＊訳注：医療代理人（health care proxy）。自分で意思表示や意思決定できない状態になったときに自分に代わって意思決定する人。誰を代理人とするかは、事前に文書に記録されている必要がある。わが国には、認知症、知的障害、精神障害などで判断能力や意思能力が十分でない人に後見人などを立てて、財産の管理や契約、遺産分割の協議などを保護し、支援する成年後見制度がある。

頼性のある「修正版痛みのフェース・スケール」を示したものです[3,6]。痛みの度合を0〜5で表すスケールです。成人の疼痛を測定する最も一般的なスケールは0〜10段階評価を使っています。10がこれまでに経験した痛みで最もひどい痛みを表します。数字によるレーティングスケールは、軽い、中程度、ひどい痛みという質を表す用語で示される主観性を減少させます。スケールは、介入後の痛みの変化を判断するのにも役立ちます。

痛みが、6か月以上続くと慢性疼痛と呼ばれます。最も頻繁なタイプは関節痛と腰痛です。その患者に痛みをどのように管理しているか尋ねてください。疼痛管理が十分でなく、管理方法を修正した方がよい状況が見つかるでしょう。慢性疼痛に対して患者を援助する方法は数多くあります。

認知パターンは、看護歴聴取の際に検査します。看護師は、言語能力、思考や抽象概念の把握、注意集中時間、意識レベル、見当識、また意志疎通に補助具が必要かどうかなどを観察します。意識レベルに変化が見られる時は、表7-1に示したグラスゴー昏睡スケールが状況把握のツールとして有効でしょう。

グラスゴー昏睡スケールは、患者の刺激に対する反応をアセスメントするために使用されるツールです。スコアの範囲は、3（深昏睡）から15（正常）です。これは、現在の意識状態とその変化をアセスメントし記録するために使用します。

アセスメント中に患者が言及した生活における問題を何か選んで、問題解決や意思決定の能力を探ってもよいでしょう。実際、各パターン領域における次の4つの項目は、認知機能に関する豊かな情報を含んでいます。
①患者の問題の認識
②問題とする理由
③そのためにとった行動
④患者の認識するその行動の効果

アセスメント中に、これらの4項目につい

表7-1　グラスゴー昏睡スケール

検査	スコア		患者の反応
目を開く	自発的	4	自発的に目を開ける
	言語や声に対して反応	3	言語による指示で目を開ける
	痛みに反応	2	痛みの刺激に反応して目を開ける
	反応なし	1	反応なし
運動反応	従う	6	言語による指示に従う
	限局	5	局部的痛みを認識できる
	引っ込める	4	痛みの刺激に反応して引っ込めたり、筋肉を収縮させたりする
	異常な屈曲	3	剥皮姿勢をとる
	異常な伸展	2	除脳姿勢をとる
	反応なし	1	反応なし
言語による反応	見当識あり	5	見当識があり会話できる
	混乱状態	4	見当識障害があり混乱している
	不適切な言葉遣い	3	不適切な言葉で無作為に返答
	理解不可能な発語	2	呻いたり、喚いたり、訳の分らない音を発する
	反応なし	1	反応なし

認知ｰ知覚パターン

＊＊訳注：CRIESスケールは、Crying（泣き声）、Requires O₂ for sat > 95 ％（酸素飽和度95 ％以上にするのに酸素が必要）、Increased vital signs（バイタルサインの変化）、Expression（表情）、Sleepless（不眠）の5項目の先頭の文字からきた略語で、各項目を3段階で点数化して用いる。KrechelとBilderが1995年開発。

て尋ねると、その答えは患者の健康管理に関するデータとなります。

　認知機能と感覚機能をアセスメントする際には、患者が行う代償行動や行為が、基本的な機能障害を隠してしまうことがあるので、十分に気をつけてください。そういう問題を見つけ損なうと、患者の安全を脅かす場合もあります。けれども、忘れてはならないのは、人は誰でもときには思い違いをしたり、非論理的なことを言ったり、見慣れている物や人を認識できない場合もあるということです。よくある一時的な思い違いと進行性の障害を区別するには、家族の印象を尋ねることも必要です。

　認知障害がある場合には、環境のアセスメントが有用です。場合によっては、自立した生活ができるかどうかは、環境の機能によることもあります。例えば、退職した人で記憶障害のある人は、誰もがお互いを知っている小さな地域社会ではかなりうまく機能できるかもしれません。精神遅滞者でも、保護された環境内なら、かなり自立的に機能できる場合があります。けれども、活動的な会社経営者が同様の環境下に置かれたら、感覚遮断または認知遮断の症状を呈するかもしれません。これらの例は、アセスメント中に考慮すべき「人と環境の相互作用」を示すものです。

C　個人アセスメントの指針

　アセスメントの指針を以下に示します。データ（情報）から問題が浮かび上がれば、初回アセスメントより詳しいアセスメントが必要となります。どのような詳細なアセスメントが必要かは、可能性として考えられる看護診断によって判断されます。

1. 看護歴

a. 難聴はないか？　補聴器は？
b. 視覚は？　眼鏡をかけているか？　前回視力検査を受けたのはいつ？　最後に眼鏡を変えたのはいつか？
c. 記憶に変化があるか？　集中力は？
d. 重要な決定が簡単にできるか／難しいか？
e. 患者にとって物事を学習する最も簡単な方法は？　学習するのに何か困難はあるか？
f. 何か不快感は？　痛みは？　あればそれにどのように対処しているか？

2. 診　察

a. 見当識
b. ささやき声が聞こえるか？
c. 新聞の字が読めるか？　鉛筆を持ち上げることができるか？
d. 考え方や質問（抽象的、具体的）が理解できるか？
e. 患者の話す言語
f. 語彙レベル。注意集中時間

D　看護実践で見られるパターン

　「認知－知覚パターン」に属する看護診断は、疼痛と疼痛の自己管理、感覚の欠如、知識・判断・意思決定の3つの領域にわたります。

1. 疼　痛

　疼痛の部位を、例えば関節痛、胸痛のように特定すれば、介入の基礎となる看護診断はより正確なものになります。この領域では3つの看護診断が認識されています。

【機能不全パターン】
　看護診断名の〈急性疼痛〉は、短期間に感じる急性の強い不快感を意味しています。これは、薬剤と看護介入によって医師と看護師が協同で治療します。患者が急性の痛みを感じている場合は、その状態を「疼痛自己管理」（以下を参照）と名付けた方がおそらくより有効でしょう。「疼痛自己管理」という診断は、この状態が、明らかに看護診断に属している

ことを示すからです。痛みの場所を特定すると、その診断は介入のためにより的確なものとなります。例えば、関節痛とか胸部痛などです。

〈疼痛自己管理不足〉は、看護師が看護の知識に基づいて独立して治療を行う問題だということを表す記述としては、前出の〈急性疼痛〉より的確な診断名だと言えるでしょう。〈疼痛自己管理不足〉は、鎮痛薬の要求、薬服用の時間、体位、気分転換などの疼痛を緩和するために使用される技術が不十分であることを示しています。看護は、気分転換をしたり、体位を変えたり、音楽、マッサージ、治療的タッチなどの介入を通じて、患者が痛みに対処できるように援助します。鎮痛薬をどのような場合に頼るかに関する情報に加え、このような介入を教えると、患者は疼痛緩和によりよく対処できるようになります。〈慢性疼痛〉は、6か月以上継続する痛みを表すものです。

急性疼痛（特定部位の）
言葉による訴えと、激しい不快（痛み）の指標の持続が6か月以内のもの。痛みの種類と部位を特定する（関節痛、腰痛、頸部痛、膝痛など）

疼痛自己管理不足*
痛みを抑える方法（薬の要求、薬服用の時間、体位、気分転換）が不足している、あるいは十分に使用していない状態

慢性疼痛（特定部位の）
6か月以上続く激しい不快（痛み）。痛みの種類と部位を特定する（関節痛、腰痛、頸部痛、膝痛など）

2. 感覚－知覚機能

感覚刺激や知覚機能に関する診断名は4つあります。

【機能不全パターン】
タイプを特定する〈非代償性感覚喪失〉は、視覚、聴覚、触覚、嗅覚、運動覚の喪失を表すものです。看護診断の事例は、〈非代償性視覚喪失〉、〈非代償性聴覚喪失〉などです。喪失を非代償と認識することで、どのような介入が必要か明確になります。看護師は、その人が喪失した機能を代償できるようにサポートする介入を行うのです。

〈片側無視〉は、体の片側の無視を指しています。この状態は、脳卒中などを患った患者の場合に心配されます。この状態はけがにつながりかねないからです。影響を受けている側の（それが体の部位、お皿の上の食べ物、その他さまざまな物であろうとも）どのような無視も当てはまります。

〈感覚減弱〉と〈感覚過負荷〉は、不十分な、あるいは単調な刺激、または刺激の過剰を表しています。どちらとも不安、幻覚、失見当識を生じます。アセスメントには、環境からの刺激とその人の耐性レベルの評価が含まれるべきです。過去においては、この状態は、患者の見当識を促す刺激がない重度集中ケア病棟でよく起こっていました。重度集中ケア病棟では、機械の単調な音の継続と時計がないことが一般的だからでした。今日では、この2つの状態を予防するために、時計やカレンダーの設置、その他の方法の使用が見られます。

非代償性感覚喪失（特定タイプと程度の）*
視覚、聴覚、触覚、嗅覚、または運動覚の鋭敏さの非代償性減退（減退の程度を特定する）

片側無視
身体の片側を認知せず無視している状態

感覚減弱*
いつもの（または基本順応の）レベルと比べて、環境的あるいは社会的刺激が減少している状態

感覚過負荷*
環境刺激が普段入ってくるレベル、あるいは単調な環境刺激より大きい状態

3. 知識・判断・意思決定

　最も重要な看護介入の1つは、患者に自分の健康と治療をどのように理解し管理していくかということについて教育することです。人の見当識、記憶、知識、判断、意思決定に関連する看護診断は10あります。

【機能不全パターン】

　〈知識不足（特定領域の）〉という診断名は、健康や治療に関する情報の欠如と管理する技能の欠如を表しています。多くの場合、不十分な教育が、治療の非効果的管理（あるいはノンコンプライアンス）と〈不安〉や〈恐怖〉の理由となっています。

　時間、場所、人についての見当識は、置かれた環境で機能するための基本的条件です。見当識障害は、急性で一過性のものである場合もあり、また、進行性で悪化する脳の変化を伴う長期的な問題である場合もあります。〈急性混乱〉は、一過性の見当識障害を表すのに使用される診断名です。〈慢性混乱〉は、その状態が6か月以上継続する場合に使われます。特に視力や聴力の何らかの喪失が見られる人の場合は、夕方から夜間にかけての混乱に注意してください。

　高度の認知能力、判断、意思決定は、加齢による循環器系や神経系の変化に関連した脳の機能の変化に影響されます。〈急性混乱〉や「幻覚症状」が現れる前に、認知の変化を早期に認識することが、高齢患者のケアでは重要です。高齢患者の初期アセスメントでは、これらの評価因子の基準値を測定することが重要です。基準値は、病院入院中あるいはナーシングホーム入居中に、その施設入院（入居）時以降に肯定的変化、あるいは否定的変化が見られた場合に比較するために使用されます。

　もし、高齢の患者に尿路感染が見られた場合、その患者は〈急性混乱〉あるいは「幻覚」のリスクが高いグループに入れられます。〈慢性混乱〉は、認知症、特にアルツハイマー病に見られ、病状が進んだ段階では保護された環境を必要とします。〈状況解釈障害性シンドローム〉は、〈慢性混乱〉と症状が大変よく似ています[4]。

　高齢の患者がよく訴えるのが〈記憶障害〉です。これは非常にゆっくりと進行していくものです。誰もがど忘れをしますが、それが頻繁になり、その他の機能を妨害するようになると、健康上の問題となります。「シニアモーメント」*というジョークをよく耳にしますが、これは、記憶障害のリスクがこの高齢者グループで高いことを如実に示すものです。ほとんどの人は、書き留めておくとか、鍵はいつも同じ場所にしまっておくなど、代償行為をとります。

　記憶の問題がある状態を表す最も的確な記述は、〈非代償性記憶喪失〉という看護診断名です。これは、患者が代償方法を見つける援助をするために、どのような介入を行えばよいのか方向性を示しています。その人の安全性を危うくする記憶障害は、認知症、特にアルツハイマー病の最も顕著な徴候の1つです。薬が進行を遅らせる場合もありますので、早期に医師の診察を受けるよう指導することが大切です。

　〈認知障害リスク状態〉は、記憶障害、論理的思考、判断、意思決定などの障害を引き起こす危険因子の一群を表す用語です。最も一般的な危険因子は、精神安定剤の使用です。また、物質乱用や睡眠障害は、〈認知障害リスク状態〉を引き起こし、自動車事故などにつながりかねません。

　広範な診断カテゴリーを示す診断名は、〈思考過程混乱（特定の）〉です。これは範囲が広すぎて明確な介入方法が示唆されていません。

＊訳注：高齢者ではない人が、ど忘れをしたりした場合に、高齢者みたいに物忘れしたという意味で使うジョーク

看護師が診断し治療する思考過程混乱のタイプが確認できれば、精神衛生看護の面で役立つでしょう。「現実見当識障害」はその一例です。これは看護診断名とはなっていません。

　注意を集中する能力は、子供の学習に必要です。この能力の障害は〈注意集中不足〉という診断名がついています。この問題に気づくのは、多くの場合学校勤務の看護師や教師です。

　〈意思決定葛藤（特定の）〉という看護診断は、「合い競う行為のどれかを選択する時、その選択が個人の人生／生活の価値に対して、危険性、喪失、困難をもたらすと考えられる場合に、とるべき行為について感じる不確かさ」と定義されています[4]。アセスメントでは、通常、患者が悩んでいて、決断がなかなか下せないと言っていることがわかります。よく見られる意思決定の葛藤を生み出す因子は、治療、手術を受けるべきかどうか、中絶すべきか、離婚すべきか、その他人生における出来事での決断などです。場合によっては、葛藤の理由が、倫理的なものであったり文化的なものであったりします。

知識不足（特定領域の）
情報を述べたり、説明できないこと。あるいは疾病管理の手順と方法、あるいはセルフケアの健康管理に関して必要な技能を明示できないこと

急性混乱
注意力、認知能力、意識の精神運動活動レベル、あるいは睡眠－覚醒周期において、突然発生する広範で一過性の変化や障害

慢性混乱
知能と人格における不可逆性の、長期間にわたる、進行性の衰退で、環境刺激の解釈力減退、知的思考過程の能力低下、記憶障害、見当識障害、あるいは行動上の障害を特徴とする

状況解釈障害性シンドローム
3～6か月以上、人物、場所、時間、状況に対する見当識を一貫して欠き、保護的環境を必要とする状態

記憶障害
情報や行動技能の断片を覚えられない、あるいは思い出せない状態（記憶障害は、一過性あるいは永久的な病態生理学的あるいは状況的原因による場合もある）

非代償性記憶喪失*
最近の出来事や活動を思い出す能力に障害が見られる状態

認知障害リスク状態*
記憶、推論能力、判断、そして意思決定を損なう危険因子が存在すること

思考過程混乱
（歴年齢相応と比較して）認知操作あるいは認識活動が混乱している状態

注意集中不足*
意識の焦点を持続できない状態

意思決定葛藤（特定の）
競合し合ういくつかの行動の中から選択を行わなければならず、それが個人の人生の価値観に対して危険、喪失あるいは挑戦などに生じる可能性がある場合、どの行為をとるべきか決められず躊躇している状態（葛藤の焦点を特定する）

【機能パターン】

　深刻な健康問題が解決した後、人は自分の健康管理をどうすれば改善できるかを学びたいという希望を持つかもしれません。このような状況でその人が健康関連の情報をより多く求めたいという希望を述べた場合、その状態は〈知識獲得促進準備状態〉という診断名で表されます。

知識獲得促進準備状態
特定の主題に関する認知的情報の存在あるいは確保が、健康関連の目標を満たすのに十分ではあるが、さらに強化できる状態

認知－知覚パターン

II 家族のアセスメント

家族面接や家庭訪問の際にアセスメントする家族の「認知－知覚パターン」には、言語能力、具体的または抽象的な思考方法、注意集中時間、現実見当識、そして意思の疎通のために必要とされる補助器具などの観察が含まれます。家族の問題解決能力、意思決定能力を測定するには、家族が述べた現実の問題、あるいは予期される問題を選択してアセスメントを行うとよいでしょう。家族の「認知－知覚パターン」は次のように定義されます。

A 定　義

家族の判断と意思決定パターンを表します。これには、どの家族メンバーが意思決定に参加するか、その結果まで考慮しているか、資源の利用、意思決定が未来志向であるか現実志向であるかなどが含まれます。

B 解　説

家族は、意思決定のパターンを持っています。アセスメントによって、1人のメンバーに権威が集中しているか、あるいはその逆に、皆が意思決定に参加しているかなどがわかります。この特性は、成人の役割認識によって影響を受けるかもしれないし、子供の年齢によっても異なるものです。次の特性は、家族の中で支配的な問題解決方法を知る指標となります。重要な決断を下す際には十分な情報が集められているでしょうか。決断の結果が考慮されているでしょうか。家族の志向は、現実志向、未来志向のどちらでしょうか。

社会全体として家族力学や構造が変化しつつある現在、看護師は、社会的変化や移行期にある問題に対する家族の反応もアセスメントしなければなりません。この分野のデータは、家族の崩壊やストレスなど、ほかの問題を理解するための基礎になる場合があります。

C 家族アセスメントの指針

次にアセスメントの指針を示します。アセスメントデータから健康に関する問題が浮かび上がれば、より詳しいアセスメントが必要となります。どのような詳細なアセスメントが必要かは、可能性として考えられる看護診断によって判断されます。

1. 看護歴

a. 視覚または聴覚の問題は？　どのように対処しているか？
b. 家族に求められた重要な意思決定事項はあるか？　どのように決定したか？

2. 診　察

a. 必要な場合：家で話される言語
b. 考えや質問（抽象的／具体的）の理解能力
c. 語彙レベル

D 実践で見られる家族パターン（看護診断）

この分野で現在認定されている診断名はありません。現在〈家族意思決定葛藤（特定の）〉[5]という診断名を確立させる努力がなされています。生命維持装置の継続など医療の意思決定が、時に、家族の中に葛藤を生じてしまうことがあります。家族の中で意見が一致しないからです。これらは倫理的問題にも関わってくるものです。それぞれ解決方法が違うので、倫理的問題（倫理的葛藤）と臨床的問題（意思決定上の葛藤）は、はっきりと区別することが大切です。

III 地域社会のアセスメント

地域社会は、人々が共に生き、情報や資源を共有し、すべての地域社会住民が恩恵を受けるサービスを提供する構造を確立しています。医療はそうしたサービスの1つです。地域社会で最も広範囲にわたるサービスの1つが、意思決定の過程です。これらはすべて地域社会の健康パターンに影響を与えます。

地域社会の「認知−知覚パターン」は、次のように定義されています。

A 定 義

健康に関連した問題に関する地域社会の意思決定の構造を表します。これには、地域社会におけるさまざまなグループの参加レベル、情報の流れ、将来の計画のレベルなどが含まれます。

B 解 説

看護師は、健康関連の問題についていくつかの質問をすることにより、意思決定方法に関するデータを入手することができます。教育委員会とPTAは有効に機能しているでしょうか。地域社会の意思決定はどのように行われているでしょうか。健康問題を扱う地域社会や国レベルでの委員会や評議会などを傍聴すると、通常、非常に多くの情報を得ることができます。健康問題に関して、すべてのグループが参加し、それぞれの意見を発言する機会が提供されているでしょうか。将来を見通した計画は立てられているでしょうか、それとも危機が起こってから対応するというのがお決まりのパターンでしょうか。これらの質問をすることにより、地域社会で見られる意思決定プロセスに関するデータを聞き出すことができます。

C 地域社会アセスメントの指針

以下にアセスメントの指針を示します。アセスメントデータから健康に関する問題が浮かび上がれば、より詳しいアセスメントが必要となります。どのような詳細なアセスメントが必要かは、可能性として考えられる看護診断によって判断されます。

1. 看護歴（地域社会の代表）

a. 日本語を話さないグループがあるか？ バイリンガルのグループは？ その他の言語は？
b. 地域社会住民の教育レベルは？
c. 学校は健全と見られているか、改善が必要か？ 成人教育が求められているか／すでに存在しているか
d. 地域社会の意思決定を必要とする問題のタイプは？ 意思決定プロセスは？ その地域社会で物事を実行／変革する最善の方法は何か？

2. 診 察

a. 学校設備の質は？ 中途退学の割合は？
b. 地域社会行政の構造、意思決定に関する方針

D 実践で見られる地域社会パターン（看護診断）

この領域で現在認定されている診断名はありません。

IV 事 例

A 初回看護アセスメント：H夫人

次に示すものは、「認知－知覚パターン」のアセスメントの記録事例です。H夫人は、骨折による〈右股関節疼痛〉があり、鎮痛薬治療を行っています。

B 認知－知覚パターン

患者は、朝、股関節が痛み、「活動を始めるのに少し時間がかかる」と言う。0〜10のスケールで、痛みは5だという。ほとんど毎日、1日2回、処方されたボルタレン坐薬を12.5mg使用して、痛みを緩和している。関節炎の情報を知りたがっている。指に結節がある。拘縮はない。鉛筆を拾い上げることはでき、手は自由に動かせる。

小さなささやき声を聞くことができる。眼鏡をかけると新聞が読める。考えの把握力あり。集中力もある。夫は1年前にアルツハイマー病と診断されたという。状態は安定している。自分のケアはできるし、社会的な関わりのある行事にも参加できる。ときどき「私も同じことになったら、どうしたらよいかわからない」と心配する。でも「今の自分たちは大丈夫だ」と言う。

C コメント

H夫人は「認知－知覚」の問題はありませんが、〈関節痛〉（看護診断）を長く患っており、現在は、最近のけが（大腿骨頸部骨折）による〈疼痛（頸部骨折）〉があります。彼女は今後、術前・術後に、十分な鎮痛薬が投与されているかどうかを確認するため、頻回な観察を必要とします。自分の関節炎に対処するための情報を求めたのは、今回が2回目です。回復に向かい始めたら、〈知識不足（関節炎管理）〉を考慮してみる必要があるでしょう。前回、眼の検査をしたのはいつだったかもチェックするのが賢明でしょう。また、彼女の夫の依存度も確認しておく必要があります。H夫人が自宅へ退院する場合には、援助が必要かもしれませんので、彼女をサポートする体制／態勢もアセスメントしておくべきでしょう（「役割－関係パターン」）。

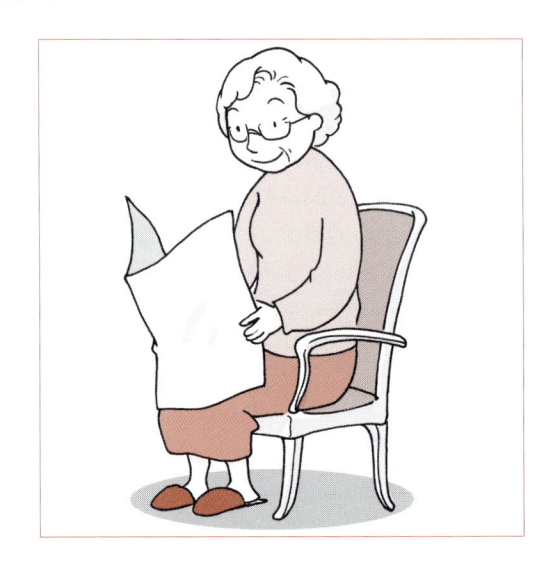

文 献

1. Stevens, P.（1999）. Pain in infants. In McCaffery, M. & Pasero, C. *Pain: Clinical Manual*. 2nd Edition. St. Louis: Mosby, pp. 626-629.
2. Krechel, S.W.. & Bildner, J. CRIES: a new neonatal postoperative pain measurement score. *Paediatr Anaesth*, 5（1）: 53-61 Cited in Pasero, C.（2002）. Pain assessment in infants and young children: Neonates. *American Journal of Nursing*, 102（8）: 61-65.

3. Hicks, C.L. et al.（2001）. The Faces Pain Scale-Revised: toward a common metric in pediatric pain measurement. *Pain*, 93（2）: 173-183.
4. Gordon, M.（2002）. *Manual of nursing diagnoses*. 10th edition. St. Louis: Mosby.（日本語版は、野島良子監訳：看護診断マニュアル　原著第9版、へるす出版、2001）
5. Personal Communication. Elizabeth Hiltunen, R.N., M.S., Clinical Specialist.
6. Saniski, D.（2005）. Neonatal pain relief protocols in their infancy. 2/14/05. www.nursingspectrum.com

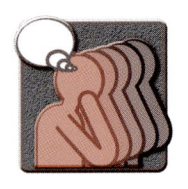

第8章 自己知覚－自己概念パターン

　これまで多くの精神科医や哲学者が、人間すべてが持つ自己の存在についての意識を理解しようと努力してきました。この存在という感覚は、一般的に自己知覚と呼ばれています。人々は、自分自身、ボディイメージ、社会的自己、自己の能力、主観的気分の状態などに関する知覚や概念を持っています。自己の否定的評価は、個人的不快感を生じるし、その他の機能的健康パターンに影響を与えます。病気や加齢に伴う変化、喪失、怯えなどは、自己知覚とコントロールの喪失感に影響を与える一般的な要因です。

I　個人のアセスメント

　健康的なライフスタイルの選択に影響を与える1つの重要な因子は、その人が自己をどのように考えているかということです（もう1つは、家族あるいは社会の中での他者との関係が、自己価値をどのように支えるかです）。「私にはそんな価値はない」という高齢者は、医師や看護師の勧めに注意を払う理由がないのかもしれません。健康的習慣を守らない原因は、知識不足だけだとは限りません。

　患者が実際に生活する世界で患者をよく知ることは、102号室の心臓疾患患者として病態生理学的に患者を知ることに比べ、「全体像」の情報を得ることにつながります。自己概念と自己知覚パターンのアセスメントは、一般に患者が看護師に信頼感を持っていないと正確なものにはなりません。このパターンがアセスメントの最後の方（第1章で述べた例外を除いて）で行われるようになっているのはそのためです。パウエル[1]は、「私が自分をさらけ出してしまえば嫌われるかもしれない。しかし私にはそういう自分しかない」と言っています。一般的に、患者は、看護師がまず親身になり、他者を批判しない雰囲気を作り上げない限り、なかなか個人的な感情を明かしてはくれません。また、文化によっては、人々が自己を他人に語りたがらない場合もあります。

　「自己知覚－自己概念パターン」は次のように定義されています。

A　定　義

　「自己知覚－自己概念パターン」は、考え、自己の知覚、気分の状態を表します。これには、自己についての態度、能力についての知覚、ボディイメージ、アイデンティティ、全般的な価値観、全般的情動パターンなどが含まれます。身体の姿勢や動きのパターン、視

線、声と話し方のパターンも含まれます。

B 解説

　このパターン領域のアセスメントの目的は、患者の信念と全般的な自己価値および気分状態に関する自己評価のパターンを記述することです。このアセスメント中に、患者または他者が認識している問題、その問題に対する彼ら自身の説明または理由、問題解決のためにとられた行動、その行動の効果なども聞き取り記述します。

　初回面接中の観察で、非言語的手がかりをつかむことができます。身体の姿勢や動き、視線、声と話し方のパターンなどを観察してください。非言語的手がかりと前後関係からの背景的情報が、精査を必要とする問題を提示してくれるでしょう。どのような診断が考えられるか、さらに質問を重ねていきます。

　文化によっては、人々が自分の気持ちを語りたがらない場合や、患者のニーズを看護師が推察してくれるものという期待感があったりする場合もあります。混乱、無力感、状況的うつ状態、恐怖に悩まされている時でさえ、患者は、看護師は自分の生理学的状態に関連した情報のみに関心を示すものと考えているかもしれません。このような場では、相手の立場になって思いやる気持ちと感情を予知する能力とが必要となります。「すべてうまくいきますから大丈夫」などという安易な保証は、それ以上の情報を入手する機会をなくしてしまうことになります。

C 個人アセスメントの指針

　アセスメントの指針を以下に示します。データ（情報）から問題が浮かび上がれば、初回アセスメントより詳しいアセスメントが必要となります。どのような詳細なアセスメントが必要かは、可能性として考えられる看護診断によって判断されます。

1. 看護歴

a. たいていの場合、自分自身についてよい感じを抱いているか（それほどよい感じではないか）？　自分自身をどう表現するか？（状況によって行う質問：あなたをよく知っている人はあなたのことをどのような人だと言いますか？）
b. あなたの身体やあなたにできることが変化したか？　そのような変化はあなたにとって問題か？
c. （発病以来）自分自身や自分の身体についての感じ方が変化したか？
d. どんなことに、頻繁に腹を立てるか、いらいらするか、恐怖感を持つか、不安になるか、落ち込むか？　自分の身に起こっていることをコントロールできないでいるか？　どのような助けが必要か？
e. 希望を失うかもしれないと感じることがあるか？

2. 診察

a. 視線を合わせるか。注意集中時間（注意力散漫）
b. 声と話し方のパターン。身体の姿勢
c. 患者が神経質になっている（5）かリラックスしている（1）かを5段階で表す
d. 患者が、主体的（5）か受動的（1）かを5段階で表す

D 看護実践で見られるパターン

　この分野の機能不全パターンは、気分状態や情動、自己知覚、自己概念に関連しています。そのため、このパターン領域の診断のほとんどが主観的な状態です。外側から直接観察できるものではありません。これらの状態を診断するためには、看護師は患者の主観的データ（言葉による訴え）だけでなく客観的

データ（看護師の観察）も必要です。この状態は、初回アセスメントだけではなく、その後もアセスメントを継続していくことが必要となります。

表情、身体の姿勢、腕や肩の位置などに関する非言語的な手がかりも役に立ちますが、正確な診断をするためには、ほとんど例外なく、言語による訴えが必要となります。以下に挙げるのは、この領域で認定されている20の看護診断で、気分状態、自己概念、自己知覚の3つの項目に分類することができます。

1. 気分状態

【機能不全パターン】

この領域では、現在、7つの機能不全パターンが認識されています。気分と情動の状態を記述するものです。

人は、内面を見つめて、幸せか悲しいか、ゆったりしているか不安かなど、自分の気分状態を言い表すことができます。2つの主要な情動的な反応は、〈恐怖〉と〈不安〉です。どちらも身体的に現れる症状は同じですが、患者自身の言語による訴えによって、どちらの診断になるかが決まります。〈恐怖〉は、その人が認識できるものに焦点をおいた感情です。例えば、ある人は「麻酔がとても恐いです」と言うかもしれません。これは看護介入で対処することができます。これに対して、〈不安〉はあることに焦点をおいた感情ではなく、分散しています。懸念や自己に対する脅威に関する漠然とした不安定な感情です。もし、患者が不安状態の場合、行える看護介入は、患者が不安を感じている懸念事項や脅威を特定する手助けです。これには時間がかかるかもしれません。

以下に示すように、現在、〈不安〉については5つの診断名が認識されています。不安度は、軽度、中等度、重度（パニック状態）に分けられます。〈予期不安〉は、将来の出来事についての心配で不安定な感情です。〈死の不安〉は、死についての不安を表すものです。患者は、看護師に死について心配していると打ち明けることがあります。患者がその懸念を打ち明けた場合、患者とさらに突っ込んだ対話を行い、死ぬことの何について特に不安感を持っているのかを突き止めることが重要です。よく見られる不安としては、自分の死が配偶者やパートナーに与える影響（感情的、経済的）、死に関連した痛みの恐怖、死に直面した際の身体的また精神的能力の喪失、死後「自分」はどうなるのかに対する恐怖などが挙げられます。それぞれに対して、異なる介入が必要となります。質問と対話によって、〈死の不安〉は、〈恐怖〉に変わります。つまり、より焦点をおいたものになり、それによって、適切な介入を選択することができます。

恐怖（特定焦点の）

自己への脅威あるいは危険として知覚できる、明確な原因に関連した恐れの感情（焦点を特定する）

不安

漠然とした不穏な感じ、その原因はしばしば特定できないか、あるいは個人にもわからない状態

軽度不安*

自分や重要な関係に対して脅威が予測されること（焦点は定まっていない）に関連した自覚のレベルが高まっている状態

中等度不安*

自分や重要な関係に対して脅威が予測されること（焦点は定まっていない）に関連した自覚と選択的な注意のレベルが高まっている状態

重度不安（パニック）*

自分や重要な関係に対して脅威が予測されることに関連した自覚が非常に高まり、注意が分散している状態

予期不安（軽度、中等度、重度）*

自己や重要な関係に対する将来の脅威（焦点は定まっていない）を知覚し、それに関

連した自覚が高まっている状態

死の不安
死あるいは死ぬことに関連した懸念、心配、"恐怖"を表現すること

2. 自己概念

【機能不全パターン】

自己概念に関連して5つの機能不全または潜在的機能不全のパターンが認識されています。自己についての思考を記述するものです。

自己に関する歪んだ概念は、その人の人生での経験から生じることがあり、自己の価値を過小評価させます。長期的にわたる否定的な自己評価は、〈自己尊重慢性的低下〉と診断されます。この状態は、子供時代や成人として、継続的に否定的なフィードバックが継続した場合に起こります。非現実的な自己過大評価という状態が見られることもあります。これは、通常、根本的な問題に対して自分を保護するメカニズムとして現れます。その最も極端な形は誇大妄想です。

ある状況が自己の価値を脅かしている場合には、〈自己尊重状況的低下〉と診断されます。その状況は、失業、特別な関係にある人の喪失、期待に応える能力がないことなどが例として挙げられます。慢性疾患、あるいは高齢化の影響による喪失は、自己の価値や自己尊重の低下を招きかねません。このような状況は、〈自己尊重状況的低下リスク状態〉を招きます。

〈ボディイメージ混乱〉は、身体あるいは身体の一部分の特徴、機能、限界などについて否定的な感情や自己概念が存在する状態を表しています[2]。ボディイメージは、自己概念や自己評価の一部で、私たちが自分の身体の外見や能力に対して持つイメージです。かなりの範囲で、社会の価値基準が、どのような顔や体が美しいかを決定するもので、それは文化や時代によって変化します。この診断のリスクが高いのは、思春期の青年、体の変化が見られる高齢者、四肢切断者、先天性の奇形がある人、外傷や手術などで身体が変形した人などです。

〈自己同一性混乱〉は、精神衛生面の治療などで見られる状態です。こういう状態の人は、自己を他者と区別することができず、自己のアイデンティティ（同一性）がわかりません。

自己尊重慢性的低下
自己と自己の能力について長期的に継続して否定的な自己評価や感情を持つ状態。その感情は、直接的に表現される場合もあるし間接的に表現される場合もある

自己尊重状況的低下
現在の状況に反応して自己の価値について否定的な知覚が現れる状態

自己尊重状況的低下リスク状態
現在の状況に反応して自己の価値について否定的な知覚を持つようになる危険因子が存在すること

ボディイメージ混乱
身体または身体の一部分の特徴、機能、または限界に対する否定的な感情や知覚

自己同一性混乱
自己と非自己を区別できないこと

【機能パターン】

人が自分に対する満足感を表し、自分の価値、健康的なボディイメージ、および自己のアイデンティティを持っていれば、それは健康的な自己概念の基準を満たしています。1つの機能パターン（看護診断）が認識されています。人はこの分野でさらに成長する望みを持っていることがあります。この状態を表す診断名は、〈自己概念促進準備状態〉です。この状態と自己尊重の低下のように自己概念を治療的に強化することが必要とされ、その準備ができている人と混同しないようにしてください。

自己概念促進準備状態
自己についての知覚あるいは考えのパター

ンが安寧のためには十分であるが、さらに強化できる状態

3. 自己知覚

自己知覚に関連して、看護師が診断し治療する状態として、孤独感、絶望、無力の3分野が確認されています。社会的に孤立し、物理的に孤立し、愛情に飢えている人は、〈孤独感リスク状態〉にあります。この状態は、配偶者やその人の人生で特別な意味を持つ人を失った場合に生じます。〈絶望〉は、その人にとってその状況において他に選択肢がない、あるいはごく制限された選択肢しかない状況を表すものです。これは、命を脅かすような病気への一過性の反応として起こりうるものです。もし、その人がその問題や状況に関して解決方法がないと思い込むと、自殺へとつながりかねません。

〈絶望〉は、〈自殺リスク状態〉という診断への危険因子となります。この診断に関しては、多くの行動学的、人口統計学的、状況的危険因子が特定されています[2]。〈対自己暴力リスク状態〉は、物理的（自殺、あるいはその他の自傷）、情動的、性的暴力を意味する範囲の広い分野です。非常に広いので、さらに細分されなければ、具体的な介入の方向性を提供するものにはなりません。

〈反応性うつ状態（特定状況の）〉は、ある状況に関する一過性の悲しみ、絶望感、希望喪失状態を表すものです。この状態に陥るリスクが高いのは、生活上でストレスの多い出来事を経験していて、しかも社会的サポートがない人々です。離婚、病気、ひどい痛み、そして高齢化に伴う変化などが、この軽度のうつ状態に関連しています。季節の影響による異常、生理前うつ、産褥うつなどが、その他の軽度の抑うつのタイプです。

〈反応性うつ状態〉と〈絶望〉の診断指標には似通ったものがあります。その状態をどちらだと診断すればよいのか迷う場合もあるでしょう。〈絶望〉の主な要因は、代替手段が非常に限られているかまったくないという知覚です。〈反応性うつ状態〉では、低い自己評価が大きな要因です[2]。どちらの状態も、重度になれば自殺につながりかねません。

〈無力〉は、状況、結果、あるいは個人のセルフケアを、自分でコントロールできないという感情です。入院したり、ナーシングホームに入居したりした場合、これまで日常生活の中で日常的に行ってきた意思決定や選択の多くが個人から取り上げられてしまいます。食事は決まった時間に出され、医師、看護師、検査技師などが、前触れもなく何度も自分の部屋にやってきます。入浴時間も決まっています。このような状況は、コントロールの喪失感を生み出すことにもなります。さらに、疾患についてもコントロールできないと感じることもあるでしょう。〈無力リスク状態〉の危険性が高いのは、可動性が低下した人々、気管挿管装着の人々、そして自分の病気や医療組織について知識を持たない人々です。

孤独感リスク状態
　はっきりしない不快な気分を経験する危険性

絶望
　限界、あるいは他の手段がない、あるいは選択の余地がないとの知覚があり、自己のために気力を使うことができない状態

反応性うつ状態（特定焦点の）*
　状況的な脅威（状況的脅威を特定する）に連動した自己尊重、自己価値、または自信の急速な低下

自殺リスク状態
　自己損傷による自己の生命を脅かす傷害を起こす危険因子が存在すること

対自己暴力リスク状態
　身体的に、感情的に、また性的に自己を害する行為を行う危険因子が存在すること

無力（重度、中等度、軽度）
　状況をコントロールできないという知覚、お

よび自身の行為が結果にたいした影響を与えないという知覚

無力リスク状態

状況をコントロールできないという知覚や結果にたいした影響を与えないという知覚を持つ危険性がある状態

II 家族のアセスメント

　家族は、自己のイメージ、社会における自己の立場、1つの単位として人生に立ち向かう自己の能力について認識を持っています。家族のメンバーがそれぞれどのような家族についての自己概念を持っているかをアセスメントすることは、家族にその潜在力を理解してもらうために有効です。家族の情動の状態は、家庭内で他の家族メンバーにすばやく伝わっていきます。そのため、親が不安を感じていると、子供も不安を感じていると思ってよいでしょう。ある特定の物事に対する恐怖は、親から子供に素早く伝わります。

　家族の「自己知覚－自己概念パターン」は、次のように定義されています。

A 定　義

　家族の自己概念と日常生活に対処する能力についての家族の知覚を表します。これには、自己イメージ、全般的な価値観、全般的情動パターンについての家族の知覚などが含まれます。

B 解　説

　アセスメントでは、家族の中の情動の状態と将来への希望についての全般的な考えを入手することを目的とします。家族は、気持ちの上での温かみや安心感を提供します。人は、幼児期に安定した、確固とした、愛情に溢れる家庭で育つことが、個人的また社会的な発達のために重要です。家族の低い自己評価や家族の目標達成に対する無力感などは、アセスメントでは見逃してはならないものです。

　このパターン領域のアセスメントを開始する場合には、例えば「ご家族のことについて少しお話いただけますか」といった質問から入るとよいでしょう。その答えから、どれかを選択して、さらに詳しい情報を入手することが可能になるでしょう。情報を提供してくれる家族の話は、特にあるメンバーがケアを必要としていたり問題を抱えていたりする場合は、その1人の家族メンバーに焦点を絞ったものになるかもしれません。話に耳を傾けた後、それが他の家族にどのような影響を与えているかということに話を向けるようにしてみてください。1人のメンバーに影響を与える状況は、通常、家族全体にも影響を与えるものです。後に、家族メンバー個々のアセスメントをすることも必要になることがあります。

C 家族アセスメントの指針

　次に家族アセスメントの指針を示します。アセスメントデータから健康に関する問題が浮かび上がれば、より詳しいアセスメントが必要となります。どのような詳細なアセスメントが必要かは、可能性として考えられる看護診断によって判断されます。

1. 看護歴

a. ほとんどの場合、家族は家族としての自分たちによい感じを抱いているか（あまりよい感

じを持ってないか)？　他者はあなたの家族をどのような家族だと言っているか？
b. 家族の全般的ムードは？　幸せか？　不安か？　落ち込んでいるか？　どのようなことが家族のムードをよくするか？
c. ほとんどの場合、家族メンバーは、日常生活で行わなければならないことをきちんと行っているか

2. 診　察

全般的気分状態：神経質（5）かリラックスしている（1）か、5段階で表す
家族メンバーは全般的に主体的（1）か受動的（5）か、5段階で表す

D 実践で見られる家族パターン（看護診断）

この領域で現在認定されている診断名はありません。

III 地域社会のアセスメント

　家族と個人の場合と同様に、地域社会もそれぞれの自己価値とアイデンティティを持っています。イメージ、地位、知覚された問題対処能力などは、アセスメントの対象となる特徴です。
　地域社会のイメージは、自然環境、住宅、雇用状況、買い物や通学の便、公共交通機関の整備などの長所に反映されます。そのほか、地域社会の自己価値は、すぐれた学校システム、犯罪や事故発生率の低さ、麻薬の問題がないこと、それにその地域社会の住民や外部の人がそこを「住みやすい場所」だと考えるかどうかなどに関連しています。これらが、住民が価値あると考えるもので、また地域社会の自己評価を高めるものだからです。
　地域社会の「自己知覚－自己概念パターン」の定義は次の通りです。

A 定　義

　地域社会の自己イメージ、アイデンティティ、安定感についての知覚を表します。これには、地域社会における文化、年齢、人種、社会経済などの多様性とその多様性に対する全般的な姿勢などが含まれます。

B 解　説

　地域社会が誇りに思っていることのレベルを知ると、看護師が、新たな保健プログラムを確立したり、資源を確認したりする際に役立ちます。社会的、政治的問題対処における有能さや地域社会の精神は、地域社会が肯定的な自己イメージを持つ要因となります。情動傾向（肯定的な考え方か、恐怖感を持っているか、抑うつ的か、など）は、通常、ほかのパターン領域のアセスメント結果にも関連しています。例えば、地域社会の「自己知覚－自己概念パターン」に緊張が見られれば、地域社会住民の間に全般的な恐怖感があるということもうなずけるものです。

C 地域社会アセスメントの指針

　次に地域社会のアセスメントの指針を示します。アセスメントデータから健康に関する問題が浮かび上がれば、より詳しいアセスメントが必要となります。どのような詳細なアセスメントが必要かは、可能性として考えられる看護診断によって判断されます。

1. 看護歴（地域社会の代表者）

a. 住みやすい地域社会か？ 地域社会の社会的地位は、以前より上がっているか下がっているか、前と変わらないか？
b. 昔からある地域社会か、新興地域社会か？
c. 支配的なグループがあるか？ あるとすれば、それは、どの年齢グループ、どの文化一民族グループ、どの社会経済的グループか？
d. 住民の全般的な気分は、生活を楽しんでいるか？「落ち込んでいる」か？ 野心的か？
e. 住民は全般的にこの地域社会が必要とする能力（仕事の能力）を持っているか？
f. 地域社会／近隣の諸機能は？ お祭りは？

2. 診察

a. 人口統計学的データ。年齢グループ構成（該当する場合）
b.社会経済的レベル
c. 全般的な気分の観察

D 実践で見られる地域社会パターン（看護診断）

この領域で現在認定されている診断名はありません。

IV 事例

A 初回看護アセスメント：H夫人

次に紹介するアセスメントデータは、H夫人の「自己知覚－自己概念パターン」についての記録事例です。夫人は、手に結節ができ、皮膚にも加齢による変化が見られます。もし手の見かけが彼女にとって重要なものであれば、彼女はボディイメージの変化を感じているかもしれません。また、彼女の年齢グループでは抑うつ状態もよく見られる症状です。したがって、看護師は彼女の気分状態に十分配慮しなければなりません。

B 自己知覚－自己概念パターン

患者は、「私はこれまでずっと幸せだった。関節炎があり、しかも現在はこれ（大腿骨頸部骨折）のほか、夫の状態があんなふうだけれども、今後も幸せであり続けたい。夫はこの先悪くなるばかりだと思うけれども」「私はもう年だということがわかっているし、それにほら私のこの指（結節）を見て。でもね、今のところなんでも自分でやれているわ」と言う。結節は3本の指にあるが、拘縮はない。将来、活動が制限されるようになり、手術を受けようになることを恐れていると言う。周期的に筋緊張と声の震えあり。

C コメント

H夫人は、さまざまな問題を抱えながらも、

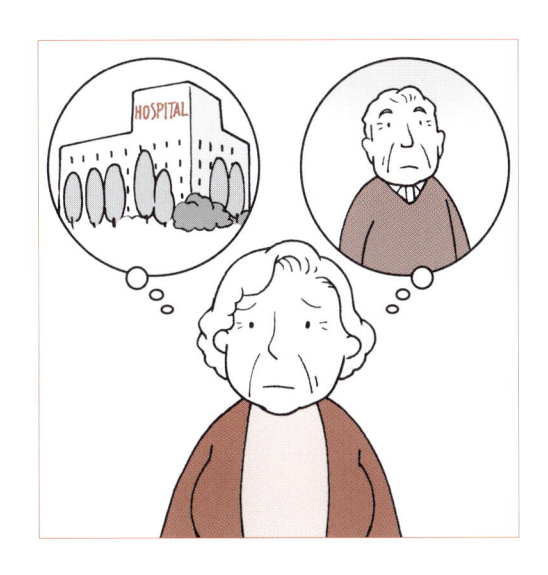

自分を幸せな人間であると表現しています。結節ができた手の見てくれを心配するよりも、活動に影響を及ぼすかもしれない変化が将来現れることの方を心配しています。手の関節炎性結節のために彼女が、〈ボディイメージ混乱〉を持っていると診断する十分な情報はありません。

今、彼女は恐怖感を持っています。それが不安感ではないとわかるのはなぜでしょうか。不安感を持つ人々も、恐れという言葉を使う場合があり、筋緊張や声の震えが発症します。『看護診断マニュアル』[3] を調べると、〈恐怖〉と〈不安〉の鑑別診断は、患者が脅威／危険の原因を認識できるかどうかによります。前述したことを思い出してください。〈恐怖〉は対象が明確ですが、〈不安〉は対象を絞ることができない漠然とした感情です*。

H夫人は、医師が手術をするだろうし、そうなって「活動が制限されることが恐い」と述べています。彼女が家庭と夫に対して1人で責任も負っているらしい事実を考慮すると、この恐れは理解できることです。看護診断〈恐怖（手術／活動制限)〉を下す十分な情報が存在します。診断カテゴリーは〈恐怖（特定焦点の)〉です。そして彼女が恐れを感じる対象は、手術の可能性とそれに伴う活動制限らしいということがわかりました。その活動制限は、夫の世話やその他の活動を難しくすると考えているためです。

「自己知覚－自己概念パターン」をアセスメントする場合には、彼女のためにどのようなサポートシステムがあるのかを確認することが重要です。彼女の夫は孫と暮らしていることを思い出してください。祖父母－孫関係とH夫人のサポートシステム（手段的サポートと情動的サポートの両方）を調べてみる必要があります。

---

*2つか3つの状態が、少数の特性を除いてはすべて同じ特性を持つ場合でも、それぞれ異なる診断名がつけられる。たとえば、〈恐怖〉と〈不安〉は、観察できる指標は同じである。この2つの状態を区別する手がかりは、患者の言語による報告である。〈恐怖〉の場合、患者はその原因を認識できる。脅威の源には焦点を当てることができる。一方、患者が脅威の源を認識できない場合、状態は分散したものとなる。これが〈不安〉の指標である。この2つは、対処する介入方法がそれぞれに異なるため、その状態を区別して認識することが重要である。

文 献

1. Powell, J.（1969）. *Why am I afraid to tell you who I am?* Chicago: Argus Communication, p. 12.
2. NANDA, International.（2005）. *NANDA Nursing diagnoses: Definitions and Classification, 2005-2006*. Philadelphia: Nursecom, Inc.
3. Gordon, M.（2002）. *Manual of nursing diagnosis*. 10th edition. St. Louis: Mosby.（日本語版は、野島良子監訳：看護診断マニュアル　原著第9版、へるす出版、2001）

第9章

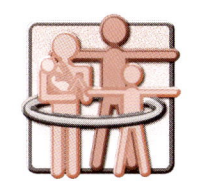

役割－関係パターン

　人間関係については、文学や社会科学の文献で多くのことが書かれています。主なテーマは、人間が他者を必要とすることや、人間関係が個人およびグループの発展に及ぼす影響などです。

　人々はさまざまなレベルで関係を持ちます。家族関係のように非常に緊密なものもあり、一方では、ピザの配達員やマクドナルドの店員との関係のように表面的なものもあります。

I 個人のアセスメント

　「役割－関係パターン」のアセスメントは、患者の家族、仕事、および社会での役割を記述することを目的とします。このパターン領域では、人間関係パターン（満足、不満足）に関する患者の知覚内容をアセスメントします。患者が問題を認識している場合は、アセスメントを通じて、患者が認識している原因、それに対してとった行動、その行動の効果を把握します。これは、ほとんどの場合、診断、介入の両方にとって、大変貴重な情報となります。

　「役割－関係パターン」の定義は次の通りです。

A 定　義

　「役割－関係パターン」は、役割関与と人間関係のパターンを表します。これには、患者の現在の生活状況における主要な役割と責任についての理解が含まれます。家族、仕事、または社会的関係における満足感（あるいは心配）やこれらの役割に関連した責任も含まれます。

B 解　説

　喪失と変化は、「役割－関係パターン」に大きな問題を生じます。見過ごしてはならない手がかりは、悲嘆、葛藤、社会的隔離、言語による意思疎通の障害、現実／潜在的家庭内暴力などです。学齢期の児童・生徒や大学生のアセスメントを通じて、それぞれの環境における役割と関係に関連した問題を聞き出すようにしましょう。子供たちも、友人関係や遊びや学校という環境でそれぞれ役割を担っています。

　人々は、通常、何が問題を引き起こしているかを考えます。解決を試み、解決のために取った行動の肯定的あるいは否定的な影響を観察します。これに関する情報はとても大切

です。それが、その人の意思決定の際に使う知識と問題への対処法が適切かどうかを判断する手がかりとなるからです。時に人は、自分の選択した解決法が、現在あるいは将来における別の問題を生み出す原因になるということに気づかない場合があります。例えば、ある父親がティーンエイジャーの子供との関係について次のように語るとします。「ティーンエイジャーの子供と話をするのはとてもむずかしいものです。私たち親はこの時期をなんとか乗り切っていければと望んでいます。だから、たいていの場合は、話し合いはしないことにしています。そうすれば喧嘩になりませんから」。このような態度は、当面喧嘩という問題は解決できるかもしれませんが、その結果が別の問題を生じることもあります。

　人々が家族、社会、職場で築く関係が、健康に影響することが判明しています。人々は、手段的な意味（お互いのためにいろいろなことをする）や情動的な意味（自己価値、能力、自己イメージを支え合う）でのサポートを提供します。一般的に、最も密接な人間関係は家族内にあると考えられます。しかしながら、職場や学校での人間関係も非常に重要な場合があります。家族がいない人の場合、その人の人生で最も重要な関係は、友人関係であったり、また人によってはペットとの関係であったりすることもあります。

　個人にとって、家族としての役割は特に大切です。子供と大人を含めて、家族または家庭の構成員が何人いるのか、核家族なのか拡大家族なのかについて、情報を収集します。「役割－関係パターン」のアセスメントは、ふつう「セクシュアリティ－生殖パターン」のすぐ前に行います。この順序なら、話の内容を自然に移行させることができるからです。

　病気をすると役割が変化することがあります。この側面を十分気を付けてアセスメントすることが大切です。例えば、父親が事故で背中をけがしたとします。小さな子供がいる家庭では、従来の父親の役割は、調節して行なわなければいけないものもあるでしょうし、一時中断しなければならないものもあるでしょう。子供たちとの遊びはいったいどのように調節できるのか。収入減少と治療費は問題になるか。病気はその父親が自分の生活で果たすその他の責任の遂行を妨げることになるのか。アセスメントをしている間、看護師はこのようなことに考えを巡らしています。そして、質問は、問題が存在しているかどうかを確認できる形で行っていきます。

　「自己知覚－自己概念パターン」からこのパターンへ移行する際には、自己のイメージ、能力、価値について患者が前に述べたことに言及しながら進めると、役割－関係の話題に自然に入っていくことができるでしょう。前述したように、「役割－関係パターン」領域では、社会、仕事／遊び、家族の3つがアセスメントする主な分野です。家族関係は最後にアセスメントするようにしてください。次のパターン「セクシュアリティ－生殖」への移行は比較的簡単です。これについては、次の章で詳細に論じます。

C 個人アセスメントの指針

　収集されたデータ内容によっては、初回アセスメントより詳しいアセスメントが必要となる場合があります。どのような詳細なアセスメントが必要かは、可能性として考えられる看護診断によって判断されます。例えば、前述した例で役割奪取の可能性を考慮している場合、まず父親と話し合えるような質問を考えます。

　以下にアセスメントの指針を示します。

1. 看護歴

a. ひとり暮らしか？　家族は？　家族構成（構成図）。
b. 対応に困っている家族の問題があるか（核家

族／拡大家族）？　ふつう、問題にどのように対応しているか？
c. 家族や他者があなたに依存していることがあるか？　今はそれにどのように対処しているか？
d. 質問が適切な場合：あなたの病気／入院について家族／他者はどう感じているか？
e. 質問が適切な場合：子供の問題は？　子供の扱いに苦慮しているか？
f. 社会的グループ（ロータリークラブ、ゴルフクラブ、教会など）に属しているか？　親しい友人は？　孤独を感じるか（感じるなら、その頻度）？
g. 仕事は全般的にうまくいっているか？　学校では？
h. 質問が適切な場合：必要を満たすに十分な収入か？
i. 住んでいる区域への帰属意識はあるか（孤立していると感じるか）？

2. 診察

家族メンバーや他者（存在する場合）との相互の関わり

D 看護実践で見られるパターン

機能パターンは、その人が実生活の状況に対応する上で強みとして使えるものです。例えば、強力で支持的な関係は、病気による機能喪失や身体の部分喪失などがある場合、とても役に立つものです。

1. 悲嘆

喪失や悲しみは、長い間、文学や詩の主題になっています。悲しみは普遍的な現象です。多くの文化で研究がなされています。悲しみの過程を通じて喪失を自分の人生の中に統合していく過程では、人々は看護師が提供できる支えや指針を必要とするかもしれません。

【機能不全パターン】

喪失を予期した悲嘆は、〈予期悲嘆〉という診断名で表されます。悲嘆が長く続いたり非常に深い悲嘆である場合は〈悲嘆機能障害〉、また、そのような状態が起きるリスク状態にある場合は〈悲嘆機能障害リスク状態〉と呼ばれます。アセスメントをすると、通常、食事、睡眠、仕事、社交の各パターンの変化が見られるのがふつうです。

〈慢性悲哀〉は、周期的に再発する悲しみで、継続する喪失への反応として経験するものです。慢性疾患や身体障害などの場合に見られます[1]。

予期悲嘆
　馴染みのパターンや重要な関係（人々、財産、仕事、地位、家庭、理想、身体の部位と機能を含む）の崩壊を予期すること

悲嘆機能障害
　関係パターン（人々、財産、仕事、地位、家庭、理想、身体の部位と機能を含む）の喪失あるいは変化が実際起きたか、あるいは知覚された後の悲嘆過程（未解決の悲嘆）が長期化または重症化すること

悲嘆機能障害リスク状態
　死やその他の知覚された喪失経験後、効果のない知的／情動的な反応／行為を長期化させる危険因子が存在すること

慢性悲哀
　慢性疾患や障害の全経過を通じて経験する継続的な深い悲しみや喪失のパターンで、周期的に繰り返して起こり、進行していく可能性のある状態

2. 役割と社会的相互作用

人は誰も、自分の人生で多くの役割を担っています。家族、地域社会、職場、家庭、あるいは学校で担う役割です。

【機能不全パターン】

〈非効果的役割遂行〉は、広い範囲をカバー

する診断名ですので、さらに具体化する必要があります。これには、役割混乱、役割葛藤、役割過重、役割緊張が含まれます[1]。役割緊張は、身体障害児や介護／監視などが必要な成人がいる場合に見られます。さらに、介護負担、知識不足、不十分な資源状態が長期にわたると家族内の葛藤が現れることがあります。これには家族介護者の休息不足も含まれます。この状態を表す看護診断名は、〈家族介護者役割緊張〉、〈家族介護者役割緊張リスク状態〉です。

〈未解決の自立-依存葛藤〉は、自立する欲求を持っているが、まだある程度の依存が必要なティーンエイジャーの若者に見られる状態です。自立欲求があるが病気のために依存を強いられる成人患者にも見られます。どちらも、葛藤の徴候と症状が見られます。

社会関係を表す診断名は3つあります。〈社会的拒絶〉感を持つと、人は孤立感を持ち、それは他者によって引き起こされたものだと考えます。身体障害者、精神疾患者、そして精神遅滞患者などがこの状態に陥る危険性が高いといわれています[1]。

〈社会的孤立〉は、活動耐性が低い人や可動性に問題のある人に見られます。家族や友人を失った高齢者は、孤独感や孤立感を感じます。同輩、家族、他者とうまく関れない状況は、〈社会的相互作用障害〉の徴候です[1]。子供の場合、〈発達遅延：社会的技能〉がないかをアセスメントします*。

相手の立場に立って考えられる深い思いやりのある人の必要性については、多くの文献で指摘されています。自分の心の中を打ち明けられる、自分の話を聞いてくれる、そして必要な時に助けてくれるような人です。〈サポートシステム不足〉という診断名は、十分な情動的また手段的サポートがない人に見られる状態を表すものです。情動的サポートには、「不確かさ、不安、ストレス、絶望感、抑うつ状態などを和らげてくれるような慰めのある態度」が含まれます[2]。この態度とは、注意深く耳を傾ける態度、本当に相手の立場に同情する態度、あるいはただそこにともにいる状態など、さまざまです。手段的サポート**とは、交通手段を提供したり、子守りをしてあげたり、食事を作ってあげたりすることなどです[2]。深刻な病気や危機的状態や高齢者が1人で生活している場合などは、利用できる社会的ネットワークを慎重に評価してみるべきです。

怒りや脅威的な態度の徴候が、特に暴力の履歴がある人に見られる場合は、〈対他者暴力リスク状態〉を考慮すべきです。この行為は、精神病棟だけに限定されるものではありません。事実、家庭内暴力が最も一般的なものです。そのリスク状態を予期することは、精神疾患の場合もその他の場合も難しいものです。複数の前後関係からの要因を考慮しなければなりません。

非効果的役割遂行（特定の）
　役割責任の変化、葛藤、否認、あるいは役割責任を遂行できないこと

家族介護者役割緊張
　介護者が家族介護者としての役割を果たすことを困難に感じていること

家族介護者役割緊張リスク状態
　介護者が家族介護者としての役割を遂行することに困難を感じ、それに動揺している状態

未解決の自立-依存葛藤*
　治療上・成熟上・社会生活上自立あるいは依存すべきであるという期待に対して、自

---

*NANADA インターナショナルは、〈発達遅延リスク状態〉を診断名として挙げている。その定義は、「社会的行動、あるいは自己統制行動、あるいは認知、言語、粗大または微細運動能力のうち1つまたは1つ以上の領域で、25％以上の遅延が起こる危険性がある状態」となっている。本書では、発達遅滞の分野ではより具体的な診断名（複数）を使用している。

**訳注：手段的サポート（instrumental support）は、物質的な手伝いで、道具的サポートとも訳される。

立あるいは依存の必要性と願望がはっきり解決されていない状態

社会的拒絶*
個人が経験している孤独な状態で、他者から強いられた状態だと知覚し、否定的あるいは脅威的な状態だと知覚していること

社会的孤立
個人の統合性を保つのに必要なあるいは望ましいレベル以下の人的交流に起因する孤独感

社会的相互作用障害
量的に不十分あるいは過度、あるいは質的に非効果的な社会的交流

発達遅延：社会的技能（特定の）*
社会的技能の習得が同年代グループの標準から逸脱していること

サポートシステム不足*
他者からの情動的／手段的サポートが不十分なこと

対他者暴力リスク状態
個人が他者に対して身体的、情動的、性的な危害を与えうる行為が見られる状態

3. ペアレンティング

親は、子供が身体的に、知的に、また精神的に成長できるような、安全で養育的な環境をつくり出すものだと期待されています。ペアレンティングは男性にも女性にも最も重要な役割と見なされていますが、それに対する「職業訓練」はないのです。

【機能不全パターン】

よいペアレンティングが実現されず、徴候がリスク状態を示唆していれば、その状態は〈ペアレンティング障害〉あるいは〈ペアレンティング障害リスク状態〉と呼ばれています。原因は通常複数あります。例えば、役割緊張や役割過重があったり、〈親役割葛藤〉、〈知識不足〉、婚姻生活の葛藤、物質乱用、抑うつ、あるいは病気などです。〈弱い親乳児間愛着〉は、子育て上のさまざまな問題の原因となります。父親と母親が、〈親子（乳児）間愛着障害リスク状態〉の徴候を呈している場合もあります。愛着が弱い原因の1つは、早期の〈親乳児間分離〉です。これは、出生後長く病院に入院しなければならない先天性異常児や未熟児などの場合に見られることがあります。

ペアレンティング障害（特定の）
子供の成長と発達を最大限に促進する環境を主たる養育者が作れない状態（一般的に、出産後に子育てに自己を適応させていくことは、正常な成熟過程である）

ペアレンティング障害リスク状態（特定の）
子供の成長と発達を最大限に促進する環境を主たる養育者が作れない、維持できない、あるいは再確保できない危険性（一般的に、出産後に子育てに自己を適応させていくことは、正常な成熟の過程である）

親役割葛藤
片親または両親が経験する危機に反応した役割の混乱と葛藤

弱い親乳児間愛着*
母親と乳児または主な養育者と乳児の結びつき関係が相互的でないパターン

親子（乳児）間愛着障害リスク状態
保護的で養育的な相互関係の発達を促す、親あるいは主な養育者と乳児間の相互作用の破綻

親乳児間分離*
乳児と親の相互作用を妨害する要因が存在すること

【機能パターン】

ペアレンティングに障害はないが、さらに強化する方法を望むようになった状態を〈ペアレンティング促進準備状態〉といいます。

ペアレンティング促進準備状態
子供やその他の扶養者のための環境が成長と発達を促すのに十分であるが、そのパターンをさらに強化できる状態

4. コミュニケーション

役割と関係を確立するための主な要素は、コミュニケーションの能力です。もちろん、これは、看護師-患者の関係にも当てはまります。患者がうまく意思の疎通を図れない時には、それを促進するための方法はたくさんあります。

【機能不全パターン】

〈言語的コミュニケーション障害〉という診断名があります。もし患者が看護師と違う言語を話すことが問題なら、何らかのコミュニケーション方法を見つけたり、通訳を利用したりしなければなりません。この場合、この診断名は、適切ではありません。というのも、問題は患者にあるのではなく、医療サイドにあるからです。

子供の言語能力の発達も、発達に関するアセスメントで評価されます。その年齢グループに期待されている発達状態から外れている場合は、〈発達遅延：コミュニケーション技能〉と診断されます。この状態は、時に、環境からの刺激不足に起因していることもあります。

言語的コミュニケーション障害
人間との関わりにおいて、言語を使用する能力が低下あるいは欠如していること

発達遅延：コミュニケーション技能（特定タイプの）*
コミュニケーション技術の発達が、同年代の標準から逸脱していること（技能のタイプを特定する）

【機能パターン】

自分の社会的コミュニケーションの技能を磨くために援助を願う人々がいます。〈コミュニケーション促進準備状態〉は、この状態を表す診断です。

コミュニケーション促進準備状態
人のニーズと人生の目標を満たすのに十分なコミュニケーションパターンが存在するが、それをさらに強化できる状態

II 家族のアセスメント

家族の人間関係には協力的で成長に貢献するものがあります。その反対に、暴力と虐待が蔓延している関係もあります。個人のアセスメントの場合と同様、家族の構造的側面をアセスメントする必要があります。これには、生活空間、家族メンバー数、その年齢、各人の多様な社会的役割や家族としての役割が含まれます。

家族の「役割-関係パターン」の定義は次の通りです。

A 定 義

家族構造、メンバーの役割、家族関係を表します。これには、職場、社会、拡大家族における責任が含まれます。

B 解 説

家族力学と家族関係をアセスメントする方法はいくつかもあります。1つは、相互依存、依存、そして自立した役割あるいは関係という観点からアセスメントするものです。もう1つは、人間関係が家族の発達形成課題にどのように影響するかに基づいてアセスメントする方法です。

①物理的維持
②資源の配分
③労働の分割
④メンバーの交流

⑤メンバーの再生、補充、放出
⑥秩序の維持
⑦動機づけと志気の維持

　家族のアセスメントは、特に子供がいる場合には重要です。家族が子供の発達に大きな影響を与えるからです。今日では、それぞれのメンバーの成長と発達のために身体的、心理社会的、精神的環境を提供するさまざまなタイプの家族が存在しています。アセスメントによって、家族が変化にどのように適応するか、自治と団結の間にバランスが存在しているかなどが把握できます。例えば、メンバーのプライバシーは尊重されているか、家族は一緒に食事をしているか、余暇活動を一緒にしているか、などを把握します。

C　家族アセスメントの指針

　アセスメントの指針を以下に示します。データから問題が浮かび上がれば、初回アセスメントより詳しいアセスメントが必要となります。どのような詳細なアセスメントが必要かは、可能性として考えられる看護診断によって判断されます。

1. 看護歴

a. 家族（または家庭）のメンバーは？　各メンバーの年齢と家族構成（構成図）は？
b. 対応がむずかしい家族（核家族／拡大家族）問題があるか？　子供の養育は？
c. 家族メンバー間の人間関係はよい（それほどよくない）か？　兄弟姉妹は？　お互いに助け合っているか？　親は？　拡大家族か？
d. 質問が適切な場合：収入は必要を満たすのに十分か？
e. 地域社会に所属（孤立）しているか？　隣人は？

2. 診　察

a. 家族メンバー（いる場合）間の相互関係
b. 家族内で観察された指導者的役割

D　実践で見られる家族パターン（看護診断）

　密接な役割と関係は、家族生活の基本的な一面です。このパターン領域に含まれる2つの家族関連診断名は、幅広いカテゴリーを示すもので、さらに詳しく具体化することが必要です。

【機能不全パターン】

　〈家族機能障害：アルコール症〉という看護診断は、アルコール症という機能不全の原因を特定しています。「特定の」という言葉は、看護師が臨床でこれらの問題に遭遇した場合、もっと具体的な機能不全内容を把握するように導いていきます。具体的な内容のいくつかは診断の定義で紹介しましたが[1]、家族の葛藤、問題の否認、非効果的な家族の問題解決と非効果的な家族のコミュニケーションなどです。第2の診断名〈家族機能破綻（特定の）〉にも、多くの機能（過程）が含まれますので、その機能（過程）を具体的に記述するとより役立つものとなります。

家族機能障害：アルコール症
　家族単位の心理社会的、霊的、そして生理的な機能が慢性的に乱れていて、葛藤、問題の否認、変化への抵抗、非効果的な問題解決、自己が助長している一連の危機につながっていること

家族機能破綻（特定の）
　家族システム（家族の成員）が相互の成長と成熟に必要な、成員の必要を満たせない、家族機能を実行できない、またはコミュニケーションを維持できない状態

【機能パターン】

　〈家族機能促進準備状態〉は、ウェルネス型看護診断です。これは、その家族が「家族メンバーの心身の健康をサポートするのに十

役割─関係パターン

分」[1]なレベルで機能しているが、さらにそのパターンを強化させたいという欲求があるということを意味しています。

家族機能促進準備状態
家族メンバーの安寧を支えるのに十分な家族機能パターンが存在するが、さらに強化できる状態

III 地域社会のアセスメント

　地域社会の基本的機能は、その協働関係と役割責任の配分にあります。看護アセスメントは、特にその地域社会の役割−関係構造が、住民の健康増進の可能性を促進するものであるかを対象にします。犯罪、人種問題、社会的ネットワークのパターンが、その地域社会の人間関係の指標となります。

　地域社会の「役割−関係パターン」の定義は次の通りです。

A 定　義

　地域社会の規模、平均寿命、構造、資源、世代間／民族間の関係、それに地域社会への参加を表します。これには、存在している問題、認識されている解決策、そして取られた行動などが含まれます。

B 解　説

　地域社会は、行政的には市、町、村というように定義されるでしょう。また、共に住み勉強している大学生グループなどでも1つの地域社会と呼ぶこともできます。地域社会の安定は、大学の場合は社会的規則によって、市町村の場合は慣習や法的規則によって維持されています。アセスメントを通じて、その地域社会のさまざまな部分間の関係やそれぞれが共通の目標に向かってどのように協力しているかを把握できる可能性があります。質問し、書類を精査し、地域社会の集会へ参加することによって、その地域社会が住民の学校、仕事、健康、余暇などのニーズに対して機会を提供しているのかどうかがわかるでしょう。

C 地域社会アセスメントの指針

1. 看護歴（地域社会の代表者）

a. 住民はお互いにうまくやっているように見えるか？　交流目的で人々が集まる場所は？
b. 住民は自分たちの声が役所に届いていると感じているか？　地域社会の集会への出席率は高い？　低い？
c. 全員に十分な仕事／職があるか？　賃金はよいか／まずまずか？　住民はその地域社会に存在している職種、仕事を気に入っているか（自分の職に満足しているか／仕事のストレスは）？
d. 近隣に暴力問題はあるか？　家庭内暴力は？　子供／配偶者／高齢者への虐待問題は？　さまざまな年齢グループの自殺発生率は？
e. 隣接地域社会とうまくやっているか？　地域社会プロジェクトで協力し合うことがあるか？
f. 近所の人はお互いに助け合っているように見えるか？
g. 地域社会の集まりは？

2. 診　察

a. 相互作用の観察（全般的に、または特定の集会で）
b. 個人または個人間の暴力に関する統計
c. 雇用、収入／貧困に関する統計
d. 離婚率

D 実践で見られる地域社会パターン（看護診断）

この分野で現在認定されている診断名はありません。

IV 事例

A 初回看護アセスメント：H夫人

次に示すものは、H夫人の「役割－関係パターン」のアセスメントから得られた情報です。

B 役割－関係パターン

H夫人夫婦には約40km離れた所に住む孫が1人いる。夫婦にはどちらにも兄弟姉妹はいない。両親はすでに死亡している。30歳になる孫夫婦には5歳の子と3歳の双子の3人の子供がある。孫夫婦とは近しい関係を維持しており、夫は定期的に孫のところを訪問する。それがH夫人の負担を軽くしている。夫人の入院中、夫は孫宅で暮らす予定である。

夫は夫人がけがをして自宅に今いないことに非常に動揺していると言う。「夫は、ストレスがあると、動揺し物忘れがひどくなる」。H夫人は、現時点での自分の主なケア役割は、夫の記憶低下が問題（例：ガスストーブの火をつけたままにする）を引き起こさないように監視することだと思っている。

H夫人は、毎週1日はヘルパーにきてもらって、自分は買い物に行き、ブリッジ（トランプゲーム）のクラブに行くという。隣人は大変親切なので、自分が退院後帰宅したら、手助けしてくれるだろうと言う。

C コメント

H夫人には、〈サポートシステム不足〉はないようですが、幼い子供をかかえた孫がH氏の世話もするのは困難かもしれません。孫が〈家族介護者役割緊張〉状態になる可能性があります。一方、H氏は、小さな活発な子供たちにどう対応しているでしょうか。孫とH氏が来院したら、現在のやり方がうまくいっているかどうかを尋ねることが大切でしょう。問題が起ればH夫人が動揺するでしょうから、予防が重要になります。

看護師がH夫人の親族と話し合えば、ソーシャルワーカーを紹介する必要があるかどうかがわかるでしょう。この情報は、治療に関する医学的判断と組み合わせると、有益な情

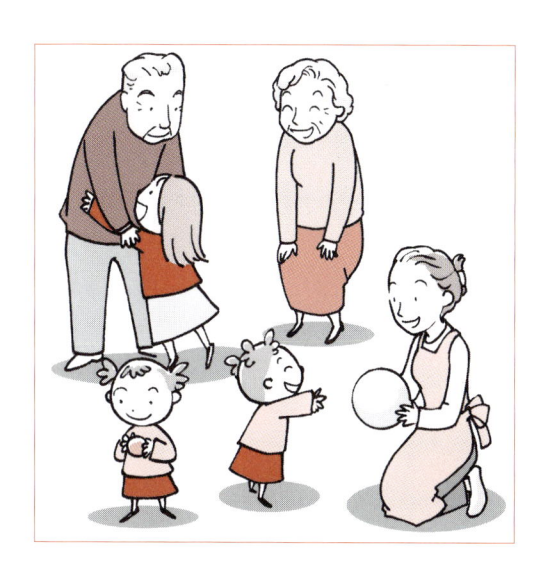

報になります。治療方針が決まり次第、看護師は退院計画を考え、在宅で援助が必要かどうかを判断する作業を開始します。看護師が考えるべきことは、身体不動性の程度、〈家事家政障害（料理、買い物など）〉、家を松葉杖や歩行器が使用できるように改造できるかどうかなどです。H氏を詳しくアセスメントしてみるのがよいかもしれません。そのアセスメントを通じて、H夫人の介護者としての責任の程度を明確に把握することができるでしょう。家族介護者の役割緊張の懸念がありますが、現在はまだそれは存在していません。

文 献

1. NANDA, International.（2005）. *NANDA nursing diagnoses: Definitions and Classification 2005-2006* and Gordon, M.（2002）. *Manual of nursing diagnosis.* St. Louis: Mosby Yearbook.
2. Finfgeld-Connett, D.（2005）. Clarification of social support. *Journal of Nursing Scholarship*, 37（1）: 4-9.

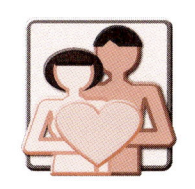

第10章 セクシュアリティ－生殖パターン

　「セクシュアリティ－生殖パターン」のアセスメントで目指すのは、その話題を持ち出し、患者がそれについて何か問題があるかどうかを気楽に話す雰囲気をつくることです。

I 個人のアセスメント

　なぜ「セクシュアリティ－生殖パターン」のアセスメントが必要なのでしょうか。閉経期の女性が経験する可能性のある諸問題、乳房切除術、子宮摘出術に関する情動的影響、高血圧薬がセックス機能に与える影響、高齢男性のインポテンス治療の希望、ますます高まる離婚率、AIDSや性病の蔓延、それに性生活を継続できる健康な高齢者の数の増加などを考えてみてください。これらがこのパターンでのアセスメントが必要な理由です。

　「セクシュアリティ－生殖パターン」の定義は次の通りです。

A 定　義

　「セクシュアリティ－生殖パターン」は、セクシュアリティに関する満足または不満のパターンと、生殖パターンを表します。これには、セクシュアリティまたは性的関係において感じている満足または障害が含まれます。また、女性の生殖段階（閉経前か閉経後か）、およびその他の問題も含まれます*。

B 解　説

　生殖パターンには、生殖能力と生殖そのものが含まれます。生殖に影響を与える文化的規範も変化しつつあります。家族の子供数はこれまでの世代より少なくなり、多くの場合、妊娠も出産も計画されたものになりました。婦人科あるいは男性の健康を扱う科などで働いている看護師の場合、この分野でのアセスメントは、単なるスクリーニングではなく、より詳しく行うのが適切でしょう。

＊個人、家族、地域社会の「セクシュアリティ－生殖パターン」は、「自己知覚－自己概念パターン」、あるいは「役割－関係パターン」の構成要素として考えられる。「セクシュアリティ－生殖パターン」をこれらのパターンと別にリストしたのは、性や生殖に関するアセスメントがおろそかにならないようにとの配慮からである。さらに、このパターンを他の2つと区別したもう1つの理由は、セクシュアリティと生殖では、社会的グループ、職場のグループなどで確立される関係とは異なるレベルの関係が関わってくるからである。アセスメントの面接では、自己概念パターンから他者との関係へ進み、次に性的関係へと進むとスムーズに流れる。

セクシュアリティは、性的アイデンティティの行動的表現です。これはパートナーとの性的関係だけには限定されません。性的満足／不満足をスクリーニングするために行う質問は、その人の発達段階と、「役割－関係パターン」で入手した家族や家庭の構造に関する情報によって異なってきます。年齢がいくつであったとしても、その人の性的表現に関連した問題を見逃さないようにすることが大切です。他の機能的健康パターンの場合と同様、性的行動表現は文化的規範によって規制を受けます。

　現在、セクシュアリティの規準は絶えず変化している状態です。男性的なるものと女性的なるものの区別もときにぼやけて、一部のグループ内では、許される性的表現の範囲も拡大しつつあります。それでも、社会がその表現にある程度の制限を加えるものです。子供の性的虐待や近親相姦は許容されるものではありません。受け入れられるぎりぎりの性的表現方法を選択する場合、問題が起こる可能性もあります。またその人が達成したセクシュアリティ表現と願望する表現の間に差違が存在する場合も、問題が発生する可能性があります。

　看護師にとっては、このパターンはアセスメントしにくいもののようです。患者よりも、看護師にとってやりにくいのがふつうです。これにはおそらくいくつか理由があると思われます。その第1は、恥ずかしさです。このパターンを健康の一部であり、全人的アセスメントの一部と考えるようにするとよいでしょう。次にやりにくいと感じるのは、患者が（両親ほど）年輩か（自分と同じ年齢ほど）若い場合かもしれません。これは、客観性、自信を持っている素振り（本当にあるかどうかは別として）、専門職としてのアイデンティティの維持などによって乗り越えることができるでしょう。3番目の理由は、その人からどのような答えが返ってくるか、質問に答えることができないのではないかということについての恐れです。反応に対してどう答えればよいのかを知っていることは、大切な要素です。

　もし患者が問題に触れて、あなたがそれに応えて論じる自信がなければ、次のような対応をしたらどうでしょうか。

①肯定的にうなずいて耳を傾けてください。患者は、沈黙を埋めるために話し続けるかもしれません。すると、より多くの情報を入手できることになります。

②「それはお困りでしょうね。ご入院中にその件でお役に立てる者がいるかどうか調べてみましょう」と答え、次のアセスメント項目へ進むとよいでしょう。

　看護師はすべての分野の専門家にはなれません。ただし、このパターン領域の問題を頻繁に抱える人々が、あなたが日常的に対応する患者群であれば、あなた自身が知識を深め専門性を獲得するようにしたらよいかもしれません。

　アセスメントは、静かな、個別的な、心地のよい環境で行います。できれば、患者の横に座り、周りには他に誰もいない方がよいでしょう。例外は、乳児や幼児のアセスメントに親が同室する場合です。

　病院では、現在見られる病気についての幅広い質問から始めるとよいでしょう。例えば、心臓病の患者には、「心臓発作後には、多くの人が性的関係について懸念を持ちます。何かご質問はありますか」というような質問で始めたらどうでしょうか。あるいは、高血圧の薬に関連性があれば、「薬の副作用で、男性の場合、性的行為に問題が見られる場合がありますが、あなたの場合はこの問題がおありでしょうか」という問い方はどうでしょう。

　矢継ぎ早にあれこれ質問することは避けてください。患者の答えが話を先に進めていくようなアセスメントを試みてください[1]。

C 個人アセスメントの指針

次にアセスメントの指針を示します。データから問題が浮上すれば、より詳しいアセスメントが必要でしょう。どのような詳細なアセスメントが必要かは、可能性として考えられる看護診断によって判断されます。

1. 看護歴

a. 年齢、状況から質問が適切な場合：現在性的に活発か？　関係があるか？　関係に満足しているか？　変化は？　問題は？　もし適切な場合：「安全なセックスをしていますか」
b. 質問が適切な場合：避妊法を使用しているか？　使い方の問題は？
c. 女性の場合：初潮はいつか？　前回の月経期は？　月経の問題？　出産回数は？　妊娠回数は？
d. 適切な場合：性病があると言われたことがあるか？　AIDSのテストをしたことがあるか？

2. 診　察

問題が識別されない限り、あるいは子宮がん検診結果に異常がなければ特になし

D 看護実践で見られるパターン

アセスメントデータは、機能パターンを示している場合も、機能不全パターンを示している場合もあるでしょう。機能パターンは、その人が実生活の状況に対応する上で強みとして使えるものです。以下に示すような機能不全パターンには、看護介入が必要です。

1. セクシュアリティ

セクシュアリティパターンは、人工肛門形成術や子宮摘出術など体の機能に変化が見られた後、懸念事項となる場合があります。懸念であっても機能不全ではありません。

【機能不全パターン】

懸念を表す用語は〈非効果的セクシュアリティパターン〉です。患者や介護者が、性的機能が不十分だと考えると、〈性的機能障害〉という用語が該当します[1]。

非効果的セクシュアリティパターン
自己のセクシュアリティに関する懸念を述べること

性的機能障害
不満足、報いがない、不適切だとみなす性的機能における変化

2. 性的暴力

この分野では、3つの診断名が認識されています。これらは、シンドロームの定義にあう犠牲者としての経験から生じる一連の問題を表すものです。

【機能不全パターン】

数多くの研究がなされている性的暴力の1つは、〈レイプ－心的外傷シンドローム〉です。これは、身体的、情動的、社会的症状が見られる複雑な状態です。〈レイプ－心的外傷シンドローム：複合反応〉は、後にその症状が再発するシンドロームを表しています。〈レイプ－心的外傷シンドローム：沈黙反応〉という診断は、被害者がレイプされたことを誰にも話さない状態を表しています。

レイプ－心的外傷シンドローム
被害者の意思に反する、あるいは被害者の同意なしの強いられた暴力的な性的被害への持続的な不適応反応

レイプ－心的外傷シンドローム：複合反応
被害者の意思に反する、あるいは被害者の同意なしの強いられた暴力的な性的被害。この犯罪あるいは犯罪未遂の結果生じた心的外傷シンドロームは、急に生じた被害者の生活様式の混乱の段階と、長時間かけた生

活様式再構築の過程である
レイプー心的外傷シンドローム：沈黙反応
レイプがあったことを被害者が誰にも告げていないが、徴候や症状が存在すること

Ⅱ 家族のアセスメント

　家族のセクシュアリティパターンのアセスメントで収集される情報には、カップルの性的関係への満足度、カップルが認識している問題、その問題にどう対処しているか、問題解決のためにとられた行動の結果などが含まれます。
　家族の「セクシュアリティ―生殖パターン」の定義は次の通りです。

A 定　義

　セクシュアリティあるいは性的関係について認識されている満足感または障害を表します。生殖歴も含まれます。

B 解　説

　家庭内に子供がいる場合、看護師は、セクシュアリティの問題についてはどのような情報が子供に教えられているか、またその情報が伝えられる時期と方法について、アセスメントするべきです。大人がセクシュアリティの問題を子供と話し合うための情報がないと感じていたり、話しにくいと感じている場合は、この問題をよく理解している看護師が、重要なサポートまたは照会を提供することができます。
　以前は非常に個人的な問題と見なされていましたが、現在では、性的関係や性的アイデンティティに関連した感情は、以前よりオープンに話し合われています。ただし自由に話し合うという傾向は、すべての人に該当するわけではありません。したがって、看護師は情報入手を慎重に行うべきです。
　生殖パターンのアセスメントの対象には、カップルが認識している問題、子供の数とそれぞれの年齢、妊娠回数とそれぞれの結果、何か避妊法を使っているかなどが含まれます。ここで得た情報は、家族のデータベースに入れておきます。

C 家族アセスメントの指針

　アセスメントの指針を以下に示します。データから問題が浮かび上がれば、初回アセスメントより詳しいアセスメントが必要となります。どのような詳細なアセスメントが必要かは、可能性として考えられる看護診断によって判断されます。

1. 看護歴

a. 質問が適切な場合：性的関係に満足しているか？　変化は？　問題は？
b. 家族計画をしているか？　避妊法は？　問題は？
c. （子供の年齢に照らし）質問が適切な場合：性の問題について、自分の子供への説明や子供との話し合いはしやすいか？　何について話し合ったか？　それはいつか？

2. 診　察

なし

D 実践で見られる家族パターン（看護診断）

　この分野で現在認定されている診断名はあ

III 地域社会のアセスメント

このパターンでは、セクシュアリティに対する地域社会の態度をアセスメントします。学校や教会に教育プログラムがあるでしょうか。地域社会はその種のプログラムを求めているでしょうか。住民が性教育は家族の機能であると見なすのならば、親のためのプログラムはあるでしょうか。このような情報を収集することにより、看護師は地域社会のニードと利用可能なサービスを評価できるようになります。ニード／地域社会の希望と保健サービスがマッチしない場合は、問題があることになります。

A 定　義

性的問題についての地域社会の態度を表します。これには、ティーンエイジャーの妊娠、性犯罪、乳児と母親の死亡率などの統計が含まれます。

B 解　説

犯罪一般は、人間関係の分野でアセスメントされました。「セクシュアリティ－生殖パターン」では、地域社会における性関連犯罪および子供の性的虐待の発生率に注目することが有益です。この片方または両者の発生率が高ければ、地域社会は認識を深め、対策を拡大する必要があるでしょう。

地域社会の生殖パターンは、誕生、流産、妊娠中絶率、未成年者の妊娠などに反映されます。母親および胎児の死亡率も非常に重要な指標です。保健サービスの利用しやすさや、出産教育プログラムの存在についても、アセスメントする必要があります。

家族計画サービスや妊娠中絶を行う施設へのアクセスは、その地域社会にそれに対する期待があるかどうかという観点からアセスメントします。その市／地域社会が未成年者の妊娠という問題を抱えている場合は、妊娠したティーンエイジャー女性が教育を継続して受けられる学校のプログラムがあるかどうかをアセスメントします。

C 地域社会アセスメントの指針

アセスメントの指針を以下に示します。データから何らかの問題が浮かび上がれば、より詳しいアセスメントが必要となります。どのような詳細なアセスメントが必要かは、可能性として考えられる看護診断によって判断されます。

1. 看護歴（地域社会の代表者）

a. 平均的な家族の大きさは？
b. 住民はポルノ、ティーンエイジャーの女性の妊娠、売春についての問題があると感じているか？　その他の問題は？
c. 住民は、学校／地域社会での性教育を望み支持しているか？

2. 診　察

a. 家族の大きさ、家庭のさまざまなタイプ
b. 男性／女性比率
c. 平均出産年齢。産婦の死亡率。乳幼児死亡率
d. ティーンエイジャーの妊娠率
e. 妊娠中絶率
f. 性的暴力統計

アセスメントデータは、機能パターンを示している場合も、機能不全パターンを示して

いる場合もあるでしょう。機能パターンは、実生活の状況に対応する上で地域社会の強みとして使えるものです。機能不全パターンには、看護介入が必要です。

D 実践で見られる地域社会パターン（看護診断）

この分野で現在認定されている診断名はありません。

IV 事　例

A 初回看護アセスメント

次に示すものは、H夫人の「セクシュアリティー生殖パターン」のアセスメントです。

B セクシュアリティー生殖パターン

夫婦は非常にうまく愛情表現をすると言う。性的関係には問題はない。45歳で閉経。出産回数1回、妊娠回数1回。

C コメント

H夫人の「セクシュアリティー生殖パターン」には問題がありませんでした。お互いへの愛情の豊かさは強みです。妊娠経験は1回でした。

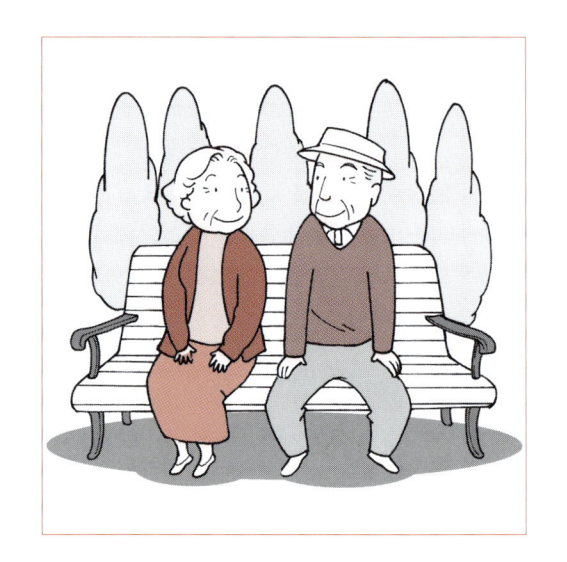

文　献
1. Warner, P.H., Rowe, T., & Whipple, B.（1999）. Shedding light on the sexual history. *American Journal of Nursing*, 99（6）: 34-40.

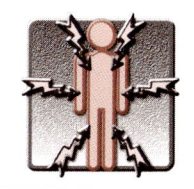

第11章 コーピング－ストレス耐性パターン

過剰なストレスはさまざまな病気の発生につながりかねません。実生活でのストレッサーへの対応パターン（コーピングパターン）は、子供が成長するに従って徐々に発達していきます。効果的なコーピングパターンには、否認や防御、その他の方法ではなく、問題解決法が必要です。しかし、危機に圧倒されるような状況では、その人がその状況の意味を全体的に把握できるようになるまで、否認はある意味では健康的なコーピングメカニズムなのです。

I 個人のアセスメント

ストレスは、どの年齢層の人にとっても、生きることの一部だと言えるでしょう。実際、多くの人が、ストレスがなければ成長も起こらないと述べています。例えば、歩行の学習は骨にストレスをかけます。これは骨の統合性と発育に必要な要素です。家庭の安全な環境からの離別は、青少年にストレスを生じますが、それが青少年の社会的成長につながります。

「コーピング－ストレス耐性パターン」は次のように定義されます。

A 定 義

「コーピング－ストレス耐性パターン」は、全般的なコーピングパターンと、ストレス耐性の観点から見たそのパターンの有効性を表します。これには、自己の統合性を脅かそうとするものに対抗できる余力あるいは受容力、ストレスの処理方法、状況管理能力に関する自己の認識などが含まれます。

B 解 説

ストレッサー、コーピング、ストレス耐性という3つの用語は、それぞれの定義が互いに絡み合っています。ストレッサーとは、人の統合性を脅かす事象または出来事です。心理的反応と生理的反応を引き起こします。この反応は成長に役立つ場合と、秩序崩壊を引き起こす場合があります。秩序崩壊は、不安、恐怖、うつ状態、およびその他の自己知覚や役割－関係におけるマイナスの変化となって現れます。

出来事に対する人の反応はさまざまです。特定の出来事が個人、家族、または地域社会にとってストレスのあるものかどうかを知るには、看護師は、個人（複数の場合もある）の

知覚内容と、その個人が出来事または状況をどう定義するか（つまり、その人にとってその脅威がどのような意味を持っているかということ）をアセスメントすることが必要です。一般に、地域的災害、家族メンバーの喪失、病気、入院などは、ほとんどの人にとってストレッサーになると考えられます。経験するストレスの量には、①その出来事の意味、②状況をどの程度コントロールしていると感じているか、という2つの要因が影響を与えます。第1章で述べたパターン間の相互作用を思い出してください。上記の2つの要因が、このパターンと「認知－知覚パターン」および「自己知覚－自己概念パターン」間にそれぞれ別々の相互作用を生じます。

人が一般に困難または脅威的な出来事にどう反応するかが、その人の「コーピングパターン」です。問題解決技術を使って対応する人もいれば、否認やその他の心理的メカニズムで反応する人もいます。いずれも、ストレスに対応するために学習された行動です。効果的なコーピングパターンは、コントロールしているという感覚を生み、人はストレッサーを克服できると感じます。

その人の「コーピング－ストレス耐性パターン」によって、当面の状況や将来の状況（病気または人生の出来事）に対するその人の効果的なコーピングの可能性をある程度まで予測することができます。ただし、サポートが得られれば、人は資源を動員することにより、看護歴から予測される以上のストレスレベルに耐えられることもしばしばあります。

このパターン領域におけるアセスメントの目的は、その人の通常のコーピングパターンが現在直面している病気や状況、あるいは近い将来起こりうる事柄への対応に、どの程度有効かを判断することです。コーピングが非効果的であるという指標は、不安の存在です*。看護歴で得られた情報は、ストレス耐性レベルの1つの予測因子となります。「役割－関係パターン」におけるサポートシステムについての詳細なアセスメントも、ストレス耐性を判断するのに重要です。これは、第1章で述べた健康パターン間の相互作用のもう1つの例と言えます。

C 個人アセスメントの指針

以下にアセスメントの指針を示します。データから問題が浮上すれば、より詳しいアセスメントが必要でしょう。どのような詳細なアセスメントが必要かは、可能性として考えられる看護診断によって判断されます。

1. 看護歴

a. 最近の1～2年間に人生に大きな変化があったか？　危機は？
b. ものをじっくり相談する相手として誰が一番よいか？　今もその人に相談できるか？
c. ほとんどの場合、緊張しているかリラックスしているか？　緊張しているときは、何が緊張をやわらげるか？
d. リラックスするためにアルコール、薬剤、麻薬などを使うか？
e. 人生上の大問題（どんな問題でも）があるとき（もしあったら）、どのように対処するか？
f. ほとんどの場合、その（それらの）方法は有効か？

適切な場合：その方法は今回の経験でも有効

---

*手段的なコーピング（行動）と情動的コーピングとを混乱しないように注意する。薬、運動、食事指導を実行しない患者の行為を、疾患に対する〈非効果的コーピング〉と記述してはならない。これは、〈非効果的治療計画管理〉あるいは〈ノンコンプライアンス〉と呼ばれる状態である（「健康知覚-健康管理パターン」参照）。〈非効果的コーピング〉という診断名は、不安やストレスに対するコーピング（対処法）が非効果的な場合に使用する（問題解決によって不安に対処することが、健康的な行為である）。

だと思うか

2. 診察

一般的な情動的な状態、不安の徴候[1]

D 看護実践で見られるパターン

アセスメントデータは、機能パターンを示している場合も、機能不全パターンを示している場合もあるでしょう。機能パターンは、その人が実生活の状況に対応する上で強みとして使えるものです。以下に示すような機能不全パターンには、看護介入が必要です。

1. コーピング

コーピングは、問題や自己への脅威によって生じた不安に対処する過程を表す用語です。

【機能不全パターン】

もし、その人がストレスや不安をコントロールできないコーピング方法をとり続ける場合、〈非効果的コーピング〉という診断名が適用されます。〈非効果的コーピング〉には3つの具体的なタイプがあります。人がある出来事の情報を過小評価したり、無視したり、忘れたり、あるいはその出来事を誤ってとらえたりした場合は、〈回避的コーピング〉という用語が使われます。2番目のタイプは、〈防御的コーピング〉です。この場合、人は問題、個人の弱みを否認したり、他を責めたりします。場合によっては、高慢なまでの優越的な姿勢を見せたりします。

〈否認〉は、その人が情報やある出来事の意味を無視する状態を表す用語です。これは、治療を遅らせることにつながる可能性があるので問題です。よく挙げられる例は、胸のしこりに気づいたにもかかわらず、別に何でもないと自分に言い聞かせる女性や、胸の痛みを夕食に食べたもののせいだとうそぶく男性です。非効果的コーピングの場合、不安はその時だけはコントロールできます。

非効果的コーピング

適応性の減退（適切な評価、対応の選択、資源の利用などができない）。生活場面でのストレス対処方法が不十分で、不安、恐怖、怒りを防いだり抑えたりできないこと（ストレッサーを特定する。例：状況的危機、成熟の危機、不確かさなど）

回避的コーピング*

積極的コーピングが要求される状況で、情報（事実、意義、もたらす結果）を長期間軽視あるいは否認すること

防御的コーピング

認識された根底にある肯定的な自己尊重に対する脅威から自己を守るために、自己防衛パターンに基づいた誤った肯定的自己評価を繰り返し投影すること

非効果的否認
または否認*

健康障害に対する出来事の知識／意味を否認することにより、不安／恐怖を和らげようとする意識的または無意識的な試み

【機能パターン】

ある人がすでに効果的にコーピングしていても、よりよいコーピング方法を望むようになった状態を、〈コーピング促進準備状態〉と呼びます。この場合の介入は、患者がより高度な行動を学習できるようにサポートすることです。

コーピング促進準備状態

要求に対処し安寧を保つために十分な認知的また行動上の努力パターンが見られるが、それをさらに強化できる状態

2. ストレス耐性

ストレスは個人や家族の生活の一部です。ストレスは、物理的にも精神的にも成長を促すことができます。しかし、人はそれぞれストレス耐性のレベルが異なり、ストレスがその

人の限界を超えると、機能不全状態となります。

【機能不全パターン】

ストレッサーに圧倒されたり、それが長期化したりした場合、その人は〈心的外傷後シンドローム〉を経験しているかもしれません。この症候群を定義する一連の問題には、心理的、身体的、情動的、そして認知的なものが含まれます。自然災害や暴力的な死の目撃、その他の極度の恐怖、戦争捕虜体験などを経験した場合、人々は〈心的外傷後シンドロームリスク状態〉にあると言えます[1]。

〈適応障害〉は、疾患や障害によって生活様式や行動様式に変化が要求されているにもかかわらず、それを修正することができない状況を表しています。

著名なストレス研究家であるセリエ(Selye)[2]は、「問題は自分の身に起こったことではなくて、(それを) どう受けとめるかである」と述べています。手術による死亡率からすれば、手術を受けて死ぬ可能性は非常に低いかもしれません。医師や看護師も、「ああ、たいした手術ではありませんよ」と言うかもしれません。しかし患者が死や障害状態になる恐れが高いと受けとめれば、手術は1つのストレッサーになります。

患者の知識レベルに基づく個人的な考え方が、患者の反応を決定するのです。ある意味では、何が現実であるかは無関係です。その人が認識していることが、その人にとっての現実なのです。主観的なデータ（患者の訴え）がきわめて大切なのはそのためです。

したがって、介入は患者が状況をどのように見るかというところから始まります。例えばある患者は、心臓発作の5日後、自分の身に起きたことは単なる消化不良の1症状で、会社の夕食会で食べ過ぎたのが原因だと信じているとします。この場合、患者がとっている〈否認〉というコーピングにまず対応して解決しなければ、活動や食事の変更を受け入れようとはしないでしょう。変更指導が始められるのはそれからです。

場合によっては、〈自己傷害〉に緊張緩和を求める人々がいます。この状態は通常精神科看護で見られるものですが、皮膚を切りつけたり、その他の自己傷害を意図的に起こしたりします。過去にそのような履歴がある場合は、それを防止するために〈自己傷害リスク状態〉をアセスメントする必要があります。

1つの場所から別の場所に移る場合にも、ストレスがかかることがあります。例えば、患者が、非常に綿密に危険のコントロールがなされる集中治療室から、一般病棟へ移る場合などに起こるかもしれません。ナーシングホームにいる高齢の患者は、部屋を変更するだけでストレスを感じるかもしれません。その他移転ストレスのリスクが高いグループは、難民として自国から別の国へ移り住む人々です。これらの状況はすべて〈移転ストレスシンドローム〉あるいは〈移転ストレスシンドロームリスク状態〉の例です。

心的外傷後シンドローム

圧倒されるような衝撃的な出来事に対する持続した不適応反応

心的外傷後シンドロームリスク状態

圧倒されるような心的外傷を負う出来事への不適応を維持する危険性がある状態

適応障害

健康状態の変化に合うようにライフスタイルや行動を修正できないこと

自己傷害

緊張緩和を得るために、命に別状ない外傷を生じる目的で、組織を傷つける意図的な自己を傷つける行為

自己傷害リスク状態

緊張緩和を得るために、命に別状ない外傷を生じる目的で、組織を傷つける意図的な自己を傷つける行為を行う危険因子が存在すること

移転ストレスシンドローム
　ある環境から別の環境への移動の結果生じる生理的で心理社会的混乱

移転ストレスシンドロームリスク状態
　ある環境から別の環境への移動の結果生じる生理的で心理社会的混乱の危険性が存在すること

II 家族のアセスメント

　家族生活は一連の相互関係を軸に動いている、ということを覚えておくのが大切です。この相互関係はコーピングパターンを支える柱になる場合もありますが、逆にストレスの原因になる場合もあります。家族メンバー間には緊張や不和があることもあります。
　次に紹介するのが、家族の「コーピング－ストレス耐性パターン」の定義です。

A 定　義

　全般的な家族のコーピングパターンと、ストレス耐性の観点から見たそのパターンの有効性を表します。これには、家族の統合性を脅かそうとするものに対抗できる余力あるいは受容力、ストレスの処理方法、状況管理能力に関する認識が含まれます。

B 解　説

　コーピングという用語は、その処理に関連して2通りに解釈されます。1つは、圧倒されて日常生活が妨害されるということがないように不安に対処するという意味で、もう1つは、複雑な状況に対応するという意味です。「あの人たちは、収入を失ったことにうまく対処してない」というコメントを聞いたことがあるでしょう。これは、その家族が出費や家計一般をうまく管理していないという意味です。「その家族は、彼の病気の予後についてうまく対応できない」というコメントの場合は、不安が非常に強いことを示しています。この場合、不安、否認、拒絶、あるいは放棄などが存在しているかもしれません。介入内容は、状況によって異なります。情動的な介入が必要なのか、手段的な介入（つまり関連した活動や責任を援助する介入）が必要なのかを判断するには、より詳しいアセスメントが必要になります。
　看護師は、家族の死、恐ろしい知らせ、家族の病気や手術などに対処するのを援助することがしばしばあります。家族には非常に不安が大きい場合があります。特に、乳児や幼児を「見知らぬ人」に託さなければならない親にこの傾向は強く見られます。次にリスクが高いグループで、コーピングパターンをアセスメントする必要があるのは、重度集中ケア病棟あるいは熱傷ケア病棟に入院している患者の家族です。

C 家族アセスメントの指針

　次にアセスメントの指針を以下に示します。データから問題が浮かび上がれば、初回アセスメントより詳しいアセスメントが必要となります。どのような詳細なアセスメントが必要かは、可能性として考えられる看護診断によって判断されます。ふつう、妻／母親が情報提供者ですが、家族の健康に関して権限が強い家族メンバーであれば、誰でも情報源となります。

1. 看護歴

a. 過去数年間に家族内に大きな変化があった

か？
b. ほとんどの場合、家族は緊張しているかリラックスしているか？ 緊張している場合は、何が緊張緩和に役立つか？ 緊張をほぐすために、アルコール、薬剤、麻薬などを使う人はいるか？
c. 家族の問題／ストレスがあるとき（もしあった場合）、どう対処するか？ ほとんどの場合、その方法は有効か？

2. 診察

なし

D 実践で見られる家族パターン（看護診断）

このパターン領域では、3つの家族関連の看護診断がNANDAによって承認されています。

現代の家族は多くのストレスを抱えています。収入が十分でないかもしれませんし、妻が働かなければならない場合もあります。学校での問題があるかもしれませんし、父親が解雇されたり、離婚の係争中かもしれません。あるいは、家族が高齢の両親の主な介護者となっている場合もあるでしょう。これらがすべて家族のストレス度に影響を与えます。家族が病気になると、患者とその家族は、その時抱えているこのような問題をすべて病院に持ち込むことになります。発病以前にすでにストレスを抱えている家族は、家族の入院によってそのストレス耐性の限度を超える状況に置かれる場合があります。

【機能不全パターン】

〈家族コーピング妥協化〉は、通常は協力的な家族が必要とされるサポート、慰め、励ましなどを提供できない状況を表すものです[1]。無視状態が見られるようになるとコーピングは不能となります。看護診断〈家族コーピング無力化〉は、介入が必要な状況を示すものです。

家族コーピング妥協化

個人が健康問題に対する適応課題を乗り越えるのにサポート、安楽、介助、または激励が必要な時に、通常は最も頼りになる協力的な人（家族または親しい友人）からのそれらの提供が、不十分で、非効果的で、あるいは中途半端なこと

家族コーピング無力化

重要人物（家族または最も頼りになる人）の行動が、健康問題への適応に不可欠な課題に効果的に取り組むために必要な本人自身の能力とクライエントの能力を、発揮できないようにしている状態

【機能パターン】

適応を要するタスクに効果的に対処している家族が、健康に関してもっと賢くなりたいと望む状態は、〈家族コーピング促進準備状態〉が整っていると表現できます。

家族コーピング促進準備状態

家族成員がクライエントの健康問題に取り組むための適応的な課題に効果的に対応しており、自己とクライエントの健康と成長をさらに促進するための希望と準備姿勢を示している状態

III 地域社会のアセスメント

地域社会のストレッサーはよく見られるもので、一般的なものとしては、サービスを継続するための資金探しや、地域社会が直面する犯罪、義務不履行、地震、暴動など大きな災害などです。

地域社会は、資源を分かち合い、生じた問

題を解決する負担を分担しながら存在するものです。地域社会のコーピングが効果的であれば、コミュニケーションと管理もうまくいっているはずです。

地域社会の「コーピング－ストレス耐性パターン」は次のように定義されます。

A 定　義

全般的なコーピングパターンと、ストレス耐性の観点から見たそのパターンの有効性を表します。これには、地域社会の統合性を脅かそうとする問題に対抗できる余力あるいは受容力、状況への対応能力が含まれます。

B 解　説

地域社会全体がストレスを経験する場合もありますし、地域社会の一部だけがそれを経験する場合もあります。そのようなストレッサーには、失業、深刻な大気汚染、人種・民族間の緊張、大きな失業を招く産業の閉鎖、麻薬問題、事故率などがあります。

自然災害も地域社会の統合性を脅かし、他の地域社会からのサポートを必要とする場合があります。地震が発生した際にサポート活動を行う看護師は、地域社会が自然災害に対処するためにどのようなサポートを必要としているかを目のあたりにします。社会的サポートに関する個人や家族のニーズと同様に、地域社会のストレスに耐える能力は、サポートのためのサービスや関係が利用できるかどうかにかかっています。

C 地域社会アセスメントの指針

以下は、地域社会のコーピングとストレス耐性をアセスメントするための指針です。

1. 看護歴（地域社会の代表者）

a. 地域社会にストレスを受けていると思われる集団がいるか？
b. 電話ホットラインは必要か、また利用できるものがあるか？　サポートグループ（健康関連、その他）。

2. 診　察

a. 非行、アルコール中毒、薬物乱用、精神病の統計
b. 失業率

D 実践で見られる地域社会パターン（看護診断）

地域社会は、個人、家族、ビジネスの成長のために安定した環境を提供するように確立されています。地域のコーピング能力を脅かすようなストレッサーが生じることがあります。

【機能不全パターン】

このパターン領域では１つの診断名が認定されています。〈非効果的地域社会コーピング〉は、人種・民族の軋轢、破壊行為、虐待、貧困、低い住民参加率など社会的な問題を解決するにあたっての地域社会の無力感を表すものです。

非効果的地域社会コーピング

問題解決に向けた地域社会の活動が、地域の要求とニーズを満たすのに満足がいくものではないパターン

【機能パターン】

社会が安定しており住民のニーズを満たしている地域社会が、さらに将来の問題やストレッサーを改善できると感じている状態は、〈地域社会コーピング促進準備状態〉という診断で表現されます。

地域社会コーピング促進準備状態
適応と問題解決に向けた地域社会の活動が、地域の要求とニーズを満たしているが、現在あるいは将来の問題やストレッサーへの対処については改善の可能性があるパターン

IV 事例

A 初回看護アセスメント：H夫人

次に、コーピング-ストレス耐性パターンのアセスメントと記録の仕方をH夫人の事例で示します。

B コーピング-ストレス耐性パターン

患者は、何が起こっても（夫がアルツハイマー病の診断を受けたこと、関節炎、大腿骨頸部骨折）、それを受け入れるようにしていると言う。「私が退職して以来、いろいろなことが起こった」。大きな問題は「逃げないで」処理するようにしている。「目を閉じて音楽に耳を傾ける」とリラックスできる。孫は協力的だが、小さな子供と夫の世話がある。夫人が回復するまでは孫がH氏の面倒を見る予定。何でも問題を話せる親しい友人が1人いる。孫にはできるだけ心配をかけないようにしている。

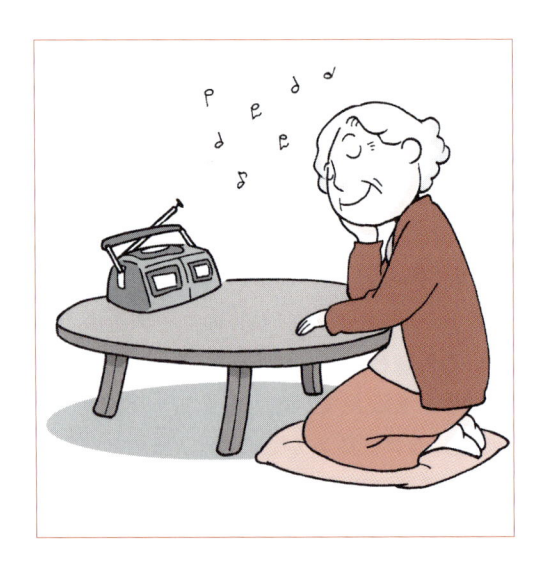

C コメント

H夫人の発言から、彼女が効果的なコーピング方法を取っていることがわかります。リラックスするために彼女がとる「目を閉じて音楽に耳を傾ける」という方法に注目してください。この方法は外の世界を遮断する効果があります。この後の数日間、看護師はH夫人のコーピングパターンのアセスメントを続けます。一般にアルツハイマー病が進行すると、病人の介護は家族にとって次第に負担の大きいものとなります。H夫人の最近の大腿骨頸部骨折と合わせて考えると、彼女のコーピングに関しては、看護のフォローアップが必要なようです。現在のところ〈非効果的コーピング〉や〈家族介護者役割緊張〉という診断を裏づけるものは何もありません。さてみなさんは、このH夫人の場合、〈非効果的コーピングリスク状態（退院後）〉という診断を下すのに十分な危険因子があると思いますか。

このケースには、リスクを認識し記録すべき十分なデータがあるでしょうか。考え方も行動も自立しているように見えるこの82歳の女性は、大腿骨頸部骨折の治療後に帰宅します。彼女は少なくとも、家事のほかに、自分で運動をし、食料品の買い物をし、アルツハイマー病の夫の世話をしなければなりません。夫も新しい環境に慣れるには、1週間くらいかかる可能性があります（夫はしばらく孫の家に滞在していることを思い出してください）。

現段階では、彼女はまだ入院したばかりで、骨折の治療方針もまだ決まっていません。

退院前に、看護師は以下をする必要があります。①孫およびＨ夫人と話し合い、場合によっては夫のＨ氏とも話をし、Ｈ氏の知能状態について明確な情報を得る、②Ｈ夫人の活動耐性を評価する、③退院計画のため、少なくとも医師、看護師、ソーシャルワーカー、理学療法士を含めた、また場合によっては患者にも加わってもらう、医療チームカンファレンスを呼びかける。これらは、退院前に地域社会のサービスが確保できるように余裕を持って早めに行います。こんなことをするのは、なぜでしょうか。それは、〈非効果的コーピングリスク状態（退院後の）〉の懸念があるからです。

以上はこの診断のための介入事項です。これらの介入は、サポートサービスの確保に役立ち、その結果として、〈非効果的コーピング／不安〉、〈家族介護者役割緊張〉、〈家事家政障害〉、およびその他の問題が発生するリスクを低下させるのに役立ちます。

文　献

1. NANDA International（2005）. *NANDA nursing diagnoses: Definitions and classification, 2005-2006*, Philadelphia: Nursecom, p.54.
2. Selye, H.（1979）. Stress without distress. In Garfield, C. A,（Ed.）*Stress and survival.* St. Louis: Mosby.

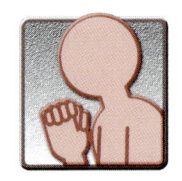

第12章 価値－信念パターン

　人生には、選択と意思決定がつきものです。そのため、人は成長するにつれて、信念と価値観の体系、つまり哲学的体系を作り上げます。この体系は、重大な意思決定や行動様式の指針となります。この体系は、神学的・宗教的信念や価値観と結びついている場合もあれば、そうでない場合もあります。

I　個人のアセスメント

　「価値－信念パターン」のアセスメントでは、患者の人生や生活にとって何が大切かという点に焦点を当てます。それを知ることがなぜ大切なのでしょうか。この健康パターンは、倫理的問題が浮上した場合や、患者教育の際に重要となります。後者の理由を例にとって考えてみましょう。

　ある人が心臓発作を起こしたとします。医師は、その人に、休養、リラクゼーション、正規の労働時間での労働、そして再発（再発すれば生命が危いかもしれない）を防止するために転職を勧めました。この患者の信念を知らなければ、看護師も、休養をもっと取り、長時間働くのを止め、転職を真剣に考えるように勧めるかもしれません。しかし、実際には、その患者にとって自分の仕事は非常に重要だったのです。彼が長時間ストレスの多い状況で働き続けるのは、職場での課題に取り組むことに価値をおいているからなのです。この人にその仕事を止めるように勧めることは、その人の価値観と生活様式に合致しないことなのです。そう勧めても、この人はおそらくその勧めには従わないでしょう。

　この患者に対するリハビリテーションのよりよいアプローチは、生理学的に重大な時期を通り過ぎた後、その人の生活や人生にとって何が重要かをアセスメントすることです。仕事がその人にとってどれほど重要かを理解すれば、看護師の対応は前述とは違ったものになるでしょう。仕事のストレス、勤務時間、医師のアドバイスに関して、より多くの情報を収集するはずです。看護は、患者がどうすべきかについて決断を下すにあたって、その助けとなる情報を提供することに焦点を当てます。結局のところ、仕事を続けるか辞めるかについて、十分な情報に基づいた決断を下すのはその患者なのです。

　「価値－信念パターン」は次のように定義されます。

A 定　義

「価値－信念パターン」は、選択や意思決定を導く価値観、目標、または信念（信仰を含む）のパターンを表します。これには、人生において重要だと認識されているもののほか、健康に関連する価値観、信念、あるいは期待において感じている葛藤も含まれます。

B 解　説

人の成長・成熟に伴って生じる価値観と信念のパターンは、次第に複雑さを増し、だんだんと意識下に置かれていくのがふつうです。信念と価値観には、個人的な意見、つまり、何を正しいと見なすか、何を適切とするか、何を有意義と考えるかが含まれます。例えば、あなた自身の価値観を考えてみてください。

有意義な案や方法がいくつもある場合、価値観によってどれを選択するかを決定します。選択に際しては、その人にとって何が正しく、何が間違っているかが関係してきます。正しいか間違っているかは行為に関連するもので、良いか悪いかは結果や目標に関連するものです。

信念パターンは、人が自分の信仰心や確信に基づき、真実として大切にしているものは何かを表します。信念とは個人の知における哲学的および神学的側面のことです。人生や人間存在の解釈とか、ある種のものになぜ価値観を持つのかなど、非常に抽象的レベルでの説明が含まれています。ごくふつうの日常的活動では、このようなレベルの思索や解釈は必要ないかもしれません。しかし、病気やその他の大きな出来事は、人生や目標、そして何が大切なのかといったことを考え直す時間ときっかけを人に与えるものです。

C 個人アセスメントの指針

価値パターンは、目標、行為、人々、対象物、およびその他の現象と合致した重要性や価値を表します。患者の価値パターンは、個人的習慣、治療、健康上の優先順位、さらには生と死といった、健康関連の意思決定に影響を及ぼしうるものです。患者の「価値－信念パターン」をアセスメントする目的は、健康に関連した意思決定と行為の基盤を理解することです。この理解があれば、予防的手段が取られなかった場合に発生する可能性のある価値・信念上の軋轢や倫理的葛藤を敏感にとらえることができます。

次にアセスメントの指針を示します。データから問題が浮上すれば、より詳しいアセスメントが必要でしょう。どのような詳細なアセスメントが必要かは、可能性として考えられる看護診断によって判断されます。

1. 看護歴

a. 全体的に見て、人生が望み通りにいっているか？　将来に対する重要な計画は？
b. 信仰は人生で重要か？　該当する場合：何か困難に遭遇した場合、信仰が役に立つか？
c. 該当する場合：病院にいることが、宗教的習慣を遂行する妨げとなっているか？

2. 診　察

なし

3. その他の懸念事項

特になし

初回面接を終える前に、他に懸念事項があるかどうかを尋ねてみてください。患者は、それまで話していないけれども話し合いたいと思っている事柄や、ある特定の事柄に関する質問があったりする場合があります。以下の

ような質問が役立つでしょう。
① 「これまでに話し合ってないことで、話しておきたいと思われていることが何かありますか」
② 「他になにかご質問はありませんか」

D 看護実践で見られるパターン

人々は、病気をすると、哲学的または神学的価値観と信念を主なコーピングの方策として使います。ほとんどの研究で、人生を導く精神的・霊的価値観や信念は、病気や死に直面した人々にある種の力とコントロールの感覚を与えることが示唆されています。患者の精神的・霊的信念（信仰を含むが、それに限定されない）を理解する看護師は、このような霊的なコーピング手段をサポートできるでしょう。

1. 精神性・霊性

「祈り」は、過去20～30年ほどの間に注目を集めてきました。患者は、自分が祈りをどの程度必要としているかということについては、自分からはめったに話さないので、看護師の方から尋ねるようにした方がよいでしょう。多くの医学的研究で、代祷（他の人が自分のために行う祈り）や瞑想は、癒しと強力に結びついていることが示唆されています。ベンソンの理論では、自己より大きな何かを信じることは癒しの力を持つとされています[1]。

【機能不全パターン】

このパターン領域で現在認定されている診断名は、〈霊的苦悩〉、〈霊的苦悩リスク状態〉です。

霊的苦悩

その人の全存在に浸透し、また人の生物・心理・社会的特性を統合し、さらに超越する生命原理が崩壊すること。人間の魂の苦悩

霊的苦悩リスク状態

生命と宇宙のすべてが調和的につながっているという感覚に変調をきたす危険性。その生命と宇宙とのつながりで、自己に力を与え自己を超越させる要素が崩壊する可能性がある

【機能パターン】

〈霊的安寧促進準備状態〉は、以前慰めを提供してくれた宗教的信念パターンや習慣をさらに強化したいと願う患者を記述するために使われます[2]。

霊的安寧促進準備状態

自己の内的強さから生まれる調和ある相互関連性を通じて、神秘を発展させたり、明らかにしていける準備が整っている状態

2. 宗教

宗教的儀式、食事制限、その他の伝統に参加したいと願う患者のニーズを評価してください。このアセスメントは、情動的な窮迫状態を予防しサポートを提供できるかもしれません。

【機能不全パターン】

病気のために、患者が自分の宗教的儀式や伝統に参加できないこともあります。この状態は、〈信仰心障害〉、〈信仰心障害リスク状態〉と呼ばれます。

信仰心障害

特定の信仰の伝統的儀式に参加したり、信仰を拠り所としたりすることができなくなった状態

信仰心障害リスク状態

特定の信仰の伝統的儀式に参加したり、信仰を拠り所としたりすることができなくなる危険因子が存在すること

【機能パターン】

〈信仰心促進準備状態〉は、患者が宗教によ

り深く関わりたいと願う状態を表すのに使われる診断名です。この状態への対処には、牧師の訪問や宗教に関する資料の請求などが含まれています。

信仰心促進準備状態
　宗教をこれまで以上に心の拠り所としたり、特定の信仰の伝統的儀式に参加したりする能力

II 家族のアセスメント

　家族は、将来に対する計画、目標、希望を持っています。これらは、自己の価値観や信念に基づいています。子供と子供の将来に価値を置く家族は、子供のために犠牲を払うことでしょう。家族は子供にその価値観を伝承しますが、その価値観は利他的なものかもしれないし、物質中心のものかもしれません。

　以下に、家族の「価値-信念パターン」の定義を示します。

A 定　義

　家族の計画や選択、あるいは意思決定を導く価値、目標、または信念（信仰を含む）を表します。これには、人生において重要だと認識されているもののほか、健康に関連する価値観、信念、あるいは期待において感じている葛藤も含まれます。

B 解　説

　価値観と信念の共有はよい結婚の重要な特性の1つだという人がいます。夫婦や家族の関係で「価値-信念パターン」が異なる場合は、「役割-関係パターン」など、ほかのパターン領域でも葛藤が生じるものです。また、思春期の家族メンバーなどが、ちょうど自分の価値観と信念を意識しつつある時期にも、葛藤が生じます。「価値-信念パターン」には、家族内の秩序の崩壊と軋轢の可能性が秘められているため、アセスメントの際に見逃してはなりません。

C 家族アセスメントの指針

　以下、アセスメントの指針を示します。データから問題が浮上すれば、より詳しいアセスメントが必要でしょう。どのような詳細なアセスメントが必要かは、可能性として考えられる看護診断によって判断されます。

1. 看護歴

a. 全体的に見て、家族メンバーは人生が望み通りにいっているか？
b. 将来の重要な計画、目標、希望は？
c. 家族内には全員が大切と考える「規則」があるか？
d. 信仰は家族にとって重要か？　家族が重要に思う信仰を持っていることは、困難が生じた時に役立つか？

2. 診　察

なし

D 実践で見られる家族パターン（看護診断）

　この分野で現在認定されている診断名はありません。

III 地域社会のアセスメント

　地域社会には、公衆の保健衛生についての価値観と信念があります。複数の地域社会グループに対応する際、そこに存在する軋轢の診断に、これらの価値観と信念に対する理解が不可欠です。税金を何に使うべきか、地域社会が特定の保健サービス（例：認知症センター、老人ホーム、高齢者や障害者のためのグループホーム、健康増進プログラム、がん・成人病・AIDS の早期発見プログラム）を導入すべきか、また障害者のために特殊教育プログラムを作るべきか、などについての意思決定の基盤となるのは価値パターンです。

　地域社会の「価値－信念パターン」は次のように定義されています。

A　定　義

　将来の計画や意思決定を導く地域社会の価値観、目標、あるいは信念（信仰を含む）を表します。これには、地域社会のメンバー間に見られる健康に関連する価値観や信念における軋轢が含まれます。

B　解　説

　地域社会にも、集合的な価値観と信念のパターンが存在しています。これらの集合的な規範は、ある特定の人、家族、地域社会、あるいは医療提供者の個人的なパターンと、一致している場合も一致していない場合もあります。対立が生じることも考えられます。

C　地域社会アセスメントの指針

　以下、アセスメントの指針を示します。データから問題が浮上すれば、より詳しいアセスメントが必要でしょう。どのような詳細なアセスメントが必要かは、可能性として考えられる看護診断によって判断されます。

1. 看護歴（地域社会の代表者）

a. 地域社会の価値観：その地域社会住民にとって最も重要なことを 4 つ挙げるとしたら何か（健康関連の価値観・優先順位に注目する）
b. 地域社会住民は社会的運動、政治的課題、デモに関与する傾向があるか（健康関連のものがあるかどうか注目する）
c. 地域社会住民は相違点・多様性に寛容か寛容でないか

2. 診　察

a. 土地利用制限／地域社会保全法（環境保護のため）
b. 役所の保健委員会の報告書を調べる（目標、優先事項）
c. 予算総額に対する保健予算額

D　実践で見られる地域社会パターン（看護診断）

　この分野で現在認定されている診断名はありません。

IV 事例

A 初回看護アセスメント：H夫人

次に示すものは、H夫人の「価値－信念パターン」領域のアセスメントから得られた情報の記録です。

B 価値－信念パターン

これまでの人生はよかったけれど、将来は期待できないと述べる。「あの人（夫）の状態が悪くなったら、ずいぶん大変になるでしょうね。私はあの人を施設に入れるなんてことはできません。私たちは仲がよいんですもの。あの病気の治療法が早く見つかったらよいのに」。これまで宗教を信じたことはないが、「そろそろ信仰が必要かもしれない」と言う。

C コメント

H夫人は現実的に考えています。科学的に治療法が見つからない限り、夫であるH氏の状態は悪くなると言っています。ただし、この時点ではまだ、老人ホームや認知症センターについてのH夫人の否定的なコメントを取り上げる必要はありません。現時点では、H氏にはその必要性がないからです。

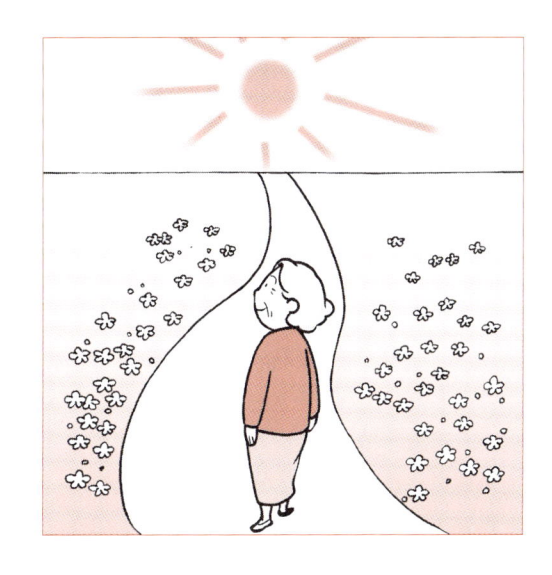

宗教に関するコメントの中で、H夫人はサポートを求めています。このような時に看護師は「私がお役に立てることがあったら、声をかけてください」と答えたらよいでしょう。このような限定しないコメントをすることで、広い意味での「サポート」だけでなく、宗教的実践を進めるといった、より具体的な面でのサポートの可能性も患者に伝えることができます。

V H夫人の事例の総まとめ

H夫人の機能的健康パターンの初回アセスメントが終了したので、いくつかの判断を下さなければなりません。診断的判断は、ケア計画、介入、結果の評価など治療上の判断を行う際の基礎になるものです。看護師は自分のメモを読み返して、看護診断を特定し、記録します。次に、記録を読み返し、アセスメントの間にずっと行ってきた看護診断をまとめて、総合的アセスメントを作成します。

A 総合的アセスメント

82歳の女性。右大腿骨頸部骨折で、整形外科病棟入院。約2週間前、庭で立ち上がる際に、右股関節に急激な鋭痛を感じる。最寄りの診療所に連れて行かれたが、X線撮影なし。

疼痛のために鎮痛薬が処方される。

その後2～3日に痛みが徐々に増す。本日X線撮影を受けるべく病院の外来へ。右大腿骨頚部骨折の診断。すぐに入院、疼痛緩和のため薬剤投与。手術の日程決定、4kgで直達牽引開始。

過去の病歴：5年前、左の卵巣嚢切除、骨粗鬆症、左右の股関節に変形性関節症。

1. 健康知覚－健康管理パターン

「以前は、健康状態は全般的に良かった」と述べる。良好な健康状態を維持するために特別なことはしてないと思っている。「いつも医師や看護師の指示に従っています」。関節炎のため鎮痛薬を服用（ナプロキセン500mg）。

医師の診察は定期的に受けている。できるだけ活動的な生活を心がけ、庭仕事を好む。花を植えていて立ち上がる時に腰をひねったようだと言う。食事前に小さなグラスでワインを1杯飲む。かぜ、感染症、転倒・転落などはないと報告。初期アルツハイマー病の夫の介護をしている。「家に帰らなきゃならないので、これをどうしても早く治してもらわなきゃ。いろいろ責任がありますからね」と言う。

2. 栄養－代謝パターン

夫人は、牛乳は好まないという。紅茶かコーヒーにスプーン1杯くらい入れるだけだ。咀嚼や嚥下に問題はない。総義歯だが、具合はよいという。典型的な栄養摂取を次のように説明する。
朝食：紅茶とトースト、ジュース、コーヒー
昼食：サラダかサンドイッチに紅茶
夕食：「温かい食事」。肉類と野菜、デザートに果物
軽食：ケーキ、マフィンに紅茶かコーヒー、1日に水6杯、オレンジジュースを好む

皮膚の治癒や口内炎に関する問題はないと報告。食欲はあり、体重は約50kgで安定しているという。栄養補助食品やビタミン剤は摂っていないと述べる。食事は夫と食べ、毎週1回ぐらいはレストランに出かける。

診察所見：体重52kg、身長155cm、皮膚損傷も口内炎もなし。体温37℃。

3. 排泄パターン

患者は、「実は誰にも話したことはないけれど、おしっこをするのにトイレに間に合わなくて1～2回漏らしてしまったことがある。それから、くしゃみをしたり大笑いしたりしたときも下着を濡らしてしまう」と述べる。外出のときは生理用ナプキンをつけている。月に2回ほど便秘すると報告。便が固いときは、2日間ほど毎朝熱いお湯を飲む。色、コントロールには変化はない。

看護師への質問：「これについて何か他にしなきゃいけないことがありますか。以前私は毎朝急いで仕事に飛び出していたので、本当にトイレに行っている時間などなく、しかも職場でも忙しかったの」。過剰な発汗の問題なし。

4. 活動－運動パターン

退職後の過去5年間、以前より活動は低下。掃除、料理、買い物は自分でしている。夫とテレビやビデオを鑑賞。関節炎のため歩行制限あり。通常は病院のベッド上では動かない。寝返り困難。
セルフケア活動：摂食0、入浴・清潔レベル1、更衣・整容レベル2、排泄レベル3。左側と上半身の関節可動域は正常。

大腿骨頚部骨折治療について医学的診断が下されたら、再評価が必要。自宅で介助を必要とする可能性あり。

5. 睡眠－休息パターン

眠りは浅いが、目覚めたときは、たいてい十分な休息が取れた気がすると言う。これは就寝時に熱いお茶を1杯飲み、クラッカーを食べるせいだと思っている。「この骨折と夫の

ことが心配」で病院では眠れるだろうかと懸念している。

6. 認知－知覚パターン

患者は、朝、股関節が痛み、「活動を始めるのに少し時間がかかる」と言う。0〜10のスケールで、痛みは5だという。ほとんど毎日、1日2回、処方されたボルタレン坐薬を12.5mg使用して、痛みを緩和している。関節炎の情報を知りたがっている。指に結節がある。拘縮はない。鉛筆を拾い上げることはでき、手は自由に動かせる。

小さなささやき声を聞くことができる。眼鏡をかけると新聞が読める。考えの把握力あり。集中力もある。夫は1年前にアルツハイマー病と診断されたという。状態は安定している。自分のケアはできるし、社会的な関わりのある行事に参加できる。ときどき「私も同じことになったら、どうしたらよいかわからない」と心配する。でも「今の自分たちは大丈夫だ」と言う。

7. 自己知覚－自己概念パターン

患者は、「私はこれまでずっと幸せだった。関節炎があり、しかも現在はこれ（大腿骨頸部骨折）のほか、夫の状態があんなふうだけれども、今後も幸せであり続けたい。夫のほうはこの先悪くなるばかりだと思うけれども」「私はもう年だということがわかっているし、それにほら私のこの指（結節）を見て。でもね、今のところなんでも自分でやれているわ」と言う。結節は3本の指にあるが、拘縮はない。将来、活動が制限されるようになり、手術を受けようになることを恐れていると言う。周期的に筋緊張と声の震えあり。

8. 役割－関係パターン

Hさん夫婦には約40km離れた所に住む孫が1人いる。夫婦にはどちらにも兄弟姉妹はいない。両親はすでに死亡している。30歳になる孫夫婦には5歳の子と3歳の双子の3人の子供がある。孫夫婦とは近しい関係を維持しており、夫は定期的に孫のところを訪問する。それがH夫人の負担を軽くしている。夫人の入院中、夫は孫宅で暮らす予定である。

夫は夫人がけがをして自宅に今いないことに非常に動揺していると言う。「夫は、ストレスがあると、動揺し物忘れがひどくなるの」という。H夫人は、現時点での自分の主なケア役割は、夫の記憶低下が問題（例：ガスストーブの火をつけたままにする）を引き起こさないように監督することだと思っている。

H夫人は、毎週1日はヘルパーにきてもらって、自分は買い物に行き、ブリッジ（トランプゲーム）のクラブに行くという。隣人は大変親切なので、自分が退院したら、手助けしてくれるだろうと言う。

9. セクシュアリティー生殖パターン

夫婦は非常にうまく愛情表現をすると言う。性的関係には問題はない。45歳で閉経。出産回数1回、妊娠回数1回。

10. コーピング－ストレス耐性パターン

患者は、何が起ころうと（夫がアルツハイマー病の診断を受けたこと、関節炎、大腿骨頸部骨折）、それを受け入れるようにしていると言う。「私が退職して以来、いろいろなことが起こった」。大きな問題は「逃げないで」処理するようにしている。「目を閉じて音楽に耳を傾ける」とリラックスできる。孫は協力的だが、小さな子供と夫の世話がある。夫人が回復するまでは孫がH氏の面倒を見る予定。何でも問題を話せる親しい友人が1人いる。孫にはできるだけ心配をかけないようにしている。

11. 価値－信念パターン

これまでの人生はよかったけれど、将来は期待できないと述べる。「あの人（夫）の状態

が悪くなったら、ずいぶん大変になるでしょうね。私はあの人を施設に入れるなんてことはできません。私たちは仲がよいんですもの。あの病気の治療法が早く見つかったらよいのに」。これまで宗教を信じたことはないが、「そろそろ信仰が必要かもしれない」と言う。

　総合アセスメントデータと仮の看護診断を読み直すことは、診断プロセスの非常に重要な側面です。その理由は以下の通りです。
①これを行わなければ診断エラーの可能性もある。各パターン領域でなされた仮診断は、すべての情報を得て、その人の全体がわかった上で再確認されなければならない。
②これが行わなければ、最終確認と情報の統合がなされないために、多くの診断がなされてしまう可能性がある。H夫人の場合、看護師は少なくとも9つの問題を記録している。
③複数の診断名がつく時は、優先順位が設定されなければならない。

B 初回看護診断

　表12-1は、H夫人のアセスメントで収集されたデータを基にした看護診断のリストです。

1. 右股関節部および関節の疼痛

　表12-1の診断名は優先順に挙げています。最初の〈右股関節部および関節の疼痛〉は、看護と医学の間の境界が曖昧な領域に属するも

のです。医師は麻薬を必要時薬として処方しますが、「必要な時」がいつかは看護師が決めるのです。ここでちょっと、代替として考えられる診断〈疼痛自己管理不足〉を考えてみましょう。この診断は看護領域に属します。看護師は患者が疼痛を管理できるようサポートしています。例えば入院中に、患者はどのような時に鎮痛薬を要求すべきかを教えられ、また自分でもできる疼痛自己管理法（体位変換、気晴らし、リラクゼーション手法など）を指導されます。ですから、H夫人の痛みが継続するなら、H夫人の診断名は〈疼痛自己管理不足〉となるかもしれません。

2. 褥瘡リスク状態

　床上安静が続き、身体が引き続き動かせない場合（〈床上移動障害〉）、H夫人は〈褥瘡リスク状態〉となります。体位を自力で変換できるように、モンキーバーが必要です。骨突出部のスキンケアも指摘されています。〈床上移動障害〉という診断が、〈褥瘡リスク状態〉という別の診断の危険因子であることに注意してください。この状況では、可動性が主要な危険因子です。成果として期待されるのは、〈褥瘡リスク状態〉を低下させることで、具体的には次のような記録で示されます。

　「1〜2時間ごとに体位を変換し、退院時の皮膚は無傷状態」

3. 腹圧性／切迫性尿失禁

　〈腹圧性／切迫性尿失禁〉は、床上安静となる数日間、H夫人には問題となるかもしれません。差し込み便器をすぐに使用できるよう、床頭台に置いておくとよいでしょう。退院後にH夫人が失禁を管理できるように指導することが大切で、指導内容にはケーゲル訓練（骨盤底筋訓練）を含めるとよいでしょう。この問題については、主治医とも話し合って、医学的なアプローチがあるかどうかも確認します。期待される成果は、もっと情報が手に

表12-1　H夫人の初回看護診断

入院時看護診断
1. 右股関節部および関節の疼痛
2. 褥瘡リスク状態
3. 腹圧性／切迫性尿失禁
4. 非効果的治療計画管理リスク状態（自宅の安全；栄養不足：カルシウム、食物繊維、水分；目の検診；関節炎の関節痛管理；運動／歩行）
5. 非効果的コーピングリスク状態（退院後）

入るまでは記述が困難です。看護介入だけは明らかですが、成果は次のようになるでしょう。

「患者は1か月の尿失禁（尿漏れ）回数を0〜1回だと報告する」

この目標達成には、骨盤底筋群トレーニングが含まれるため、かなりの月日が必要でしょう。

4. 非効果的治療計画管理リスク状態

〈非効果的治療計画管理リスク状態（自宅の安全；栄養不足：カルシウム、食物繊維、水分；目の検診；関節炎の関節痛管理；運動／歩行）〉には、多くの問題が含まれています。その1つ1つに着目する必要があります。看護師はなぜ〈知識不足〉という診断を使わなかったのでしょうか。ほかの診断の可能性もあったので、知識不足だと確信できなかったのです。この点は、H夫人に対する毎日のケアの中で、さらに調べられるでしょう。さらに、眼鏡を調べてみて、H夫人の自宅の安全に眼鏡が関係するかどうかを確認する必要があります。担当看護師は、一度に1つの問題に焦点を当てながら対応します。この診断に対して入院中に達成可能な成果は次のようになります。

「患者は食事、疼痛、自宅の安全の効果的管理のための計画を述べることができる」

在宅ケアを行う訪問看護師は、「食事、疼痛、自宅の安全の効果的管理」という成果を期待することになります。

5. 非効果的コーピングリスク状態

今のところ優先順位の低い診断は〈非効果的コーピングリスク状態（退院後）〉です。医学的治療、孫が提供できるサポート、夫の精神状態、自分の将来のニーズについてのH夫人の評価などの情報が集まれば、この診断に取り組むことができます。

この問題に対して入院中の期待される結果は、次のようになります。

「生活上のニーズを満たすための計画を理解し述べることができる」

訪問看護師による家庭訪問時に評価の対象となる期待される結果は次のようになります。

「不安、恐怖、または怒りの訴えは最小限」

これら3つの感情は、〈非効果的コーピング〉の診断指標を示す決定的な手がかりとして、マニュアルに掲載されています。これらが減少すると、この診断は快方に向かっていることを示唆します。

H夫人のアセスメントは、看護師がアセスメントしながら同時に考えているという具体例を示しています。第14章では、これが臨床判断にきわめて重要なことを示します。前述したように、アセスメントおよび診断の技術は、経験を重ねることと、その経験を振り返ってみる（内省する）ことによって獲得できるものです。

文　献

1. Benson, H.（1996）. *Timeless healing*. Philadelphia: Scribner.
2. Gordon, M.（1994）. *Nursing diagnosis: Process and Application*. St. Louis: Mosby.（松木光子、他訳：看護診断；その過程と実践への応用、医歯薬出版、1998）

第13章 機能的健康パターン：看護専門領域への適応

これまでの章で見てきたように、機能的健康パターンは、個人、家族、地域社会のアセスメントに役立つものです。この章では、看護の専門領域への適応例と、さまざま年齢グループとケアのレベルにとって重要なアセスメント領域について考えてみましょう。

I 乳幼児と子供のアセスメント

　機能的健康パターンは、乳幼児および子供のアセスメントをする場合、入手できる他の成長や発達の評価ツールよりも、全人的で統合的なパターンのアセスメントに有効です。質問の仕方を少し変更すれば、これらの年齢グループに対して使えるのです（付録Cを参照）。1つだけ異なるのは規準（標準または期待される内容）です。例えば、新生児の「排泄パターン」（腸と膀胱）について親から入手した情報は、同じ新生児年齢グループに対する期待値と比較されます。この期待値は、排泄のコントロールができる成人とは大きく異なります。〈失禁〉とか〈セルフケア不足〉といった診断名は、乳幼児のパターンを記述する場合には使われません。なぜならば、この年齢グループでは、排泄のコントロールや自分のセルフケアができないのが基準、つまり当然だからです。子供が自分できちんと説明ができるようになるまでは、親から情報を入手します。

　思春期の子供は、通常、親の援助なしに情報を提供できるので、これまでに述べてきた個人のアセスメントはそのまま、思春期の子供に対しても使用できます。

　家族は子供の成長に大きな影響を与えます。そのため、親の健康パターンをアセスメントすることも大切になります。親の健康パターンは、子供のパターンを聴取する時に同時に行えばよいでしょう。家庭訪問をすると、家族と家庭にとって必要なことを多く学べます。子供の健康パターンが形成されるのは、家族であり家庭なのです。

II 老年看護と長期介護のアセスメント

　日本における高齢人口の増加は、国民、政府、また医療者の注目を集めています。平均寿命が大幅に伸び、高齢者の多くが長くなった人生を楽しんでいます。ただし、ほかの国々

と同様で、平均寿命の延長と高齢者に多い障害や疾患の早期予防に向けた対策との間には不均衡があります。そのため、全体的に見ると、病気や傷害が発生する頻度は増加しています。その結果、「活動－運動パターン」と「認知－知覚パターン」に属する問題が増加しています[1]。

病院やその他の施設で高齢者に接する場合、健康な高齢者に起こりやすい問題や、慢性疾患により起こりがちな問題を敏感にとらえることが大切です。高齢患者のアセスメントをする際には、看護師が、高齢者によく見られる問題ならびに高齢者の「強み」に注目することにより、診断エラーを避けることができます。

長期介護施設の入居者のアセスメントに関しては、アメリカでは、ミニマム・データセットが開発されました[6]。これには、「セクシュアリティ－生殖パターン」を除いた他のすべての機能的健康パターン領域におけるアセスメント項目が含まれています[6]。老年看護の専門領域と長期介護では、次のような状況がしばしば見られるものです。

A　健康知覚－健康管理パターン

高齢者の多くは、聴覚、視覚、記憶力の低下の影響で、次のような診断の危険因子を持っています。時に予防とリスク管理に注意する看護師が身近にいないために生じる〈健康管理不足リスク状態〉は、〈非効果的治療計画管理（特定分野の）〉または〈ノンコンプライアンス（特定領域の）〉につながってしまいます*。また、高齢者は、バランスや調整、その他の神経・筋・骨格系の問題により、〈身体損傷リスク状態〉、特に〈転倒リスク状態〉にあります。

ある程度健康状態が良好な場合、自分の通院治療などについて、学びたいと思っているものです（〈健康探求行動〉）。

B　栄養－代謝パターン

〈栄養不足〉は、高齢者が十分なカロリー、ビタミン、ミネラルを摂取していない時に生じるものです。この状態には、身体的な理由（例えば〈歯生障害〉）や精神社会的理由（例えば〈反応性うつ状態〉、〈悲嘆機能障害〉など）がある場合もあります。お金がない場合、人々は、時に食料品の買い物を控え、食事が不十分になることもあります。

看護診断名〈誤嚥リスク状態〉と〈嚥下障害〉は、脳卒中発生率の増加に伴い、高齢者看護でよく見られるものです。〈体液量不足リスク状態〉は、一部の慢性疾患でよく見られます（付録Bの診断を参照）。

高齢者の皮膚は若い人ほど回復力がないため、看護師は〈皮膚統合性障害リスク状態〉と〈褥瘡〉に注意しなければなりません。これらの状態は、患者にとっては非常に不快なもので、また治療費も高額になります。

C　排泄パターン

高齢になると、「排泄パターン」に機能不全が見られることがあります。〈失禁〉（付録Bを参照）や〈便秘〉の徴候と症状は見逃さないように注意すべきです。

D　活動－運動パターン

〈活動耐性低下リスク状態〉、〈活動耐性低下〉、〈身体可動性障害〉が原因となって、〈セルフケア不足〉、〈気分転換活動不足〉、〈家事家政障害〉、〈関節拘縮リスク状態〉、およびそ

---

*これらの3つの診断は重複している。これは引き続き注目を必要とする領域の1例である。日本のナースも、より有益なカテゴリーの開発に貢献していただきたい。

の他の状態が発症する可能性があります。がんの発生率の高さを考慮すると、〈消耗性疲労〉の徴候はアセスメントで見逃してはいけない問題です。高齢者は、関節の変化やバランスの問題などのために、〈歩行障害〉の症状を訴える場合もあります。

E 睡眠－休息パターン

高齢者の中には、若いとき以上に睡眠が必要だと感じる人もいれば、少なくても十分だと感じる人もいます。午睡のために〈睡眠パターン逆転〉が起こる場合もあります。

F 認知－知覚パターン

骨粗鬆症や関節炎による〈慢性疼痛〉あるいは〈関節痛〉は、高齢者のアセスメントでよく発見する診断です。〈混乱〉、〈思考過程混乱〉、〈記憶障害〉は、このパターンのアセスメントで見逃してはならない状態です。これらの状態は〈転倒リスク状態〉にもつながります。薬剤に関する判断の誤りが、〈非効果的治療計画管理〉につながりかねません。足などの感覚喪失も見逃してはいけません。これは、転倒・転落やその他の外傷を招きかねないからです。〈非代償性感覚喪失（聴覚、視覚）〉は QOL を低下させ、また〈転倒リスク状態〉を生じる場合があります。

G 自己知覚－自己概念パターン

虚弱な高齢者の場合は、〈恐怖（特定の）〉、〈不安〉、〈反応性うつ状態（特定状況の）〉、〈孤独感リスク状態〉、〈無力〉という状態を経験します。重篤な疾患では、〈絶望〉が現れるでしょう。加齢に伴う身体の変化から〈ボディイメージ混乱〉、そして知的鋭敏さの変化によって〈自己尊重慢性的低下〉という状態が生じるでしょう。

H 役割－関係パターン

かなりの高齢者の場合、友人や家族の死に直面し、しかも自分が独りの場合、〈慢性悲哀〉の徴候を経験するかもしれません。〈家族介護者役割緊張リスク状態〉、〈家族介護者役割緊張〉、〈サポートシステム不足〉は、配偶者やその他の親戚などの介護をしている高齢者をアセスメントする場合に見逃してはならない看護診断です。〈非効果的役割遂行〉は、定年退職したばかりの人が経験する困難を表す診断名です。

I セクシュアリティ－生殖パターン

配偶者と生活している健康な高齢者にとってこの分野での問題として最も一般的なのは、性交時疼痛（女性）や勃起不能（男性）などの〈性的機能障害〉です。このような問題が存在する時、看護師自身が高齢患者の性的問題やそれに対処するために高齢患者に対して行う介入方法に関する知識を得るまでは、ほかの医療チームメンバーに専門的アドバイスを求めるとよいでしょう。

J コーピング－ストレス耐性パターン

コーピングパターンはふつう年を追うごとに形成されるものです。問題は、以前のパターンが現在の問題に対処するのに十分なものかどうかということです。〈非効果的コーピング〉が見られるのは、その人が自分のストレス耐性を越える出来事に遭遇した結果かもしれません。

〈移転ストレスシンドローム〉は、高齢者が自宅から老人ホームやその他の施設へ転居した場合に経験する一連の問題を指します。報告によれば、同一老人ホームの中でさえも、居室を別の階に移動したり、部屋替えをしたり

することが、高い死亡率と関連しているとされています。人々はある種の日常生活には徐々に適応していくものですが、適応調節の認知力が低下している人には、環境の変化はストレスとなるものです。

K 価値−信念パターン

〈霊的苦悩〉は発生率こそ低いかもしれませんが、個人にとってその影響は大きく、ひどい悩みにつながります。定年退職した高齢者によく見られるのは、おそらく〈霊的安寧促進準備状態〉でしょう。このような高齢者は自分の内なる強みを認識しており、また成長・成熟するための時間もあります。看護師が〈霊的苦悩〉状態を発現する危険因子を認識していれば、適切な介入を行い〈霊的苦悩リスク状態〉を緩和できるかもしれません。

III リハビリテーション看護

リハビリテーション看護は、脳神経−筋骨格の問題を抱える患者が非常に多い専門分野です。アメリカリハビリテーション看護師協会は、大規模な研究を通じて、この領域で非常によく見られる14の診断名を確認しています。この研究には700名以上の看護師が参加し、145の看護診断名を評価しました。この領域で、ほとんど常に、あるいは非常に頻繁に見られると認識された14の診断名は以下の通りです[2]。

A 健康知覚−健康管理パターン

可動性の問題を抱える患者には、転倒・転落やその他の外傷の危険因子が見られることを考えると、これらの患者に対しては、このパターンで〈身体損傷リスク状態〉、〈転倒リスク状態〉と診断される率が高いことがうなずけます。

B 栄養−代謝パターン

〈皮膚統合性障害リスク状態〉も、この領域で発生頻度が高い問題だと評価されています。脳卒中を発症する患者の頻度が高いために、〈嚥下障害〉もよく見られる診断です。

C 活動−運動パターン

上記の研究では〈身体可動性障害〉が、発生頻度が高く治療優先度が高い診断名のうちで最高でした。93％の看護師が、この診断名はほとんど常に、あるいは非常に頻繁に見られると評価しました。〈セルフケア不足（入浴、更衣、整容、排泄、摂食）〉も、この領域ではよく見られる診断です。〈移乗能力障害〉、〈車椅子移動障害〉、〈歩行障害〉は、この専門領域で見られる可動性関連の診断名です。〈活動耐性低下〉のアセスメントも重要で、特に心臓疾患や肺疾患の患者のリハビリテーションではそのアセスメントが大切です。

D 認知−知覚パターン

〈知識不足〉は、患者が障害やそれに関連する問題を抱えながら生活することを学習する病棟では、頻繁に見られると考えてよいでしょう。〈急性疼痛〉もこのパターンで頻回に見られる診断です。

E 自己知覚−自己概念パターン

〈恐怖（特定焦点の）〉は、高い頻度で見ら

れ、治療優先度の高いものでした。将来の障害や自立の喪失についての恐怖は、この専門領域ではよく見られるものです。

F 役割－関係パターン

このパターンで挙げられた診断名は、〈言語的コミュニケーション障害〉でした。失語症はこの領域ではよく見られる症状で、〈言語的コミュニケーション障害〉を発現させます。

G リハビリ専門領域：脳卒中

上記の研究サンプルの看護師のうち54名が脳卒中病棟に勤務していました。これらの看護師も、上記に挙げた診断名を頻度が高いとしていましたが、それに加え、〈片側無視〉、〈誤嚥リスク状態〉、〈床上移動障害〉、〈認知障害リスク状態〉も、この領域で頻繁に見られる診断でした。

H リハビリ専門領域：頭部外傷

74名の看護師が、頭部外傷病棟に勤務していました。上記に加え、この領域で頻度が高い診断名として認識されたのは、〈思考過程混乱〉、〈非代償性記憶喪失〉、〈認知障害リスク状態〉、〈注意集中不足〉でした。

I リハビリ専門領域：脊椎損傷

脊椎損傷は、もう1つのリハビリテーション看護の中の専門分野です。78名の看護師がこの種の病棟に勤務していました。上記に加え、さらにこの分野で頻繁に見られる問題は、〈皮膚統合性障害〉、〈便失禁〉、〈非効果的セクシュアリティパターン〉、〈性的機能障害〉、〈自律神経反射異常亢進リスク状態〉、〈感染リスク状態〉、〈尿失禁〉でした。これらはすべて、この患者グループで頻度が高いと考えてよい診断名です。

IV 在宅ケア看護

アメリカ東部のある在宅看護師協会が100名程度の看護師を対象にした小規模研究を行いましたが、その中でほとんどの看護師が、自分たちのケア領域でほとんど常に、あるいは非常に頻繁に見られる診断名は、上記の一般的リハビリテーション看護と似ていたが、頻度の高い順位は異なっていたと報告しました[3]。〈身体可動性障害〉がリハビリテーション看護では頻度が最も高い診断でしたが、在宅ケア看護では、〈知識不足〉が最も頻度の高い診断でした。これは当然の結果かもしれません。患者が自宅へ帰り、自分の健康管理を自分で行わなければならないようになった時、十分な技術的情報を持ち合わせていないことは十分考えられることだからです。

第1章で述べたように、ある特定の患者グループで頻繁に起こる診断名がわかっている時には、それを考慮に入れてアセスメントを行わなければなりません。その診断の発生頻度を知っていれば、その状態を知る手がかりにもより敏感になれるはずです。

V 重度集中ケア看護

通常、重度集中ケア病棟では、必要な情報のほとんどが、観察または家族からの報告によって集められます。集中治療室の患者は身体的に不安定な状態であり、精神科集中治療室の患者の場合は、心理的に不安定な状態にあるのが一般的です。また、呼吸器、心臓、脳神経、あるいは心理状態が不安定な患者には、20分間の看護歴聴取や診察に耐えるだけの体力はないでしょう。このような患者に対する完全な機能的健康パターンのアセスメントは、患者が集中治療室から出てから行えばよいでしょう。

ただし、集中治療室の患者に対しても、最初のアセスメントで見逃してはならない診断がいくつかあります。以下はある研究結果をまとめたものですが、この研究では、600人以上のアメリカ人の重度集中ケア看護師が、集中治療領域で発生頻度が高く、また治療上の優先順位も高い診断を指摘しています[4]。この専門領域でのアセスメントでは、看護師は以下に紹介するよく見られる診断に特に注意を払っています。

A 健康知覚－健康管理パターン

〈感染リスク状態〉が、重度集中ケア領域ではほとんどのすべての患者に見られるもので、ほとんどいつも治療上で優先される状態だとした看護師の割合は、この研究中で最高でした。その危険因子は頻回にアセスメントされるべきで、特に、免疫系の低下、外傷、全身衰弱、外科切開創のある患者の場合、頻繁に行うべきです。

混乱していたり、見当識を失っている患者の場合、〈身体損傷リスク状態〉、〈窒息リスク状態〉の危険因子をアセスメントする必要があります。ベッドから出ようとしたり自分に付いているチューブや器具をはずそうとしたりする患者も、これらの診断の可能性を確認する必要があります。特に、乳幼児や子供の場合は、窒息リスク状態をアセスメントすることが重要です。

B 栄養－代謝パターン

精神集中治療室で、活動亢進や見当識障害がある患者には、〈栄養不足リスク状態〉*、〈体液量不足〉が生じる場合があります。内科・外科集中治療室でも、これらの問題が医学的治療に組み込まれ管理されていなければ、発生する可能性があります。

〈褥瘡リスク状態〉*は、ギプスや牽引などの器具や抑制のために身体の自由が利かない患者や床上安静の患者の場合、この診断の危険因子に最大の注意を払う必要があります。危険因子に注意することにより、褥瘡やその他の圧迫性潰瘍を予防することができます。

〈非効果的体温調節機能〉は、未熟児のケアをする新生児集中治療室で、特に注意される問題です。大人で脳の温度調節中枢に損傷のある人にも、この問題が見られる場合があります。

C 排泄パターン

〈便秘リスク状態（宿便に至る）〉は、特に数日間にわたって集中治療を受ける患者の場合、この状態を予防するために、毎日観察することが不可欠です。精神科の集中治療で使用される一部の薬剤が、副作用として便秘傾

---

*NANDA看護診断は、〈栄養摂取消費バランス異常：必要量以下〉と〈皮膚統合性障害〉である。

向を引き起こす場合があります。

〈完全尿失禁〉は、意識のない患者によく見られる症状です。医師が留置カテーテルの挿入を処方した場合、診断名は〈完全尿失禁（留置カテーテル）〉と記録します。カテーテルのケアは、看護師の責任で、〈失禁〉が解決されるまで続けます。

D 活動－運動パターン

集中治療を受けているほとんどの患者に〈活動耐性低下リスク状態〉が見られます。集中治療室でのアセスメントと診断は、ある程度自分でセルフケアを始めたが、まだ耐性低下の危険因子が存在する患者に対象を絞って行います。

〈全体的セルフケアの不足（レベル3～4）〉という診断は、入浴、更衣、整容、排泄、食事などのセルフケアが自立してできないことを意味しています。患者が生理的にあるいは精神的に非常に不安定な状態で、何らかのセルフケアを行う受容力がない場合です（もちろん、そのような技能を獲得していない子供は対象となりません）。

この診断は集中治療患者すべてに該当するともいえますが、それでも大人の場合ははっきりとこの診断を下すことが必要です。それを記録しておかなければ、スタッフの数が減らされる可能性もあり、また患者についての医学診断および看護診断の全体像が不完全になってしまいます。さらに、患者の状態が変化するにつれ、患者の依存度が変化し、それが回復度を示す徴候になります（47頁の機能レベル分類1～4を参照）。

〈関節拘縮リスク状態〉になる危険因子は、通常、2日以上不動状態が続くと見られます。

〈非効果的気道浄化〉は、特に呼吸器系疾患の患者や、昏睡または半昏睡状態にある患者の場合によく見られる状態で、アセスメントが必要です。

E 睡眠－休息パターン

睡眠・覚醒のサイクルのアセスメントは、集中治療室に入った患者全員に対して行われるべきです。〈入眠困難〉と〈睡眠パターン混乱〉が頻繁に見られる状態です。治療しないままにしておくと、〈睡眠剥奪〉を引き起こす可能性があります。

F 認知－知覚パターン

〈急性疼痛〉は、集中治療でほとんど常に存在する看護診断です。アメリカの重度集中ケア看護師を対象とした研究では、この診断が〈感染リスク状態〉とともに第1位に挙げられています[4]。

視覚と聴覚の障害のアセスメントは不可欠です。〈非代償性感覚喪失（特定の）〉は、集中治療室の患者の不安や認知混乱を増大させる場合があります。また、集中治療室の患者には〈感覚減弱〉、〈感覚過負荷〉、〈認知障害リスク状態〉が生じることもあります。幻覚的な経験や悪夢についての口頭による訴えがあれば、アセスメントする必要があります。重篤な患者には〈急性混乱〉または〈慢性混乱〉が生じることもあります。また、これらの状態は、集中治療室という環境から生じる〈感覚減弱〉や〈感覚過負荷〉によって引き起こされる場合もあります。

患者や家族が複雑な治療に関する意思決定を迫られている場合、〈意思決定葛藤〉を示す手がかりがないかアセスメントすることが大切です。

G 自己知覚－自己概念パターン

重度集中ケアでは、〈恐怖（特定の）〉、〈不安〉、〈死の不安〉などがよく見られます。患者や家族にこのような状態の手がかりがある

看護専門領域でよく見られる看護診断

1. 老年看護・長期介護

健康知覚ー健康管理パターン	健康管理不足リスク状態 非効果的治療計画管理 ノンコンプライアンス 身体損傷リスク状態 転倒リスク状態 健康探求行動
栄養ー代謝パターン	栄養不足 歯生障害 誤嚥リスク状態 嚥下障害 体液量不足リスク状態 皮膚統合性障害リスク状態 褥瘡
排泄パターン	失禁 便秘
活動ー運動パターン	活動耐性低下リスク状態 活動耐性低下 身体可動性障害 セルフケア不足 気分転換活動不足 家事家政障害 関節拘縮リスク状態 消耗性疲労 歩行障害
睡眠ー休息パターン	睡眠パターン逆転
認知ー知覚パターン	慢性疼痛 混乱 思考過程混乱 記憶障害 非代償性感覚喪失
自己知覚ー自己概念パターン	恐怖 不安 反応性うつ状態 孤独感リスク状態 無力 絶望 自己尊重慢性的低下 ボディイメージ混乱
役割ー関係パターン	慢性悲哀 家族介護者役割緊張リスク状態 家族介護者役割緊張 サポートシステム不足 非効果的役割遂行
セクシュアリティー生殖パターン	性的機能障害
コーピングーストレス耐性パターン	非効果的コーピング 移転ストレスシンドローム
価値ー信念パターン	霊的苦悩 霊的苦悩リスク状態 霊的安寧促進準備状態

2. リハビリテーション看護・在宅ケア看護

健康知覚ー健康管理パターン	身体損傷リスク状態 転倒リスク状態
栄養ー代謝パターン	皮膚統合性障害リスク状態 嚥下障害
活動ー運動パターン	身体可動性障害 セルフケア不足 移乗能力障害 車椅子移動障害 歩行障害 活動耐性低下
認知ー知覚パターン	知識不足 急性疼痛
自己知覚ー自己概念パターン	恐怖
役割ー関係パターン	言語的コミュニケーション障害

3. 重度集中ケア看護

健康知覚ー健康管理パターン	感染リスク状態 身体損傷リスク状態 窒息リスク状態
栄養ー代謝パターン	栄養不足リスク状態 体液量不足 体液量過剰 褥瘡リスク状態 非効果的体温調節機能
排泄パターン	便秘リスク状態 完全尿失禁
活動ー運動パターン	活動耐性低下リスク状態 全体的セルフケア不足 関節拘縮リスク状態 非効果的気道浄化 心拍出量減少 ガス交換障害 非効果的組織循環
睡眠ー休息パターン	入眠困難 睡眠パターン混乱 睡眠剥奪
認知ー知覚パターン	急性疼痛 非代償性感覚喪失 感覚減弱 感覚過負荷 認知障害リスク状態 急性混乱 慢性混乱 意思決定葛藤
自己知覚ー自己概念パターン	恐怖 不安 死の不安 無力 自己尊重慢性的低下 ボディイメージ混乱
役割ー関係パターン	予期悲嘆 未解決の自立ー依存葛藤 家族機能破綻 弱い親乳児間愛着 言語的コミュニケーション障害
コーピングーストレス耐性パターン	非効果的家族コーピング 回避的コーピング 否認
価値ー信念パターン	霊的苦悩 霊的苦悩リスク状態

場合は見逃してはなりません。意識がありながら、自分の身体や治療に関係した意思決定をあまりコントロールできない患者には、しばしば〈無力〉が見られます。

患者に意識があり、さらに広汎で容姿を変容させる手術、外傷、熱傷、あるいは衰弱がひどい内科系疾患などを経験した後では、〈自己尊重慢性的低下〉、〈ボディイメージ混乱〉にも注意すべきでしょう。

H 役割－関係パターン

外傷、手術、病気の後、患者に意識がもどり始めるとすぐに、患者は自分の将来などを考え、悲嘆にくれる場合があります。これは〈予期悲嘆〉と呼ばれます。

〈未解決の自立－依存葛藤〉は、病気が危機的状況を脱するようになる頃に見られます。患者は、依存性に対する葛藤を言葉で表現したり、治療計画に反する自立した行動をとったりする場合があります。

患者の病気に関係した恐怖、罪悪感、不安、役割の混乱などが、家族間の対立や家族の崩壊という形で現れ、〈家族機能破綻〉を生じる場合があります。親と新生児が長期間離ればなれになる新生児集中治療室では、〈弱い親乳児間愛着〉を示す手がかりを見逃さないようにしなければなりません。〈言語的コミュニケーション障害〉は、患者や家族に不安、恐怖、無力感を生じる可能性があります。

I コーピング－ストレス耐性パターン

死にゆく人を心理的に放棄する態度は、非効果的家族コーピングの1つの手がかりといえます。〈回避的コーピング〉や〈否認〉は、危機に際しては有効な場合もあり、治療を必要とする状態だとは一概に診断すべきではありません。危機の初期段階には、患者や家族に〈否認〉が見られることがありますが、それによって、当事者は、悲劇的な出来事を十分に理解するために必要な時間を得ているのかもしれません。介入すべきかどうかは、その〈否認〉によって他の問題が生じているかどうかを見て判断します。

J 価値－信念パターン

病気の危機的な段階では、身体的苦しみや死を考えて〈霊的苦悩〉を経験する場合があります。また〈霊的苦悩リスク状態〉への危険因子が見られることもあります。

以上述べたさまざまな状態は、生命を脅かす病気を集中的に治療している段階でアセスメントできる健康問題です。〈心拍出量減少〉、〈ガス交換障害〉、〈非効果的組織循環〉、〈体液量過剰〉、その他多くの疾患関連の状態も存在しています。これらの状態には、医師と看護師が協働で治療に当たります。生理的に危機状態にある段階では、その治療計画の第1責任は医師にあります。医師の治療計画の実施、1日24時間の観察、そして報告が、看護師が医師と協働で仕事をすすめる領域で、看護実践で高レベルの臨床判断が必要とされる領域です。集中治療期は、このような協働的な活動と看護診断に基づくケアの両方が行われています。

VI 在院期間が短い病棟

ほとんどの場合、回復室、分娩室、手術室、救急室など在院期間が短い病棟では、完全な看護歴を聴取するのは適切ではないでしょう。通常、スクリーニング・アセスメントを行う

とよいでしょう。もし、患者がそれほど急を要さない問題で救急室へやって来た場合には、看護判断によって、一般外来へ照会するか、家へ帰す前に、必要なアセスメントの程度を決めます[5]。

長期介護を行うナーシングホームでは、ミニマム・データセットが使用されます。これには、「セクシュアリティー生殖パターン」を除いた他のすべての機能的健康パターンにおけるアセスメント項目が含まれています[6]。

VII アセスメントに関する一般的注意事項

本章とここまでの章では、アセスメントの内容とそのさまざまなタイプについてお話しました。11の健康パターンのそれぞれに使えると思われるアセスメント指針を説明し、現在認定されている診断の一覧もつけました。これらはあくまで指針であることを忘れないでください。実際の質問は、実際の状況に照らし合わせて考えていきます。そうしないと、アセスメントをスムーズに行えなくなり、そのことに患者も看護師も気づきます。

患者に質問をする際、その質問の仕方は次の3つの条件を満たさなければなりません。
①質問は、患者が理解できる言葉と明快な表現でなされること。
②質問は、状況の前後関係の中で形成され、話し合いの中に巧みに盛り込まれていること。
③質問は、適切で、敬意に満ち、相手への思いやりや理解が感じられるものであること。

アセスメント用の質問を考えるときに念頭に置くべき1つの指針は、患者（または家族）に自分は支持されていると感じてもらえるように、また気分を楽に持ってもらえるように気をつけることです。これまでにも述べてきたように、矢継ぎ早に多数の質問をすることは避けます。まるで「尋問」のようになるためです。初回アセスメントの目的は、治療的な関係を確立することと、診断と治療のための情報を収集することです。収集された情報をどう扱うべきかが、次の第14章の主題になります。

文　献

1. Rantz, M., Vinz-Miller, T., and Matson, S. (1995). Nursing diagnoses in long-term care: A longitudinal perspective for strategic planning. *Nursing Diagnosis*, 6: 56-62.
2. Gordon, M. (1995). RNF Project on high frequency-high treatment priority nursing diagnoses in Rehabilitation Nursing, Part I *Rehabilitation Nursing Research*, 4: 3-10.
   Gordon, M. (1995). RNF Project on high frequency-high treatment priority nursing diagnoses in Rehabilitation Nursing, Part II *Rehabilitation Nursing Research*, 5: 38-46.
   Gordon, M. (1996). Report of an RNF Study: Diagnostic Criteria for Selected Rehabilitation Nursing Diagnoses. *Rehabilitation Nursing Research*, 5: 1-6.
3. Gordon, M. & Butler-Schmidt, B. (1997). High frequency-high treatment priority nursing diagnoses in home health care nursing. In Rantz, M. & LeMone, P. *Classification of Nursing Diagnoses: ,. Proceedings of the Twelfth Conference*. Glendale, CA: Cinahl Information Systems. pp. 159-160.
4. Gordon, M. (1996). High risk diagnoses in critical care. In Carroll-Johnson, R. M. & Paquette, M. (1994). *Classification of Nursing Diagnoses: Proceedings of the Tenth Conference*. Philadelphia: Lippincott. pp. 250-254.
5. Corrigan, J.O. (1986). Functional health pattern assessment in the emergency room. *Journal of Emergency Nursing*, 12: 163.
6. Morris, J.N., et al. (1990). Designing the national resident assessment instrument for nursing homes. *The Gerontologist*, 30 (3): 293-307. ツールは米国老年学会が定期的に改訂している。

第14章

データから診断へ

　アセスメントを通じて情報が集まるにつれ、これまで得られた手がかりの説明となる「事柄が頭に浮かぶ」ようになります。人の知性はせっかちなもので、「これは何だろう。なぜそれが起こったのか」とすぐに答えを知りたがります。日常生活でもそうですが、診断時にも、知性は記憶の中に蓄積された情報を使って、手がかりを解釈しようとします。

　アセスメントの初めの段階では、これらの解釈はまだ非常に大雑把か、暫定的な看護診断程度の具体性があるのみです。例えば、やせた高齢の女性が「ここ何か月か食欲がなくて」と訴えた場合、看護師が考えそうな1つの可能性は、「栄養摂取の問題」か、もう少し具体的には「栄養不足：カロリー摂取」といったものでしょう。それからどうなるのでしょうか。情報が増えるにつれて、手がかりの意味が次第に明らかになり、診断の可能性も正確さを増していくのです。

　以前は、医学生や看護学生は、すべての情報を収集するまで、解釈を行ったり判断を下したりすべきではないと教えられていました。「結論に飛びついてはいけない」と言われていたのです。これはある意味では正解です。アセスメントが終了したら、情報収集の途中で下した暫定的な診断的判断を、収集したすべての情報に照らして再検討する必要があります。ただし、「頭に浮かんだ事柄」をさらにアセスメントしなければ、看護師は、後でカルテに記録する段になって、診断を確定するにも却下するにもまだ十分な情報が収集されていないことに気づくことになるでしょう。

　本章では、看護師がどのようなプロセスを経て診断を下すかを説明します＊。看護診断の使用にまだ熟練していない看護師（ということは大半の看護師ですが）は、たぶん分析的な方法（analytical approach）を使うと思われます。エキスパート看護師（10年くらい臨床で看護診断を使用している）は、おそらく直観的で非分析的な方法（non-analytic approach）を使います。両方の方法を考慮することが必要でしょう＊＊。臨床上の推論や判断を行う上

＊これは、ナースが診断的判断を下すときに使用する認知プロセスと思われるものの説明である。現時点では、臨床判断がどのように下されるかを正確に説明するための研究はまだ十分に行われていない。したがってここでは、人間の判断に関する研究および臨床心理学と医学での判断に関する研究に基づいて、ある程度の一般化が行われている。医学分野の例を用いた全般的な文献は、Kassirer, J. P. and Kopelman, R. I.（1991）. *Learning clinical reasoning*. Philadelphia: Williams and Wilkins である。以下の文献は、この主題に関する理論と研究を看護との関連の中で論評したものである。Gordon, M.（1994）*Nursing diagnosis: Process and application*. St. Louis: Mosby（松木光子、他訳：看護診断；その過程と実践への応用、医歯薬出版、1998）。

＊＊看護における初心者と熟練者の実践方法についての考え方は、P.ベナー（Benner, P.）（1984）によって導入された。Benner, P.（1984）. *From novice to expert*. Menlo Park, CA.: Addison-Wesley（井部俊子監訳：ベナー看護論 新訳版；初心者から達人へ、医学書院、2005）。ベナーはその後もこの分野の研究を続けている。

で、論理的（分析的）方法と直観的（非分析的）方法をいかに組み合わせるかは、診断の状況によって左右される場合があるからです。

I どのような情報が重要か

どのような情報が大切でしょうか。アセスメントの最中、どの手がかりに注目すればよいのか、どのようにすれば判断できるのでしょうか。機能的健康パターン・アセスメントで得られた情報は、それが健康上の問題を示唆するものであれば、重要な情報です。私たちの判断に影響を与える1つの情報を「手がかり」（cue）と呼ぶことにしましょう。つまり、看護診断の手がかりです。こんなことをいうと、探偵の仕事のように聞こえますか。あなたがそう思っても、それはあながち見当違いではありません。診断のために推論をしていくことは、刑事が手がかりを追求するのに非常によく似ています。また、1つ1つの手がかりをつなぎ合わせるパズルにも似ています。

A 基準値と期待値

アセスメントで得られた情報は、基準値（norm）または期待値（expectation）を使って分析します。それによってパターンが機能的か、機能不全か、潜在的機能不全かを決定します。基準値とは、その母集団またはグループにおける平均値（量的または質的）です。基礎的な看護教育で学習する基準値の例には、年齢、発達段階、文化による基準値があります。例えば、1日に最低必要とされる栄養素のタイプがあり、血圧には期待される値があります。別の例を挙げれば、35歳の人には、自分の持つボディイメージについて述べること、またその知覚が現実に近いことが期待されます。1歳児の場合はそれなりにボディイメージを形成してはいますが、それを述べる能力は期待されていません。「正常、あるいは基準」の値についての知識が、診断に際しては重要になります。基準値は、期待すべき数値や手がかりを判断するための参照値となるからです。

B 教科書に出て来るような臨床事例

教科書に出て来るような臨床事例とは、特定の状態の最も妥当性のある例のことを指しています。典型例とよばれるものです（例：はしかの典型例、不安の典型例）。アセスメント情報の重要性を判断するとき、これらの典型例を参照値として使いながら、情報の認識や命名（ネーミング）を行います。学習が進むにつれ、これらの概念、つまり典型例は、次第に体系化され記憶に蓄積されます。

II 健康パターンのタイプ

教科書や、教師や、臨床経験から得られた臨床知識は、記憶に蓄積された看護知識となります。そして、よく見られる健康問題（医学的診断や看護診断）に関するこのような知識を使って、どのような情報が重要であるかを判断します。その情報とは、機能不全パターン、潜在的機能不全パターン、または機能パターンを指し示す手がかり（徴候または症状）です。

A 機能不全パターン

行動が期待値や基準値に達しない場合、そのことは重要な情報です。そのような情報は看護師の注意を促します。体幹から左膝の下までギプスを装着している、45歳の建設業者を例にとって考えてみましょう。左右へ寝返りを打つことができず（手がかり）、またベッドの足元の方へ体がずり下がっても体位を直すことができません（手がかり）。これは看護師の注意を促す重要な情報でしょうか。それはなぜでしょう？

この2つの情報は、〈床上移動障害〉という診断を下すための診断手がかり（diagnostic cue）です*。診断手がかりは見逃してはいけません。看護診断の可能性を示唆するものだからです。これが、看護師が機能不全パターンを示す手がかりに注意を払わなければならない1つの理由です。2つめの重要な理由は、この手がかりが意味することです。もし看護介入が行われなければ、ベッドからかかる上方向の圧力と身体からかかる下方向の圧力（重力）に挟まれて、毛細血管が閉鎖され（32mmHg以上）、それにより骨突出部への血液供給が止まり、その結果褥瘡ができてしまいます。上記の「なぜ」に対する解答は、診断が〈床上移動障害〉であり、しかもそれが〈褥瘡〉の危険因子でもあるから、ということになります。看護の対策としては、患者にモンキーバーの使い方を指導し1～1.5時間おきに体位を変換することです。

アセスメント時に、複数の問題が明らかになってくることがあります。その場合、1つの問題が他の問題の原因となっていることもあります。例えば、〈入眠困難〉が睡眠－休息の機能不全パターンとして、また〈不安〉が自己知覚－自己概念の機能不全パターンとして認識されたとします。この2つは互いに関係があるでしょうか。〈不安〉が〈入眠困難〉の原因となっている可能性はあるでしょうか。この因果関係は、看護師が自分の臨床知識を使って判断するものです。後で詳しく示しますが、このように認識された複数の問題を結び付けていくことによって、看護診断はなされていくわけです。

看護診断の記述は、問題と関連因子という2つの要素で構成されています。関連因子とは原因または可能性の高い原因で、健康問題の理由に当たるものです。健康問題には、複数の因子が関連していることもあります。例えば、看護診断名は〈セルフケアの不足／活動耐性低下〉というように記述されます。この記述中の「／」は「～に関連した」または「～に起因する」を意味する省略記号です（看護師はほとんどの国で省略記号を使っています）。

B 潜在的機能不全パターン

情報は、それがある問題の危険因子である場合、重要となります。危険因子とは、観察可能な徴候、言葉による訴え、状況的特性などで、潜在的な問題やリスク状態の指標となるものをいいます。

例えば、心筋梗塞を起こしてから4日経ったS氏の場合を考えてみましょう。S氏は看護師に、床上安静していなければならないことや、介助や監督なしには起きあがることも許されないことが不満だと繰り返し訴えています。床上安静はもう十分したし、仕事のことがいろいろ気がかりだというのです。入院時に、看護師は〈ノンコンプライアンスリス

---

*診断手がかりは「止まれ」「よく見よ」「よく聞け」という意味の赤旗と考えることができる。手がかりとは、健康問題を指し示す徴候または症状である。「診断手がかりは、健康問題の決定的指標となる観察可能な徴候、言葉による訴え、または状況の属性である。ある診断の可能性に強い影響を与える具体的な判断基準である。別の観点からいえば、ある特定の診断が存在するとき、ほとんど必ず存在する徴候または症状が診断手がかりである。診断手がかりは診断指標である」。[1]

ク状態（活動処方）〉という診断を下していました。看護師の持っているどのような情報がこの診断を正当化できるのでしょうか。その情報は十分なものでしょうか。

寝ていたくない、もう十分な休息をとった、援助なしに自分で起きたいという訴えは、S氏が〈ノンコンプライアンスリスク状態（活動処方）〉にあることを示しています。これらの訴えは危険因子です。リスク状態を記述する診断名（リスク型看護診断）には、診断指標ではなく、危険因子が示されています。危険因子は看護介入の焦点です。危険因子は、看護介入によって、減少したり取り除いたりできる可能性があるので、認識しておくべき重要なものです。

リスク型看護診断では、関連因子や原因は記述されていません。その理由は、まだ発生していない状態の原因を特定することは不可能だからです。したがって、リスク型看護診断には、原因も関連因子も付記されません。例えば〈身体損傷リスク状態〉とか〈感染リスク状態〉と記述するだけになります。潜在的機能不全パターンのリストは付録Fに挙げています。

C　機能パターン（強み）

機能パターンは健康な状態を意味しています。つまり、個人、家族、または地域社会の強みを記述します。健康的なパターンの認識は重要です。なぜなら強みは、問題への対処に利用することができるからです。

現在のところ、「健康」や「ウェルネス」の診断（ウェルネス型看護診断）をどのように記述すべきかについては、まだ同意が得られていません。これらの診断には、「促進準備状態」というものも含まれます。付録Fを参照にしてください。〈〜促進準備状態〉という診断を下すには、自分の健康をさらに増進させたいという希望を患者自身が述べなければなりません。このような診断は、正常範囲にはあるけれども改善の余地がある生活過程を表すものだと言う人もいます。これらの診断は、問題でもリスク状態でもありません。1例を挙げると、〈ペアレンティング促進準備状態〉がそうです。

先に、どのような情報が重要かという質問を提起しました。現在までのところでは、その答えは次のようなものです。

①看護診断あるいは機能不全パターンを指し示す診断手がかりと呼ばれる情報
②潜在的機能不全パターンの徴候である危険因子

この質問に対する次の段階の答えは、看護診断の構造と定義（診断のカテゴリー）に関連してきます。

III　看護診断の定義

文献で看護診断を説明するのに使用する表現はさまざまです。どのようなことを論議しているかによって使われる言葉は異なってきます。看護診断という用語には2つの意味があります。
①健康問題／状態を表す名前（例：自己尊重慢性的低下）

②プロセス（「私は看護診断をしました」）

機能的健康パターンの枠組みにおいては、看護診断とは健康の機能不全あるいは潜在的機能不全パターンを意味します。

機能的枠組みは、概念上の焦点、つまり人間の機能への焦点を提供します。すでに述べたように、国際的あるいは全国的な各種看護

協会、看護診断学会、免許発行母体は、概念的な焦点を含まない、より抽象的な定義を使用しています。もし、これらの組織が看護診断に概念的焦点を含むとすれば、どれを使用するでしょうか。

第1章では、看護には複数の理論が存在すると述べました。つまり、看護の哲学、定義、焦点について、誰もが同じ考えを持っているわけではないということです。論理的には、看護の焦点はすなわち、看護診断の焦点です。もし、全国レベルの看護組織の1つが、1つの理論的枠組み（例：ロイ・適応モデルの枠組み）を採用したならば、他の枠組み（例：オレム・セルフケアの枠組み）を使用している看護師たちはその組織の定義は使用しないでしょう。そのために、北アメリカ看護診断協会は、具体的な概念的焦点を含まない定義を使用しているのです[1]。

看護診断とは、実在または潜在する健康問題／生活過程に対する個人・家族・地域社会の反応についての臨床判断である。看護診断は、看護師に責務のある目標を達成するための看護介入を選択する根拠を提供するものである[1]。

看護診断は臨床判断であるということを理解することが大切です。これは、ただ1つの徴候や症状ではなく、徴候や症状のクラスター（かたまり）が1つの看護診断を確定することを意味します。骨突出部の皮膚の発赤、呼吸困難、チアノーゼ、黄疸などは看護診断ではありませんが、これらがある看護診断を確定する徴候と症状のクラスターの一部となることがあります。診断的判断には、①手がかりを診断の徴候または症状として認識すること、②一連の手がかりとある診断との関係を認識することが必要です。後で説明しますが、正確な看護診断には、診断カテゴリーの徴候と症状についての知識が不可欠です。

どれが看護診断でどれがそうでないかは、必ずしも常に明確だとは限りません。

表14-1の特性がその判断に役立つでしょう。以下のうちどれが看護診断でしょうか。先に進む前に看護診断を○で囲んでください。

1. 留置カテーテル
2. 肺水腫
3. 分離の不安
4. 教育を必要とする
5. 怒っている
6. 感染症

何が看護診断で、何がそうでないかを判別できることは大切です。上記の「留置カテーテル」はチューブの1種で看護診断ではありません。「肺水腫」と「感染症」は医師の介入を必要とする医学的状態です。「分離の不安」は新生児集中治療室や、小児病棟のほか、ときには成人のケアでも使用される看護診断です。「教育を必要とする」は治療の指示で、「怒っている」は1つの症状です。

本やマニュアルで目にするもう1つの診断カテゴリーの定義法は、構造による定義です。1つのカテゴリーには、診断手がかりと支持手がかりが含まれています。前述したように、診断手がかり（diagnostic cues）は、診断に不可欠な診断基準（clinical defining characteristics）です。支持手がかり（supporting cues）は、年齢／発達段階、文化、民族グループ、併発している他の医学や看護の問題などによって、存在する場合としない場合がある徴候や症状です。NANDAの出版物には診断指標は示されていますが、診断基準はまだ含まれて

表14-1　看護診断名として表示された状態の特性

1. 看護師は、診断を推論するプロセス（アセスメント、問題の確認）を通じてその状態を認識できる。
2. その状態は、主に看護介入によって解決可能である。
3. 看護師が、その状態に関連した患者／クライエントの成果に対し責任を負う。
4. 看護師が、その状態に関する研究とその治療および予防に責任を負う。

いません[1]。なぜならば、何が不可欠な手がかりかを明らかにする研究がまだ十分に行われていないからです。

北米で出版されたマニュアルには、いくつかの看護診断に診断手がかりと支持手がかりを明記しているものがありますが、明記された手がかりはごく限られた研究や専門家の意見に基づくものです[2]。さらに、これらの研究と意見は、別の文化（アメリカ）を対象にしたものです。世界の他の地域社会で認識された診断については、日本における文化的視点から点検し直してみることが大切です。日本では、急性期によく見られる診断を中心とした12の診断（表14-2 参照）に関する研究が行われています[3]。

IV 診断記述の構造

診断記述は、介入（治療）内容を決定するために使われます。したがって、診断記述は明快で簡潔であることが大切です。これには、PES形式が便利だと考える看護師がいます。PESには次の内容が含まれます。

P（problem）＝問題
E（etiology）＝原因または関連因子
S（signs and symptoms）＝PとEを裏づける徴候と症状

上述したように、複数の問題は相互に関連している場合があることを思い出してください。アセスメントから問題が見えてきますが、「何がその問題を引き起こしているか」を明らかにするのは推論です。例えば、重度の肺気腫の患者には〈活動耐性低下〉があるために、〈摂食セルフケア不足〉が存在する可能性があります。別の例を挙げると、ある患者には〈睡眠パターン混乱に関連した不安〉という診断がついたり、また別の患者には〈不安に関連した睡眠パターン混乱〉という診断がついたりする場合があります。どういうことなのか注意してみてください。診断用語は辞書のように使われています。

診断記述の中の用語を結び付けて、看護師は推論します。推論は特定の患者のアセスメント情報に基づいています。看護師はこの推論をどのように行っているのでしょうか？ 看護師は、看護の科学、臨床経験、専門家の意見などから学んだ、記憶に蓄積された知識を使っているのです。図14-2がその関係を示しています。

以下の例で〈活動耐性低下に関連した摂食セルフケア不足〉の診断記述の正当性を考えてみましょう。

表14-2 日本でよく見られる12診断

不安
知識不足（特定の）
非効果的個人コーピング
睡眠パターン混乱
疼痛（特定タイプと部位の）
絶望
入浴／清潔セルフケア不足
更衣／整容セルフケア不足
排泄セルフケア不足
摂食セルフケア不足
皮膚統合性障害
感染リスク状態

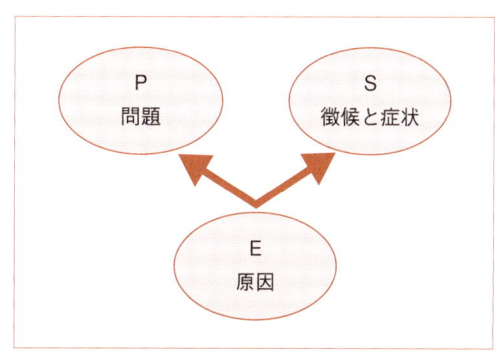

図14-1 PES形式

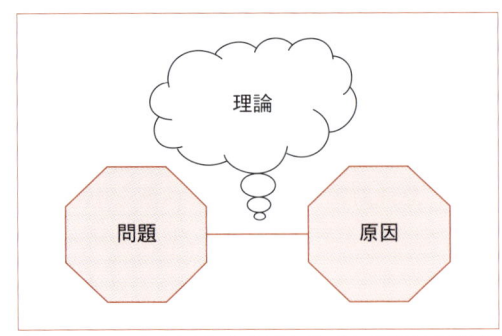

図 14-2 問題と原因（関連因子）間の関係の基礎としての理論的知識

　摂食という活動は、手、腕、および肩にある大小の筋肉を用いる。粗大・微細筋肉運動にはエネルギーが必要である。エネルギーは酸素やその他のものを使って体内で生産される。重篤な肺気腫を患っている患者はガス交換（酸素と二酸化炭素）に問題がある。したがって、患者のエネルギーは非常に制限される。筋肉は、エネルギーを使って「食物や水分を容器から口に運ぶ」（「摂食セルフケア不足」の定義)[2]。

　学生はこのような推論をしますが、経験を積んだ看護師になれば、2つの臨床問題の間にある関係が「自然にわかる」ようになります。看護師は、何年か看護診断を行っていれば、よく見られる問題の間に見られる関係／つながりを学習します。そのため、診断記述をするたびに上記のような推論プロセスを経る必要はないのです。例えば、呼吸器病棟に数年間勤務する看護師は、呼吸器疾患を持つ患者さんによく見られる問題の間にある関係を覚えてしまうものです。したがって、以上述べた細かな推論はそのつど必要なわけではありません。看護師は、呼吸器疾患を持つ患者が経験する看護診断の専門家になっていて、直観的な判断をすぐに下せるからです。

　このセクションでは、看護問題の記述に使用される看護診断のカテゴリーを紹介しました。アセスメントデータの収集法はすでに説明したとおりです。さてそれではいよいよ、どのようにしてアセスメントデータから診断へ至るのか、その方法を考えてみましょう。

V 診断的推論

　人間の推論方法についての研究から判明した事実は、すべての人が同じ方法で推論（reasoning）するわけではないということです。さまざまな専門領域の研究された1つの要素は、初心者（新人）と熟練者（エキスパート）に見られる推論方法の違いです。両者間には、分析的（論理的）推論と、直観による推論という相違があるようです。

　最初に、現在、機能的健康パターンや診断的推論（すなわち分析的または論理的推論）を学習している看護師たちに特徴的な推論方法について考えてみましょう。実際、分析的推論の構成要素は、おそらく、すぐには知覚できないものを識別しようとするすべての人に特徴的に見られるものです。診断的推論は、情報の収集に始まり、問題に名前をつけることで完結します。表14-3からわかるように、診断的推論の3つの主要な構成要素は、情報の収集、情報の分析、それに問題のネーミングです。

　情報の分析とクラスタリングは、仮説提起および仮説検証といわれるものです。仮説提起および仮説検証とは、まず可能性を挙げ、それをさらなる情報収集によって検証することをいいます。これが、アセスメントと診断で使用される推論なのです。

A 仮説提起

　情報を収集しているときは、どのような診

表 14-3　診断的推論の構成要素

1. 情報の収集
2. 情報の分析
3. 問題のネーミング

断手がかりにも敏感でなければなりません。記憶に蓄えられた臨床知識を駆使して、それを説明できると思われる仮説を提起します。例えば、以下の例で考えてみましょう。

> B 氏は成田空港に勤務する航空管制官です。B 氏は 2 週間前に心筋梗塞を起こしました。B 氏は、ライフスタイルを変えなければいけないといわれ、その変更内容に非常に腹を立てています。そして B 氏は自分の心臓は以前と全く同じように健康だと言い張っています。担当看護師には、1 週間したら仕事にもどるつもりだと言っています

この情報に何か診断手がかりがあるでしょうか。それは何でしょうか。手がかりと思われるものや問題だとあなたが考えることを書き留めてみてください。

その手がかりをうまく説明できるのはどの診断でしょうか。つまり、さらに追及すべき診断はどれでしょうか。あなたが先ほどの情報を初めて読んだ時、何か「頭にひらめく」ものがありましたか。おそらく用語や定義のついた診断マニュアルか付録 B が参考になるでしょう。

上記のような質問に答えるには、拡散的思考法を使って可能性を提起する必要があります。この過程を仮説提起と呼びます（「仮説」という用語がよく文献で使われますが、可能性または「知識に基づく推測」を意味します）。仮説は手がかりを説明するために使用されます。もう少し簡単に言えば、推論は、「可能性」の提起に使われるのです。

上記の例で手がかりとして「可能性のある」

表 14-4　〈否認〉の診断カテゴリー

定義
（健康障害に対する）出来事の知識／意味を否認することにより、不安／恐怖を和らげようとする意識的または無意識的な試み。

診断指標

診断手がかり
- □ 下記の 1 つあるいはそれ以上の項目によって示されるように、生活パターンにおける疾病あるいは出来事の衝撃を是認することができない
健康障害に対してヘルスケアを求めることを引き延ばすあるいは拒否する；死の恐怖あるいは病弱さを是認しない；状態の衝撃に関する恐怖をすり替える；非現実的な計画
- □ 選択的に情報を統合する
- □ 病状の個人的な関与あるいは危険性を知覚しない
- □ 症状あるいは出来事を最小化する

支持手がかり
- □ 痛ましい出来事について話しているときに、はぐらかすようなしぐさをしたり、意見を述べたりする
- □ 症状の根拠となっているものを他の器官にすり替える
- □ 恐怖や不安に対する矛盾した表現
- □ 不適切な感情を表に出す
- □ 症状緩和のために家庭薬（例えば、自己治療）を用いる

（野島良子監訳：看護診断マニュアル　原著第 9 版、へるす出版、2001、p.558、560）

診断名はどのようなものでしょう？　B 氏の行動は〈適応障害〉で説明できるでしょうか。それとも〈ノンコンプライアンス〉でしょうか。あるいは、B 氏は〈知識不足（服薬、運動、食事療法をライフスタイルに取り込む）〉でしょうか？　それとも手がかりは〈否認〉を示しているでしょうか？

医師と看護師の両方がすでに B 氏の状態を氏に説明していますから、最も可能性の高い診断名は、この情報を解析した専門家によれば、〈否認〉です。〈否認〉の定義とその診断手がかりおよび支持手がかりは、表 14-4 に示すとおりです。

「非現実的な計画」は〈否認〉の診断手がかりであることに注目してください。B 氏は、病状を意図的に軽視して、情報を選択的に統合しています。マニュアルに記載されている支

持手がかりもありますが、これらの診断手がかりが示唆するところでは、この仮説が最も可能性の高いものです。

B 仮説検証

　これらの手がかりの追跡調査を行うため、まず〈否認〉という診断カテゴリーを定義している手がかりのチェックから始めることにしましょう。正確に〈否認〉という診断を下すためには、どのような情報がなければならないでしょうか。学習時には、かならず『診断マニュアル』をチェックしてください。必要なほかの手がかりは、「状態の衝撃に関する恐怖をすり替える」と「症状の関与あるいは危険性を知覚しない」であることがわかります。ではB氏の事例にもどりましょう。〈否認〉が存在するか否かをどのように検証すればよいのでしょうか。アセスメントをして上の2つの手がかりをアセスメントする必要があるでしょう。具体的にはどのようにしたらよいでしょうか。

　航空管制官の仕事に来週もどる予定、というB氏の計画を話し合えば、これらの情報が明らかになり、診断が確認されるかもしれません。彼は、根底的な恐怖があれば、それを言葉にして言う可能性があります。しかし、話し合えば、B氏からこの診断が否定される可能性もあります。否定されても、話し合いは、〈ノンコンプライアンス〉、〈適応障害〉、〈知識不足〉など、ほかの仮説の可能性をより明確にしてくれる役割を果たしてくれるでしょう。探偵の仕事のようだと思いませんか。手がかりを認識し追求するという点で、両者が似ていることは前にも述べました。ジグソーパズルをしているようにも思えませんか。診断過程は「パズルのピースをつなぎ合わせる」ようなものであることも前に述べました。

　図14-3は、診断過程を図式化したものです（右側を参照）。図からおわかりのように、ア

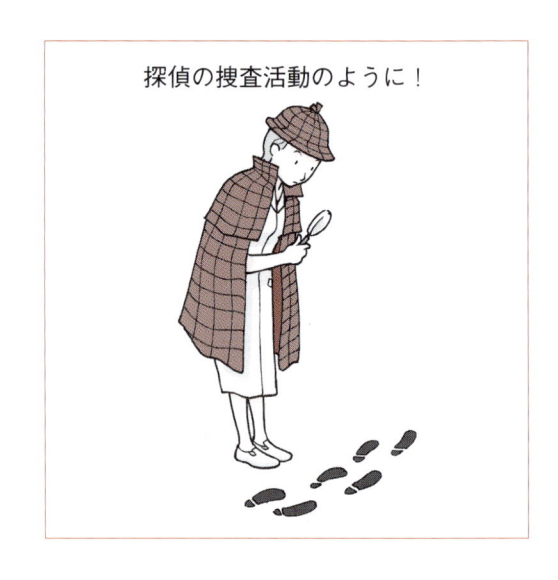

探偵の捜査活動のように！

セスメント時に<u>診断手がかりが見つからない場合は</u>、図の左側にあるように上から下へ一気に進みます。<u>看護師を診断過程へと移行させるのは診断手がかりです</u>。診断手がかりが認識されていないと、診断エラーにつながります。だからこそ、専門分野における一般的な看護診断それぞれの徴候と症状（診断手がかり）を学習することが大切になるのです。

　では、別の患者さん、Kさんについて考えてみましょう。

　Kさんは、ニキビがひどい15歳の学生です。診察の結果、顔には2つの膿疱を伴う重度の圧痕面皰があることがわかりました。洗顔には面皰用の洗顔剤を使っています。余暇、スポーツ、または社会的な活動は一切やっていません。読書はよくします。彼女は、「自分の顔があまりにひどい」ため社交的な場は苦手だといいます。

　さてここで、先へ進む前に、どの看護診断を追跡すべきか決めてください。これらひとまとまりの情報から、暫定的診断名としてどのようなものが考えられるでしょうか。情報Aグループは、〈ボディイメージ混乱〉を追跡すべきことを示唆しています。たぶん〈自己尊重慢性的低下〉も1つの可能性でしょう。あなたのリストには〈回避的コーピング〉が挙がっていますか。〈社会的孤立〉はどうでしょ

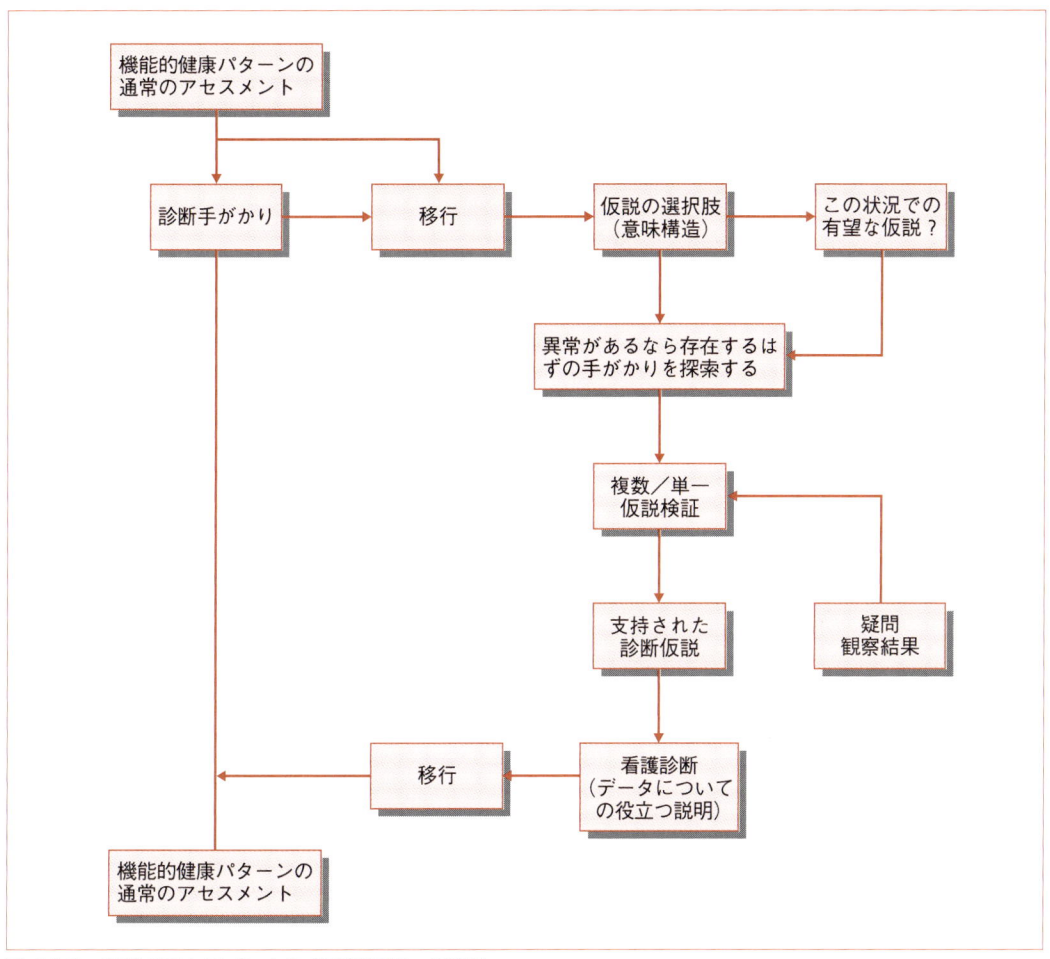

図14-3 通常のアセスメントから診断過程への移行
(Gordon, M.（1994）. *Nursing diagnosis: Process and Application*. St. Louis, MO; Mosby, p.156)

う？

このうち可能性が最も高いのはどれでしょうか。アセスメントは可能性が最も高い診断から始めるべきです。〈ボディイメージ混乱〉については、他のどの状態よりも多くの情報があります。もし〈ボディイメージ混乱〉が存在するなら、『看護診断マニュアル』[2]によると、この少女には次のような状態または感情が明白に見られるはずです。

①身体あるいは身体の一部分の構造そして／あるいは機能の変化（Kさんの話の内容を参照）

②身体に関した絶望、無能、そして／あるいは無力の訴え

③他者の拒絶あるいは反応への恐怖（Kさんの話の内容を参照）

この診断は、「身体あるいは身体の一部分の特徴、機能、あるいは制限についての否定的な感情もしくは否定的な知覚」であると定義できます。この状況における手がかりは、図14-4のようなグループにまとめることができます（136頁を参照）。

まずは「そんな風に感じるのは辛いでしょうね。何がそんなに"ひどい"と思いますか」といった相手を思いやる、支えとなるコメントや、その話題を持ち出す他の同情的な方法で話を進めるのがよいでしょう。

上述のように、看護師は、まずデータを説

```
┌─────────────────────────────────────────────────────────────┐
│         A                              B                     │
│ 「自分の顔があまりにひどい。」      診察の結果：顔面の2つの膿疱を伴う │
│ 診察：2つの膿疱を伴う重度の圧痕面皰  重度の圧痕面皰              │
│ 社交的な場は苦手                   洗顔には面皰用の洗顔剤を使用している │
│ レジャー、スポーツ、または社会的な活 │
│ 動は参加しない。                   │
└─────────────────────────────────────────────────────────────┘
```

図14-4　Kさんの状況

明できると思われる仮説を立ててから、その仮説の妥当性（正確さ）の検証を始めます。次にとるべき最も効率的なステップは、可能性のある診断を裏づける診断手がかりが存在するかどうかを確かめることです。ここでもう一度強調しておきたいことは、看護診断の正確さと効率性は、頻回に発生する診断の特性についてどの程度の知識を持っているかにかかっていることです。

1つの具体的な例を挙げてみましょう。「スーパーマン」という漫画がありますが、この漫画には次のようなせりふがあります。
「空の彼方から小さな点がこっちに向かってやってくるぞ。」

この文には2つ手がかりがあります。もしあなたがこの「空の彼方から向かってくる小さな点」を見たならば、どういう説明が考えられると思いますか。

「鳥だ！」
「飛行機だ！」
「スーパーマンだ！」

手がかりを説明する3つの仮説が述べられています。これらの可能性を検証するには、そのそれぞれの特徴を示す「診断手がかり」をアセスメントします。可能性が一番高いのはどれでしょうか。一般に、空には飛行機やスーパーマンよりも鳥の方が多く飛んでいます。鳥の手がかりはなんでしょうか。鳥であれば、羽毛と翼がなくてはなりません。飛行機であれば、点滅する明りがあり、鳥より高速で動い

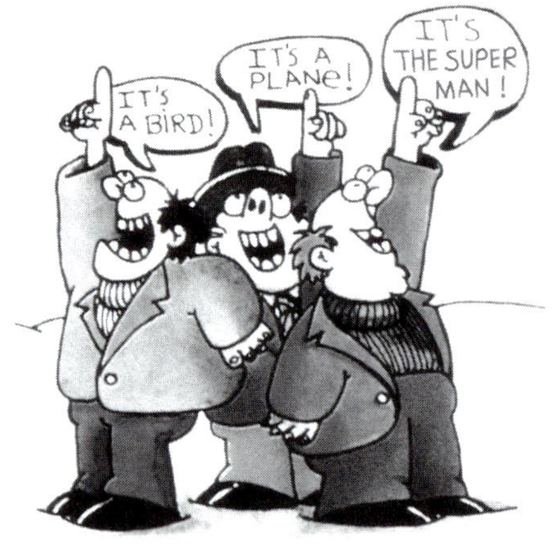

鳥だ！　いや、飛行機だ！　いや、スーパーマンだ！

ていなければなりません。鳥と飛行機の診断の相違点に着目してください。いくつかの特性はいずれにも共通するものですが、鳥と飛行機を明らかに区別するその他の特性があります。これは、類似と相違を持つ〈恐怖〉と〈不安〉という2つ看護診断に似ています。

このセクションで説明した分析過程で使う標準的手法は、クリティカル・シンキング（批判的思考）です。例えば、個々の診断には、それを明確化する一定の診断手がかり、つまり診断基準、があります。これらの診断基準は、その診断カテゴリーを使用するための「原則」とも言えます。例えば、前述の練習では、診断基準のチェックリスト（あるいは看護マニュアル）を使いました。次に、看護師には、自分の診断上の判断の基となった徴候や症状が

患者に見られるということを、同僚に対して正当化できることが期待されています。

熟練した看護師は、しばしば非分析的な、つまり直観的なプロセスで問題を判別しますが、その場合もやはりクリティカル・シンキングという標準に従わなければなりません。熟練者は、新人とは別の方法で診断上の判断を下すと考えられています。しかし、自分の直観により得られた「結論」も、その正当性を説明できるものでなければなりません。

C 直　観

直観とは、推論過程を使用しない瞬時の認識だと説明されています。初心者とは対照的に、すでに専門性を持っている状況に対処する熟練者は、最も可能性の高い状態を即座に認識します。熟練者は同じパターンを何度も見ているため、患者の問題を直観的に「理解する」のです。

直観は、状況の全体的な把握を可能にします。ただし患者と状況についての知識を必要とするという点では、初心者も熟練者も同じです（これは同じ患者のケアを長期間するほうがよいという主張の1つの論拠です。看護師は、患者をよく知っていればいるほど、リスクや問題を正確にかつ迅速に見分けられるようになるからです）。さらに、初心者も熟練者も、診断エラーを避けるために、患者や家族についての自分の診断の妥当性を検証する必要があります。

VI 診断エラー

よく見かける診断で診断エラーを避けられるものがいくつかあります。エラーには2つのタイプがあります。情報収集上のエラーと情報解釈上のエラーです。

A 情報収集上のエラー

不正確な情報収集には、以下のような原因があります。

1. 不正確な観察

不正確な観察の原因としては、注意力の不足、疲れ、知識の不足が考えられます。また血圧計や聴診器などのような機器の使用法が誤っていると、データが不正確になります。情報の質が悪くなるもう1つの原因には、面接や診察の技術があります。

2. 手がかりの見逃し

手がかりを見逃す原因は、質問構成がまずいことと、手がかり認識に必要な臨床知識の不足です。手がかりを見逃せば、当然、診断を見逃すことになります。

B 情報解釈上のエラー

情報を解釈するには、情報の分析とグループ化が必要です。その際にエラーが生じたら、不正確な診断につながります。

1. 不正確なグループ化

このエラーは2つのことに起因します。1つは、診断を下すのに必要な診断手がかり（基準）についての知識不足です。もう1つは、有効で信頼性のある手がかりがまだ不十分なのに、結論を急いで出しすぎることです。ほかの可能性を考えてみなかったことが、情報解釈エラーの原因になることもあります。「えぇっ、そんなことは考えもしなかった」という同僚がいたら、このケースです。簡単に記

憶から引き出せるような、自分の専門分野に関連する実践的な知識ベースを作り上げておくことが大切です。

2. 偏見および過度の一般化

人間は誰でも、偏見や思いこみがあります。偏見を退けるようにし、患者さんが何か言ったとき、患者さんが何を伝えようとしているか自分にはちゃんとわかっていると思い込まないようにしなければいけません。事実と照らし合わせた確認と解明が必要です！

過度の一般化は、刺激−反応的エラーの原因になります。例えば、患者が術後なら、落ち着きがないのは痛みのためだ、などというものです。この推測は当っていないかもしれません。この病気の患者はこのような特性を示すはずだと決めてかかる場合、過度の一般化が問題になります。これは典型化であり、避けなければならないことです。人は一般に「不足を補う」傾向にありますが、臨床判断では、実際に検証を行わなければ、そのような傾向がエラーを生み出してしまいかねません。自分が創出した情報を患者に確認するようにしましょう。

情報解釈エラーのもう1つは、診断記述（問題と原因）の組み立て方に関連するものです。これも治療エラーにつながる可能性があります。次のセクションでこれを取り上げることにします。

VII 診断記述をどう利用するか

もし看護診断の目的が診断名と観察された徴候および症状の記録だけだとしたら、看護診断は実際には役に立たない単なる知的演習に終わってしまいます。そうではなくて、看護診断とは、予測された成果と介入を含む治療上の判断の根拠になるものです。図14-5は、成果が問題に基づいた上で予測され、介入は原因あるいは関連因子に基づいて計画されるということを示すものです。

A 成果の予測

診断特有の成果とは、看護診断の解決、あるいは解決に向けた進展を示唆する観察可能な行為です。以下に挙げるのは退院時成果の例です（表14-5）。

成果を設定するには、『看護診断マニュアル』[2]に記載されている定義および診断手がかりが役立ちます。手がかりを肯定的な行動に変え

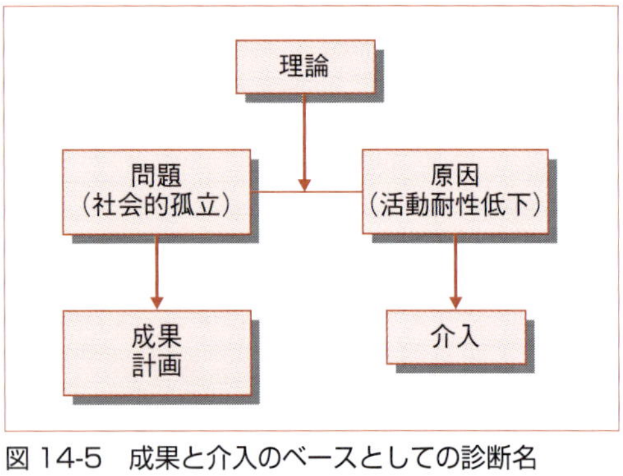

図14-5 成果と介入のベースとしての診断名

表14-5 退院時成果の例

診断名	成果
褥瘡リスク状態	皮膚の損傷なし
活動耐性低下	活動の修正後、心拍数が3分以内に基礎値に戻る
感染リスク状態	感染の徴候が存在しない（特定の）
ボディイメージ混乱	体についての現実的で肯定的なコメントを口頭で表現する
弱い親乳児間愛着	親と子供の互恵的な結びつき（特定の）

ることが成果の設定になります。上記の成果が簡潔で、臨床的に観察可能であることに注目してください。場合によっては、正常な行動を特定する必要があることにも注意してください。例えば、ある患者が〈呼吸感染リスク状態〉と診断された場合、具体的な記述には「呼吸音が正常」といったものが含まれます。

B 介　入

　介入とその実施は、図 14-5 および成果で示したように、診断における関連因子から構築されます。

　看護師には、開発作成されている介入言語を使用するようにお勧めします。開発者たちが使用した定義は、以下の通りです。

看護介入とは、患者のために看護師が実施する直接的ケアを意味する。これらの治療には、看護診断に基づいた看護師が主導する治療、医学診断に基づいた医師が主導する治療、および患者が自分で行えない場合に患者のために行う日常不可欠な機能の実施が含まれる[5]

　介入カテゴリーは、構造において診断カテゴリーに似ています。ラベル、定義、看護行為が含まれています。診断のための介入カテゴリーのある例を考えてみてください。

水分摂取量不足、坐位中心の活動、低い植物繊維摂取量に関連した間欠的便秘パターン
   a. 排便管理
   b. 運動促進
   c. 食事指導

　成果達成へ向けた進展は毎日評価されます。進展が見られない場合は、診断の正確さと介入についての選択が再評価されなければなりません。

VIII 記　録

　記録することは専門職としての看護業務の重要な一側面（そして看護師も医師も避けようとする側面）です。看護では、それを回避すれば、人員配置やその他の資源の正当化ができなくなってしまう可能性もあります。スタッフを増やして欲しいと熱心に懇願することより、何人の患者がレベル 3 とレベル 4 のセルフケア不足を経験しており、何人が退院の準備ができていて、何人に知識不足や低い動機づけという看護診断が出ているかを示した方がはるかに効果的なのです。記録に対する看護師の姿勢は、あらゆるケア環境で患者の電子カルテが使えるようになると変わってくるでしょう。

　診断は、その診断を裏づける徴候および症状とともに、患者の診療録（カルテまたはコンピュータシステム）に記載されます。看護は重要なのです。ですから、看護師であるあなたは自分自身の看護判断をきちんと記録しておくべきなのです。また診断的判断と介入判断の正確性と信頼性には十分配慮してください。特にこのような判断が人員配置パターンや保健統計など管理職者の判断に影響を及ぼす場合は、なおさらその配慮が必要です。

　他の看護師に同じアセスメントデータを与えたら、同じ診断を下すでしょうか。質改善（QI）活動では、このような方法で信頼性がチェックされます。診断と観察した徴候と症状を記録しておくのはこのためです。問題志向型記録（第 15 章参照）は、記録もチェック

もしやすくなります。

IX 看護言語の開発

多くの国で看護師たちは、自分たちが診断と治療を行うために教育と免許を受けて行っている看護内容を伝え、それによって医療における看護の立場をさらに目に見えるものにする方法を模索しています。国際看護師協会の「看護実践分類システム委員会」は、次のように述べています。

言語なくしては、医療システムにおける看護の立場が明確にならず、その価値と重要性は認識されず、また報われない[4]

私たちが下す判断、私たちが提供するケア、達成される健康関連の成果などを伝達する手段がないとしたら、私たちの仕事は目に見えないものとなってしまいます。患者やその家族のために私たちが行っているケアの価値と重要性は認識されないことになります。その結果、この伝達手段の欠如により、病院や地域社会における看護人員や資源が削減されたり、ひいては看護師の活動を看護師に代わって行う新しいタイプのケア提供者を生み出す動きに結びつきかねません。

見えていないものをもっと見えるように、目立つようにする1つの方法は、看護診断、介入、成果などを簡潔で正確な記録に残すことです。しかし、これを実現するためには、看護師が関心を抱く問題について語り、考えるための診断言語が必要になります。日本の看護師が実践の中で遭遇する患者や家族の問題が、国際的な分類法によって認識され、その中に取り込まれることが大切です。この分類は、最終的には世界保健機関（WHO）に提出され、各国の医学記録部門が患者問題のコーディングに使っている国際健康問題分類（現在は「国際疾病分類（ICD）」という名前で呼ばれている）に組み込まれることになります。これは、患者の医療問題をコード化するために、診療記録部で使っている分類システムです。

言語は、人々が自分のしていることが記述に値する価値があると考えたときに発展するものです。世界中の看護師が使用するための統一された看護言語には、文化的にも意味を持つ看護診断－介入－成果間のリンクの明確な定義が必要で、しかも他の看護師、病院管理者、政府の保険支払い担当者などに伝達できるものでなければなりません。

ヨーロッパやアジアの看護師たちはその必要性を認識し、この分野での仕事をさらに進めるためにヨーロッパ共同体看護診断／介入／成果学会、日本看護診断学会を設立しました。これらの学会は北アメリカで設立されたNANDAインターナショナルと共同で、言語開発を世界規模で行う活動をしています。

NANDAインターナショナルは、2000年に診断開発と分類のための構造として、機能的健康パターンを分類法Ⅱに組み込みました。2002年には、診断、介入、そして成果が、NNNアライアンス（NNN Alliance － NANDA・NIC・NOCのパートナーシップ）のより広い分類の中で、レベル2における機能パターンと組み合わされました。これらの分類の主要な領域は、付録Gに示されています。

医療施設が電子カルテに移行するにつれ、看護師も退院時サマリーを書くようになるでしょう。その中には、入院中に認識された患者に対する看護診断の状態も含まれることでしょう。医師が医学診断で書く退院時サマリーに似たものです。これは診療録によるコーディ

ングを促進することでしょう。

国際看護師協会の特別委員会は、次のように言っています。

もし私たちがそれに名前をつけることができなければ、私たちはそれを管理することも、資金を供給することも、教育することも、国の政策に反映させることもできない[4]

さらに、保健統計、コンピュータシステム、人員配置、質保証、教育、研究などにおける看護診断の使用は、看護診断の開発をいっそう重要なものにします。しかし患者ケアの改善という観点から最も大切なことは、看護診断が、看護師に考えるためのツール、すなわち臨床的推論と臨床判断のためのツールを提供しているという事実でしょう。

X まとめ

本章では、アセスメントから診断へ、次いで治療へと進むために使われるプロセスを説明しました。特に、アセスメント時には、仮説（複数の代替的な可能性／仮説）を提起できるように、手がかりを説明できると思われる診断に注目することが有益であることを強調しました。これらの考えられる説明（仮説）は、さらに深い情報を模索する方向性を見つけるのに役立ちます。これまでに、看護師の実践で頻繁に見られる各診断の診断手がかり、あるいは診断基準を学ぶ必要性があることを述べてきました。

仮説を立てることにより、その仮説を確認または却下するための、さらなる情報収集の方向が明らかになります。看護師は、自分の実践分野で頻回に発生する各診断のさまざまな診断手がかり、つまり判断基準を学習する必要があることを例を通じて説明しました。また本章の最後では、看護の実践内容の分類をめぐる国際的な展開について、現状を説明しました。すべての国の看護師が、臨床におけるさまざまな看護判断に名前をつけようというこの国際言語システムの開発に、貢献することが望まれます。

文 献

1. NANDA International. (2005). *NANDA Nursing diagnoses: Definitions and Classification*: Philadelphia: Author.
2. Gordon, M. (2002). *Manual of nursing diagnosis.* 10th Edition. Mosby.（日本語版は、野島良子監訳：看護診断マニュアル　原著第9版、へるす出版、2001）
3. Sato, S.: Diagnostic Concept Development: Content Validation of North American Nursing Diagnoses in Japan, Unpublished doctoral dissertation, Boston College, 1996.
4. International Council of Nurses (1994). *Classifications for nursing practice: A Working Paper.* Geneva: Author.
5. McCloskey-Dochterman, J. & Bulechek, G. (2004). *Nursing intervention classification* (*NIC*), 4th Edition. St. Louis: Mosby., p. 21

第15章

事例を使った練習

　前章では、情報の収集、診断の可能性の提起（仮説提起）、診断の可能性の検証（仮説検証）について解説しました。本章では事例を使って、読者の皆さんに健康パターンのアセスメントに慣れ、クリティカル・シンキングを駆使し、臨床判断を行う練習をしていただきます。

　最大の学習効果を上げるために、事例を最後まで全部読んではいけません。紙切れか何かで他のパターンのデータは隠してください。それぞれのパターンを読んだら、ちょっと時間をおいて考えてみましょう。どのような看護診断が考えられますか？

　この方法は、臨床でのアセスメントから情報を得ることに最も似た方法です。患者さんは1つ質問されただけで、すべてを語ってくれるなどと言うことはありえないのですから。

　1つのパターンを読み、考えられる診断、それを裏づけるデータ、そして追及すべき手がかりを書き出してみてください。事例によって、診察所見がパターンの中に一緒に組み込まれて記述されている書き方と、別々になっている書き方があります。データを分析するのにどちらがより有効かを考えてみてください。最後に、事例全体（個人／家族）の脈絡の中で、皆さんが書いた診断や手がかりを検討してみてください。問題の中には、それぞれが問題－原因として関連しあっている場合もありますので、このステップを踏むことはとても大切です。そして、看護診断を143頁にあるような、問題指向型記録で書き出してください。

　以下の事例を読むときに、事例の初めにある導入部分が患者を紹介し、それ以下の機能的健康パターンのアセスメントデータを判断するための脈絡を形成していることに注目してください。また、電報のようにとても短い記述にも着目してください。

　本書（第5章）の47頁（表5-1　機能レベル分類）にある機能レベルの分類が役立つでしょう。また、これらの症例を使っての練習では、現在認定されている看護診断の定義、診断指標、および原因や関連因子などが掲載された看護診断マニュアルも有用です。

　以上、事例練習が終わったら、この本の解答例の項で、そこで提案されている診断、成果、そして介入を読んでください。そこで提案されていることに、皆さんは同意できますか？　事例を完成させ、上記の記録方法で皆さんなりの診断や治療計画を策定してください。

事例Ⅰ　食料品の買出しに困っているTさん

看護歴と診察

　元ソーシャルワーカーで、現在はアルツハイマー病患者である妻のケアを1日24時間している79歳の男性。本日が初の自宅訪問。買い物をしてくれていた近所の住人が引っ越してしまったため、「訪問看護サービス」に連絡し手伝いを頼んだ。夫妻は郊外の小さな一軒家に住んでいる。

1. 健康知覚－健康管理パターン

　今まで自分の健康状態は良好だと言う。11か月前に高血圧症と診断されているが、薬の内服により落ち着いている。フロセミド（利尿効果あり）を毎朝20mg服用している。朝食時にオレンジジュースと一緒に服用し、忘れないように心がけている。血圧を週に一度測定。ふつう120/78mmHg前後。指の関節炎を患っており（3年前に診断された）、頻繁に痛みを感じるが、朝夕に1錠ナプロキセン（抗炎症鎮痛薬）を服用しており、正午には痛みはひいている。妻がアルツハイマー病を患うまでは、夫妻はとても活動的だったと言う。

　79歳の元アイススケート選手／ダンサーである妻は高血圧症である。リシノプリル（降圧薬）を40mg、1日2回服用して抑えている。Tさんが可能な限り妻の血圧を測定しており、2週間前の測定時は130/80mmHgであった。妻はオレンジジュースが好きで、朝食時と夕食時にリシノプリルと一緒に服用している。

　患者は、「妻が5年前にアルツハイマー病を患うまでは、私たちはいたって健康だった」と言っている。妻はアルツハイマー病の臨床試験薬を2つ服用している。この薬は彼女を活動的にはするが、記憶力を助ける効果はない。Tさんも妻も、喫煙や飲酒、薬物の使用はしていない。過去10年間、同じ家庭医にかかっている。

　家庭医はTさんに、妻を老人養護施設に入居させるように勧めているが、Tさんはそれを拒否している。近所の人が自分の買い物ついでにTさんの買い物をしてくれていたが、彼女は別の地方に引っ越すことになった。ほとんどの友人たちとは音信不通になってしまい、妻を家で1人にしておくわけにもいかないので、買い物の手伝いが欲しいと願っている。

診察所見：
夫妻ともに清潔で、整容／更衣はきちんとしている。安全上の問題は認められない。

2. 栄養－代謝パターン

　T夫妻の食生活に関する記述によると、す

問題指向型記録

#1：問題の明記
S/O：主観的（subjective）あるいは客観的（objective）なデータ。看護では両方を重視しますから、SとOを区別する必要はありません。
A：できれば看護診断用語を使った、問題の原因として最も考えられること（原因または関連因子）のアセスメント。
成果：簡単明瞭、測定可能、問題にとって現実的な期待される結果。
P：ケア計画（plan）。適切ならば、看護介入分類用語を使用する。行うべき具体的な活動を含む。

べての食品栄養素の1日最小必要量を満たしている。これを維持するために、以前Tさんは料理を楽しんでいた（目を配ることができるように妻を台所に連れてこなければならなかったが）。妻はここ1年ほど間食はよくしているが、食事時には摂食を促さなければならない。妻は食事を終えるのにたいてい1時間ほどかかる。Tさんは「妻が食べ物をおもちゃにして、食事を終えるのにあまりに時間がかかることにイライラすることがあるが、なるべく怒らないように心がけている」と言う。水分摂取量は適切。妻がTさんの手を強くつかんで離さないことがあり、それを止めさせるために妻の腕をきつくつかんでその腕に青あざをつくることがあると言う。

診察所見：
妻は背中や肘の皮膚に問題はないが、両腕にあざがある。夫妻ともに体重は標準。Tさんは人差し指関節に結節があるが、拘縮はない。

3. 排泄パターン

排便や排尿に異常はないと言う。妻の椅子が濡れており、Tさんは、妻は時々失禁することがあるが、Tさんがすぐに彼女の体を洗い着替えさせると言う。

4. 活動－運動パターン

Tさんは妻とともによくスポーツジムへ行き、水泳を楽しんでいたと言う。現在は毎日裏庭を歩き回る程度の運動量。屋外の活動はすべて諦めた。以前ほど体力がなくなったと言う。「時々とても疲れてしまい、いけないとわかっていてもついソファで居眠りをしてしまう」。妻が出て行かないように玄関の鍵は内側からかけてある。妻は午後にはベッドで休んでいるが、買い物に行きたがり、1年前には街を徘徊したことがあったと言う。夫妻は一緒にテレビ鑑賞をし、家の掃除はTさんがする。妻は、すべてのセルフケアカテゴリーにおいてレベル2（介助と監視）。

5. 睡眠－休息パターン

平均睡眠時間は7時間。だいたい疲労消耗している。妻が午後の昼寝をしている間、Tさんもソファで昼寝をする。妻は夜中に2度ほど目覚めるが、すぐに眠りにつく。夫妻は今までいつも一緒に寝ており、その習慣を変えたくはないと言う。

6. 認知－知覚パターン

聴覚や視覚に問題はないと言う。夫妻ともに眼鏡を使用しており、Tさんの眼鏡は1年前に検査済み。Tさんが妻の記憶力の変化に気づいたのは5年ほど前。それ以降もなんとかやっていたが、18か月ほど前から妻の様子が変わり、「自分の世界に入り込んでいる」ように見えたり、Tさんのことがわからないようになったりし始めた。妻は時間と場所の見当識なし。無表情で静かに座っており、看護師が診察した時は怯えた様子を見せた。Tさんは、妻を老人養護施設に入居させることは自分にとってはとても難しいと言う。「今は妻が私の関心事であり生活そのものなんです。なんとかやっていきます。医師には私たちがどれだけ仲がよいかわからないんですよ」と言う。

7. 自己知覚－自己概念パターン

妻の介助を自分でしていることに対し満足している。妻に対しイライラしたり怒鳴ったりしてしまう時には罪の意識を感じるが、それはとても疲れている時のみで、1週間に1度程度のことなのだと言う。Tさんは、ここ数週間ほど、近所の人が引っ越すことを聞いて、悲しくて、生きていく希望を失いそうな気持ちになっていたと言う。「援助が得られればなんとかやっていけます」と言う。

8. 役割－関係パターン

2寝室の家に妻と暮らしている。結婚35年。

拡大家族はいない。友人は多かったが、多くは既に亡くなっているか、老人介護施設に入居している。4人の幼い子供のいる近所の人が、買い出した食料品を持って訪ねてくれるが、彼女は引っ越してしまう。十分な収入はあり、唯一の問題は食料品を得る手段である。Tさんの通っている教会に連絡をすることも考えたが、Tさんはここ2年ほど教会には行ってない。外に出て社会的なグループに参加することができず、「少し孤独な思いをしている」。

9. セクシュアリティー生殖パターン

晩婚であったため、子供はいない。18か月ほど性行為はない。

10. コーピング－ストレス耐性パターン

11か月ほど前に、地元病院でのアルツハイマー病患者の家族を支える会に行くのを止めて以来、話し相手がいない。「自分より大変な問題を抱えている人もいるのだから」と自分に言い聞かせることで問題に対処しているが、問題が起こると訪問看護師協会に電話するなどして解決しようとしたりしている。

11. 価値－信念パターン

将来のための計画はなく、1日1日をなんとかやっているのだと言う。「妻が衰えていくのはわかっていますし、私はできるだけのことをするだけです」。Tさんにとって最も大切なことは、妻を住み慣れた家に住まわせ、妻の世話をすることなのだと言う。教会には行かないが、患者は「神様が助けてくれている」と言う。宗教はカトリック。（155頁の解答例参照のこと）

事例Ⅱ 赤ちゃんを産んだばかりのCさん

看護歴と診察

　12時間前に普通分娩により3,500gの健康な赤ちゃん（男子）を出産した、18歳で既婚のクロアチア人女性。6か月前にクロアチアから移住した。夫は長距離トラックの運転手。Cさんは日本語を話さない。夫は仕事中で、アセスメントは日本語を話すいとこを通して行われた。

1. 健康知覚－健康管理パターン

　過去に健康に関する問題はなく、健康であったという。妊娠中は自己管理をきちんとし、食事もしっかりと摂っていた。飲酒はせず、薬物も使用していない。妊娠中はとても疲労していたためウェイトレスの仕事を6か月間休まなくてはならなかった。その後日本へ移住してきた。担当医はおらず、クロアチアを発つ前に一度だけ出産前診断を受けた。妊娠中は親戚や友人たちが相談にのっていた。乳児の世話の仕方を学ぶ必要があると言い、退院後に乳児を連れて病院の外来診察にくる予定。「赤ちゃんのおむつを替えたことがないんです」。

2. 栄養－代謝パターン

　朝食にミルク入りコーヒー、クッキー、果物を、昼食にサンドウィッチとコーラを、そして夕食にピザまたは魚、野菜、さらにデザートを食べる。1日にだいたいグラス4杯の水を飲み、妊娠中はビタミン剤を飲んでいた。妊娠中は体重が11kg増加した。歯の状態は正常で、過去6か月虫歯はなかったと言う。入院時、鉄欠乏性貧血と診断される。ヘモグロビン11g。母乳栄養。授乳を自分で開始し、維持して、終了後は自分で息子を乳房から離すことができる。授乳中乳児を乳房に長く置きすぎるが、乳頭は痛くないと報告。乳児を乳房から放すのが早すぎると「乳児が下痢する、目がくぼむ、いらいらする」と言われたのだと言う。身長160cm、体重62kg。

3. 排泄パターン

　歩いてトイレに行ける。必要な時に排尿できる。便秘はなし。下剤その他は使用していない。

4. 活動－運動パターン

　妊娠中は疲労していたが、いとこが訪ねてきて家事を手伝ってくれていた。退院後2～3週間、いとことその友人が日中訪ねてきて、料理、掃除、乳児の世話などを手伝ってくれる予定。機能的セルフケア：レベル0、完全なセルフケア。裁縫や音楽鑑賞が趣味。運動をし、体重を減らす予定だと言う。少なくとも6か月は仕事復帰の予定はない。体温：37.2℃、脈拍：82／分、呼吸：18／分、血圧：118/78 mmHg。

5. 睡眠－休息パターン

　睡眠は十分に取っており、朝はよく休めた気がすると言う。乳児が寝ている間、午後に昼寝をする予定。分娩後初めての夜は断続的に眠った。

6. 認知－知覚パターン

　いくつかの単語は理解できるが、いとこがほとんどのやりとりを通訳している。結婚前に、クロアチアで11年間の学校教育を修了した。「もう結婚して母親になったので」高校課程を修了するつもりはないと言う。家族や夫があらゆる決断の手助けをしている。レストランの雇い主は、Cさんが学校に戻れるよう

に働いてもらうつもりであったが、その直後に妊娠。Cさんは絵で最も効果的に物事を学習するという。

会陰部の強い痛み。「動かなければ大丈夫」とのこと。コデインを服用し、今朝は座浴を開始する予定。ベッドに座っている時は楽な様子。

7. 自己知覚－自己概念パターン

勤勉で、物事が整理されているのが好きなのだと言う。太りたくないので、過剰体重は減らしたいという。それ以外の点では、自分の体に満足している。未だに日本での家計のやりくりに多少不安はあるが、夫が仕事を持っていることが彼女の不安を取り除いた。簡単に落ち込む性格ではないが、「乳児の世話に関しては多少神経質になっている」。そう言いながら、手はシーツを強く握り締め、筋肉が緊張していた。

8. 役割－関係パターン

夫とは、自分が働いていたクロアチアのレストランで、夫がトラック運転手をしていた時に出会った。結婚13か月。夫は25歳で、11年の学校教育を修了している。夫とともに、6か月前に東京に移住した。夫の親戚は近隣に住んでおり、結婚して子供のある友人も2人できた（1人は、夫のいない晩に付き合ってくれる）。両親を恋しがっており、頻繁に手紙を書いている。両親は自分が国を出ることには反対だったという。

授乳中、乳児にやさしく語りかけ、撫でていた。リラックスした様子で、訪問客にも話しかけていた。Cさんはひとりっ子であったため、乳児の世話の仕方を学ばなくてはならないと言っている。夫とそのいとこたちが助けてくれると言っているが、「皆それぞれの生活があって私を助けてばかりもいられないので、手伝ってもらうことばかり期待できない。夫は長時間働かなくてはならない。私たちにはお金が必要。だから私が（子供の世話の仕方を）学ばなくてはならないんです」「夫はとても良い人で、親切です」。

9. セクシュアリティ－生殖パターン

夫との性的関係には満足しており、特に問題はない。避妊具は使用していない。初潮は12歳の時。出血量はたいてい中程度～多量。結婚するまで性経験はなし。妊娠経験1、出産経験1。子宮はしっかりと収縮しており、臍孔の2cm下、約2～3cm横に位置している。赤色悪露は中程度。会陰切開部はよく接合し、紅斑、斑状出血、おりものはなし。右側の小陰唇および大陰唇に浮腫あり。乳房は柔らかく、乳頭、乳輪ともに創はなく、発赤もなし。

10. コーピング－ストレス耐性パターン

移住、結婚、そして出産は、Cさんの生活上の大きな変化であり、すべて最近起こったことである。もし大きな問題があれば、母親に手紙を書くか夫と話すのだと言う。たいていのことには対処することができると感じている。「世間一般の18歳の人たちよりはしっかりしていると、よく母に言われました」「もし赤ちゃんに関してわからないことがあれば、こちらに住む親戚に聞けます。皆子供がいますから。それに、病院に問い合わせることもできます」。

11. 価値－信念パターン

結婚も出産も、人生において望んでいたことだと言う。「良い母親になりたいですし、息子に関することはすべてしっかりやりたいんです。将来はもっと子供が欲しいです」「新しい国での生活に順応する上で、宗教が大きな役割を果たしています」。宗教：カトリック。
（156頁の解答例参照のこと）

事例 III 家のペンキ塗りをしている時に心臓発作を起こした W さん

看護歴と診察

55歳の男性。ソフトウェア開発者だが、ここ3年ほど無職。心筋症とうっ血性心不全（CHF）のため今朝7時に心臓遠隔モニター病棟に入院。20年ほど高血圧の履歴。2度CHFの発作を起こし、医師の治療を受けている。前回の発作は10か月前。呼吸困難のため午前3時に救急車で救急病棟に搬送された。フロセミド、ジゴキシン、ドーパミン、ドブタミンを静注した。妻による情報。

1. 健康知覚－健康管理パターン

入院前の3日間は気分が「悪くなるばかりで、患者はただじっと座っていること」しかできなかった。呼吸が困難になり、足がむくんだ。休めば症状はなくなると思い、担当医への連絡は拒否した。2日間、2階建ての自宅の外壁のペンキ塗りをしていた。当時の外気は32℃。飲酒や薬物の使用はなし。全体的な健康管理聴取は後に延期。

2. 栄養－代謝パターン

無塩、低脂肪の食生活。歯に問題はなく、総義歯を使用。最近の体重減少はなし。食生活はよく保たれている。

診察所見：
尾骨、踵、肘の皮膚に傷、発赤なし。

3. 排泄パターン

便秘なし。妻によれば「私よりも頻繁に排尿しています」とのこと。

4. 活動－運動パターン

3日前までの機能的レベルは0。倦怠感を訴え、服を着るのもままならないほどであった。普段は友人と会ってお茶をしたり、教会にも積極的に通ったりしている。

診察所見：
本日は呼吸補助筋を使った起座呼吸。呼吸：35／分。呼吸困難のため、短い、途切れ途切れの言葉で返事をする。吸気も呼気も両肺野にひびく。X線写真は心臓肥大による肺のうっ血を示す。鼻カニューラにより4リットルの酸素吸入。心拍モニターでは、時折心室性期外収縮を伴う洞頻脈188／分。血圧：90/58 mmHg。皮膚は冷たくべとついている。胸部聴診で心音S3。足から大腿部にかけて2＋から3＋の浮腫あり。身長182cm、体重95kg。体重は先週より4.5kgほど増加したと言う。

無気力で、疲労している。セルフケアの単純な動作ができず、呼吸困難のため食べることができないと言う。水を一口飲むのも困難な様子。寝室用便器の使用には耐えられる。

医師の記録：
今日の午後、心臓機能に多少の改善が見られた。

5. 睡眠－休息パターン

枕を2つ使用して睡眠を取る。妻によると、今回の発作が起こるまでは睡眠に問題はなかったとのこと。ここ数日間、夜は、起きてリクライニングチェアに座らなくてはならなかったとのこと。

6. 認知－知覚パターン

眼鏡を使用。「眼鏡なしでは何も見えない」。妻によれば、記憶力に変化はない。

7. 自己知覚－自己概念パターン

「彼は自分を大きく屈強だと思っているので、今回のことではかなり動揺するでしょう」と妻は言う。「怖くてもそれを悟られないようす

るでしょう」。患者はベッドにじっとしており、「ここまで悪くなったことはなかった。今後どうなるかは神様のみぞ知る」と述べる。

8. 役割－関係パターン

子供が2人いる。次女は2週間前に結婚したばかりで、長女は北部に住んでいる。「とても心配です。夫を失くすことなど考えられません（泣きながら）私は近所の銀行で働いていますが、しばらくは休み、家で彼と一緒にいるつもりです」。

9. セクシュアリティー生殖パターン

聴取は後に延期。

10. コーピングーストレス耐性パターン

「職を失ったことや、彼の仕事の分野での雇用状況の悪さに対し、ストレスを感じていたようです。そこに娘の結婚やそれに伴う出費がありましたから。彼は何か問題があると、それを避ける傾向があるんです。数日前に体調が悪かった時も、医者に連絡をするなと言われました。家のペンキ塗りは誰かにやってもらうように勧めたのですが、自分でやると言い張ったのです」。

11. 価値－信念パターン

「彼は家族に対しとても献身的です。おそらくそれが彼にとって一番大切なことだと本人も言うでしょう」。ルーテル派のキリスト教徒で、教会活動にも積極的に参加している。「夫は牧師さんに会いたがっていると思います。夫の知る牧師さんに連絡をしてみます」。（157頁の解答例参照のこと）

事例 Ⅳ　自立を失ったSさん

看護歴と診察

　電気部品工場の社長である68歳の既婚男性。左脳梗塞発症後、ICUからリハビリ病棟に転棟。5日前の朝5時、いつものように会社に出社した。意識を失って床に倒れているところを、9時に出社してきた秘書が発見した。救急車にて病院に運ばれ、ICUに入院となった。入院時には意識がなく、疼痛刺激にのみ反応が見られた。CTスキャンではっきりした結果がわからなかった。右側にも麻痺が見られたことにより左側脳梗塞が疑われ、ワーファリンと抗凝血薬の投与が開始され、3日間続けられた。入院2日目、意識が戻り、CTスキャンでは中大脳動脈領域の梗塞が認められた。4日目のCTスキャンでは梗塞の拡大は認められていない。ほとんどの病歴は妻からの聴取。

1. 健康知覚－健康管理パターン

　高血圧、変形性関節炎、通風の既往症あり。数年前から糖尿病の可能性も指摘されているが、血液の精密検査を拒否してきたため、診断されていない。今まで一度も入院したことはない。近くの診療所の医師から高血圧と関節炎の痛みに処方された薬を内服している。人からこうするようにと言われることが大嫌いで、何でも自分でしないと気がすまない。生活では仕事が大半を占めてきた。朝の5時から夜7時半まで週にほぼ7日働いている。毎日20本のたばこを40年以上吸ってきた。大ビンのビール1本とコップ1杯の日本酒を晩酌している。冬になると風邪をひきやすい。
診察所見：
血圧：152/96mmHg、体温：36.4℃、脈拍：82／分　不整脈、呼吸：16／分

2. 栄養－代謝パターン

　家庭医から勧められた食事療法にはまったく従っていない。塩辛いものやラーメンが好き。食欲はいつも旺盛。取り外せる部分義歯を使用。体重増加は過去30年の間に徐々に進んだ。病棟入院時に左右両方の下肢に浮腫が認められた。皮膚は温かく、乾燥しており、発赤や創はない。3日間経管栄養が行われ、4日目から全粥食が開始され、むせずに食べている。嚥下困難はなし。
診察所見：
皮膚：骨部分の発赤はなし、口腔粘膜は湿潤、創はなし。
歯：全般的外見と歯並び：歯並びは良い
義歯：取り外せる部分義歯を使用
虫歯：なし
実際の体重：105kg　報告された体重：106kg
身長：176cm

3. 排泄パターン

　入院前は毎日1回排便あり、便秘したことはなかった。排尿頻度はここ2～3年の間に増加した。
　医師は、前立腺肥大に関しては専門医に診てもらうように指示。排便は通常。
診察所見：
腹部：やわらかい。便：色と固さは正常。

4. 活動－運動パターン

　机に向かう仕事がほとんど。体を動かすことがあまり得意ではない。趣味は仲間とカラオケで歌うこと。入院前のADLはすべて自立していた。「右腕が重い。自分で持ち上げることができないほど」。右利き。現在は右側上肢麻痺があり、ADLのすべての側面で介助が必要。食事：レベル3、看護師および器具の援助

が必要。整容：レベル2、入浴：レベル4。全体的な移動：レベル4。排泄：レベル4。床上移動・レベル2。入院3日目より関節可動域の他動運動が開始されている。

診察所見：
以下の能力を示す：
入浴：レベル4、更衣：レベル2、整容：レベル2、摂食：レベル3、排泄：レベル4、床上移動：レベル2、全体的な可動性：レベル4。
関節可動域：右肩、肘、手首に多少の圧迫感あり。
筋緊張・強さと調整力：患側の腕が上がらない。
筋肉の引き締まり具合：右腕の筋肉は柔らかく、力が弱い。
握力：右手の握力がとても弱く、ペンを持ち上げることが不可。

5. 睡眠－休息パターン

入院前の平均的睡眠は7時間、夜9時から朝4時まで。夜間ぐっすり眠っているが、日中もとても眠い。

6. 認知－知覚パターン

意識清明、時間、場所、人物の見当識あり。記憶障害はなし。運動性失語症による発語障害。会話しようと努力するが、滑らかな話し方ができず、時々イライラした態度を見せる。入院前は難聴はなく、老眼鏡を使用。入院前は変形性関節炎のため、左膝の痛みがあり、内服処方薬で痛みはおさまっていた。現在は左膝の痛みの訴えなし。

診察所見：
見当識：時間、場所、人物の見当識あり。
ささやき声：聞こえる
新聞の活字：読める
抽象的あるいは具体的な考えや質問：理解できる
言語：日本語、非流ちょう。注意持続力は良好。

7. 自己知覚－自己概念パターン

妻によると、患者は自立心が強く、責任を託されるのを好む。妻は命をとりとめたことは喜んでいるが、以前とは随分人が変わってしまった気がすると言う。患者は自分の気持ちを話さないが、自分で思うようにできないことに対して、時々苛立ちを感じている様子。本日の昼食介助に看護師が遅れると、「自分ひとりで食べられる。もう食べたくない」と食事を拒否した。

診察所見：
視線：しばしば目を合わせるのを避ける。
緊張している（5）かリラックスしている（1）か（5段階で表す）：3
積極的（5）か消極的（1）か（5段階で表す）：2

8. 役割－関係パターン

66歳の妻との2人暮らし。妻は骨粗鬆症のため、腰背部に問題がある。子供が2人おり、長男は東京に住んでいる。長女は夫と、股関節骨折による入院から帰宅したばかりの義母と暮らしている。妻は、長男も長女も夫の退院後の世話という点ではあてにできない、と話している。妻は夫が以前の機能レベルまで、完全に回復し退院することを望んでいる。妻によると、これまで家と家族に関する重要なことはすべて患者が取り仕切ってきたと言う。患者が入院している間どうやっていけばよいのか大変不安がっている。

9. セクシュアリティ－生殖パターン

2人の子供がいる。性的関係には特に感じている問題はない。

10. コーピング－ストレス耐性パターン

職場でも家庭でも、あらゆる問題をすべて1人で解決してきた。これらの問題を他者に話すことを好まなかった。妻によると、患者が

ストレスを感じているようには見られなかったという。

11. 価値－信念パターン

仏教徒。妻によると、患者が特に行っていることはない。「社屋を改築する予定なので、3か月以内に歩けるようになり、職場に復帰できるようになりたい」と患者は話している。
（157頁の解答例参照のこと）

事例Ⅴ 癌の治癒を願うTさん

A 看護歴

　60歳の既婚男性。昨日病院から帰宅。本日が初の自宅訪問。激しい咳、食欲不振、嚥下困難を訴え外科病棟に入院。食道癌の既往症があり、食道切除術、脾臓摘出術、および広範囲のリンパ節郭清術を1年前に受けている。退院後は月に一度外来通院治療を継続していた。3か月前、胸部X線写真で右肺葉に転移らしき陰影が見つかる。放射線科を受診し、今回の入院まで外来放射線治療を受けた。最近のX線写真では、腫瘍の縮小が認められている。

1. 健康知覚－健康管理パターン

　1年前の手術時に、医師から癌の告知を受けた。健康的な食事を摂るように心がけたり、毎日リラックスしたりして、できるだけ自分から癌と闘うようにしてきた。最初の手術はうまくいったと説明されていた。わずか1年のうちに、医師から肺に大きな腫瘍があると聞いて、本人はショックを受けた。医師からは、強い副作用の心配があるため、化学療法は最善の治療法ではないかもしれないと言われている。本人は自然食品や漢方薬といった代替治療法も試してみるつもりだと話している。高血圧の既往があるが、現在は何も内服していない。毎日たばこ1箱半を40年以上吸っていたが、1年前から禁煙している。以前は40年間、毎晩コップ1～2杯のスコッチウイスキーを飲んでいたが、最近は月に2～3回飲む程度。

2. 栄養－代謝パターン

　嚥下困難がしばしば見られ食欲が減退している。味覚の変化も認められている。本人は、できるだけ食べるように努力している。野菜ジュースを毎朝、緑茶を1日に何回か飲む。時折、水分だけで満腹になってしまい、食事ができないことがある。妻は患者の食生活を心配し、食べやすいものを料理するよう心掛けている。

　現在は身長165cm、体重51kg。1年間で体重は14kg減少。義歯は使用していない。放射線照射部位の胸部皮膚は乾燥、びらんなし。皮膚は温かく乾燥している。口腔粘膜は湿潤で無傷である。

3. 排泄パターン

　処方された下剤を毎晩内服し、毎日排便がある。排尿に関しては何も問題はないと言う。

4. 活動－運動パターン

　外来放射線治療中も、自分で車を運転して通院していた。疲れをしばしば感じるが、それ以外の時は、家では庭いじりやその他ちょっとした活動をしている。ADLはすべて自立している。

5. 睡眠－休息パターン

　夜11時から翌朝5時まで、平均6時間の睡眠。十分休息できていないと感じることが時々ある。入眠できない時は、処方された睡眠薬を内服するとよく眠れた。

6. 認知－知覚パターン

　意識清明、時間・場所・人物の見当識あり。記憶障害なし。難聴なし。眼鏡を使用。不快感や疼痛の訴えなし。

7. 自己知覚－自己概念パターン

　患者は癌だということを、初めから教えてもらえてよかったと言っている。自分の人生

は自分で責任を持ちたいと望んでいる。将来のこと、癌の転移の進行、そして他の治療オプションなどについて心配している。

8. 役割－関係パターン

地元の郵便局に30年間勤め、昨年手術後に退職した。57歳の妻と30歳の長男との3人暮し。長男は地元の中学校教諭。長女は結婚して2人の子供があり、大阪に住んでいる。子供たちを連れて毎年2回夏と冬に帰省。妻と長男の健康状態は良好。疲労のため社会活動は限られているが、退職した元同僚とは会っている。

9. セクシュアリティ－生殖パターン

子供2人。性的関係は、特に問題を感じていない。

10. コーピング－ストレス耐性パターン

楽天的に考え、あまり心配し過ぎないようにしている。何か困ったことがある時、妻に相談すると楽になることが多い。

11. 価値－信念パターン

仏教徒。宗教は自分の生活において大変重要。家族が何より大切であると言っている。「孫の成長を見られるように、癌を打ち負かしたい」と言っている。

B 診察所見

血圧：138/80mmHg
体温：36.2℃
脈拍：76／分　整脈
呼吸：16／分
皮膚：骨突出部分に発赤なし
口腔粘膜：湿潤、創なし。流動食やパンを詰まらせずに飲み込むことができる
身長：165cm
体重：51kg
血液検査：赤血球540万/μl、ヘモグロビン11g/dl、ヘマトクリット42％、全蛋白5.6g/dl、アルブミン3.2g/dl、白血球7500
（159頁の解答例参照のこと）

事例を使った練習：アセスメント解答例

事例 I　食料品の買出しに困っている T さん

家族介護者役割緊張

S/O：11 か月前に診断された高血圧症。
　　妻：79 歳。アルツハイマー病。医師は老人養護施設への入居を勧めている。1 人きりにしておけない。失禁。セルフケア：レベル 2。

・近所の人が引っ越してしまうので、月末の食料品などの買出しができない。
・現在の生活で最も大切なのは、妻を家に住まわせ世話をしてあげること。妻を老人養護施設に入居させるのは自分にとっては大変難しい決断だと言っている。
・「妻が食べ物をおもちゃにして、食事を終えるのにあまりに時間がかかることにイライラすることがあるが、なるべく怒らないよう心掛けています」
・妻の両腕に痣がある。妻が患者の関節炎の手を強く握るのをやめさせるために、妻の腕をきつくつかむことがある。
・「時々とても疲れてしまい、いけないとわかっていてもついソファで居眠りしてしまいます」
・18 か月前から、妻は「自分の世界に入り込んでいる」ように見えたり、患者のことがわからないように見えたりし始めた。時間と場所の見当識はなく、看護師の訪問中は無表情でじっと座っていた。
・妻に対してイライラしたり怒鳴ったりしてしまう時には罪の意識を感じるが、それはとても疲れている時のみで、1 週間に 1 度ほどのこと。
・援助が得られればなんとかやっていけると言っている。
・外に出て社会的グループに参加することができず、孤独な思いをしている。
・アルツハイマー病患者の家族を支える会に行くことができず、話し相手がいない。
・ここ数週間ほど、近所の人が引っ越してしまうことが原因で、悲しく、生きていく希望を失いそうな気持ちになっていた。「援助が得られれば何とかやっていける」と言っている。

A：R/T 長期間介護；相当なケアの必要性；家族介護者休息なし；資源の喪失＊

成果：レスパイトケア援助

P：レスパイトケア
　1 日に 6 時間のホームヘルパーを手配する（軽度の家事、料理、買い物、身の周りの世話など）。

　サポートシステムの強化
　アルツハイマー病患者の家族を支える会に参加するよう促す。

＊訳注：A（アセスメント）の記述で、R/T とあるのは、related to（〜に関連した）の略語で、R/T の次に看護診断の原因が述べられている。ここでは、〈長期間介護；相当なケアの必要性；家族介護者休息なし；資源の喪失に関連した家族介護者役割緊張〉が、看護診断の記述となる。以下事例の解答例は同じ形式になっている。リスク状態の診断には、既に本文で解説されているように原因の句は付かない。

事例 II 赤ちゃんを産んだばかりの C さん

医学診断：
自然経腟分娩（男児）

1. 栄養不足（鉄分）

S/O：ヘモグロビン 11g
・鉄が豊富な食物の摂取が少ない
・妊娠中の疲労
・月経中の出血量は中程度〜多量

A：R/T 食習慣；鉄分と蛋白質の摂取量不足；分娩後の必要条件

成果：退院前に、鉄分と蛋白質の摂取を含む 2 日分の献立計画を立てる

P：1. 栄養相談（鉄分、蛋白質の摂取）
2. 入院中の栄養管理
3. 外来診察継続

2. 中等度不安

S/O：患者は、赤ちゃんの世話の仕方を学ぶのに援助が必要だと言う。
・「赤ちゃんの世話に関しては少し不安です」と言いながら、手はシーツを強く握り締め、筋肉が緊張していた。
・彼女はひとり娘で、「おむつを替えたことがない」
・「皆に援助してもらうことばかり期待していられないし、夫は長時間働いている」
・絵を見たり、直接言われることで最も効率的に学ぶ。

A：R/T 知識不足（乳児の世話に関するスキル）

成果：乳児の世話をリラックスして行う

P：教育：乳児の世話に関するスキル

3. 言語的コミュニケーション障害

S/O：日本語を話さないこと
・6 か月前に移住してきた
・母国語はクロアチア語

A：R/T 低い日本語能力；移住

成果：日本語学習計画を提示する

P：1. クロアチア語を話す－必要に応じて通訳者を手配するか、いとこを呼ぶ
2. 意思の疎通には絵ボードを使う
3. 日本語クラス受講を勧める

4. 身体可動性障害

S/O：会陰切開部に強い痛みを感じる。「動かなければ大丈夫」とのこと。右側の小陰唇および大陰唇に浮腫あり。会陰切開術。

A：R/T 会陰切開による痛み　レベル 7（0 － 10、10 が最大）

成果：痛みの除去またはレベル 2 〜 3

P：1. 鎮痛薬について医師に相談
2. 円座
3. 会陰部ケア
4. 冷湿布、座浴

5. サポートシステム不足リスク状態

S/O：知識不足（乳児の世話に関するスキル）夫が手伝ってくれるが「夫は長時間働かなくてはならない」と言っている。夫の親戚が近隣に住んでおり、妊娠中も手伝ってくれたと言う。「皆それぞれの生活があるのだから、私を助けてばかりもいられない。私もあまり期待してはいけない」

A・成果：日本語力を身につける計画

P：1. 訪問看護師の紹介
2. 彼らが必要だと認識しているサポートと入手可能な資源（例：夫の親戚、いとこ、近所の人）について患者とその夫と話し合う。

事例Ⅲ　家のペンキ塗りをしている時に心臓発作を起こしたWさん

医学診断：
心筋症、うっ血性心不全、高血圧症、呼吸困難

1. 非効果的呼吸パターン

S/O：呼吸困難、起座呼吸、換気機能の著しい低下

A・成果：換気機能の低下が中等度

P：1. 指示に応じて酸素療法
　　2. 肺活量を最大限にするための体位
　　3. 呼吸モニター

2. 皮膚統合性障害リスク状態

S/O：足から大腿部にかけて2～3＋の浮腫あり。

A・成果：皮膚の損傷なし

P：1. 毎日の患部点検
　　2. 1時間半ごとに体位変換

3. 全体的セルフケア不足（レベル4）

S/O：疲労、安静時の起座呼吸
　　　自分のケアをすることができない。入浴、更衣、整容、摂食、排泄　レベル4。

A：R/T 活動耐性低下

P：呼吸が改善した時のエネルギー節約の仕方を教える。どの活動がどれくらいエネルギーを消費するかを教える（例：ペンキ塗り）。

4. 恐怖（予後）

S/O：妻：「とても心配です」（泣きながら）
　　　患者：3年前に失業、自分の職種での雇用状況の悪さ、最近の娘の結婚に伴う出費、予後。

A・成果：リラックスし安心した気持ちだと患者が述べる。

P：1. コーピングの促進。必要に応じて情報を提供する。現実的な希望を持つよう励ます、状況が改善した際の問題への取り組み方を検討する。
　　2. 心を落ち着かせるためのテクニックと安心感の促進。必要に応じて付き添い、勇気づける。話を聞く。

事例Ⅳ　自立を失ったSさん

1. 褥瘡リスク状態

S/O：床上移動の障害、浮腫、感覚と可動性の低下。

A・成果：皮膚の損傷なし。

P：**1. 体位変換**
　　計画的なスケジュールで1時間半ごとの体位交換を援助する。疲れさせないように気をつけながら、できるだけ自分の力で体位交換を促す。

2. 可動性の促進
①床上移動を患者に指導・援助し、健側の運動をする。
②移動時に最大限のエネルギー節約を患者に指導、援助する。
③最大限の可動性を維持するために、運動、調整、関節可動域運動を患者に指導、援助する。

3. 運動療法
理学療法士と協力し、運動療法と可動性促進を計画し実施する。看護師によって

行える、あるいは毎日のケアに組み込む運動予定を立てる。

2. 全体的セルフケア不足

S/O：「右腕が重い。自分では持ち上げることもできない」。清潔、排泄はレベル4、摂食はレベル3、更衣、整容はレベル2。

成果：退院までに清潔、排泄セルフケアはレベル2、更衣、整容、摂食はレベル1。

A：R/T 非代償性片麻痺

P：1. 入浴ー清潔セルフケアの代償
　①入浴と上半身、下半身を乾かすのに必要な活動を指導援助する。
　②自助具（例えば洗浄用手袋、長い柄のスポンジ、持ちやすい歯ブラシやかみそりホルダーなど）の使用を指導援助する。
　③機能回復につれ、安全対策（例：水温の調節、安全な移動技術など）や安全器具（例：滑り止めマット、手すり、浴槽／シャワーシールなど）の適切な使用を指導強化する。

2. 更衣ー整容セルフケアの代償
　①衣服の着脱と整容のための活動（患側から先に着脱する）を指導援助する。
　②自助具（例えばマジックテープによる開閉、長い柄の靴べら、靴下を履く自助具、持ちやすいヘアーブラシ）の使用を指導援助する。
　③エネルギー節約技術の指導と勧め（例：着る前に衣服を広げておく、途中で何回か休憩をとる、必要時、つまり疲労している時やバランスの悪い時はベッドで衣服の着脱を行う）を指導する。
　④着脱の簡単なゆるめの衣類（広い袖口、すそ幅、ひもなし靴）の着用を促す。

3. 排泄セルフケアの代償
　①トイレへの移動、トイレからの移動、衣服の操作、後始末を含むトイレ活動を指導援助する。
　②補助具（高めの便座、手すりなど）の使用を指導強化する。
　③安全対策の重要性を指導する（例：夜間灯、届きやすいところにトイレットペーパーを置くなど）。

4. 摂食セルフケアの代償
　①自分で食べる方法（正しい姿勢、食べ物の配置など）を指導援助する。
　②自助具（プレートガード、吸着板、取手の大きなカップなど）の正しい使用を指導する。
　③食べやすいように援助する（容器を開ける、食べやすく切るなど）。

3. 家族介護者役割緊張リスク状態

S/O：妻は骨粗鬆症のため、腰背部に問題がある。長男、長女は、患者の退院後の世話という点ではあてにできないと妻は話している。これまで家と家族に関する大切なことはすべて患者が取り仕切ってきたので、何をすればよいのかまったくわからないと言う。

成果：自宅への退院後の夫のケアについて現実的な計画を妻が報告する。

P：1. 介護者サポート：介護者がサポート資源やその他の資源（例：親戚、友人、地域社会の諸機関、家族介護者休息制度など）を認識し、介護者としての問題解決に必要な役割を身につけるのをサポートする。

2. その他の専門職に介護者をサポートする資源や手段を相談する。

4. 無力（中等度）

S/O：発語にいくらか問題があり、ゆっくりと話す。時々苛立ちを見せる。自分の気持ちは話さないが、思うように自分でできないことに対して、時々苛立つ。「会社を大きくして、建物を新しくする

はずだったけど……もう無理だ」と話している。「自分で食べることもできないなんて」と昼食を拒否する。妻によると、患者は自立心旺盛で、責任を託されるのを好んだ。いつもそうだったようにあらゆることの責任を取りたいと考えている。妻は「以前とは人が変わってしまったみたいで……消極的で無表情」と述べている。

A：R/T 自己の限界の認識（言語によるコミュニケーションと不動性）

成果：（限界内で）自己によるコントロールと自立感があると患者が報告する。セルフケアへの自主性。

P：1. コミュニケーションの促進：積極的に、注意深く傾聴する、患者に関心を示す、患者の感情に敏感になり気づいていることを示す。
2. 活動を自分でコントロールする機会と自己のケアについて意思決定をする機会を提供する。
3. （身体的、精神的）強みを強調する。

事例 V　癌の治癒を願うTさん

1. 栄養不足

S/O：エネルギーと水分摂取の低下。1年間で体重が14kg減少。食欲不振。最近味覚が変わった。嚥下困難。しばしば咳き込むことがあり疲れを増強させる。

A：R/T 嚥下障害。食思不振、倦怠感（咳）

成果：体重の維持と健康な皮膚状態の維持

P：1. 嚥下管理
①嚥下時に頭部の位置を適切に保てるように指導し援助する（例：頭と首の中立位でのアラインメントなど）
②嚥下時にはいつも肩を前方にして90度の坐位をとるようにする
③患者に誤嚥の徴候がないか注意して観察する（例：熱、鼻づまり、咳／喘鳴など）。

2. 栄養管理
①食べ物の好き嫌い（ただし、柔らかい、あるいはすりつぶした高繊維、高カロリー食を含む）をアセスメントする。食欲不振、嚥下困難、栄養必要量、便秘の危険、あるいは味覚を刺激するハーブやスパイスについて栄養士と相談する。
②少量で頻回の食事。食事時間を計画する。
③食事中のエネルギーを保ちながら、上半身を支えられるように体位を工夫する。
④食事前の鎮咳剤について医師と話し合う。

2. 反応性うつ状態

S/O：家ではこれまでしてきた庭いじりや家事などの活動を行うのに十分なエネルギーがない。「もう旅行をすることができない」と言う。自分を「自分で責任を持つ」エネルギーがない。こうした変化を悲しく思う。

A：R/T 恐怖（コントロールの喪失／倦怠感増大の認識）

成果：患者が焦点をあてて考えられる肯定的な要素を見つけ認識する。

P：恐怖の管理
①患者の望みをサポートし、健康を増進する代替療法を行う（食事、リラクゼーション）。
②傾聴する。恐怖（将来、倦怠感、自己管理、あるいは死について）を表現す

るように促す、理解を示す態度で恐怖／懸念を受け入れる、他の方法も検討してみるサポートをする（ビデオを使った旅行体験、室内でのガーデニングなど）、自己や家族の強みを探索する援助を提供する。
③自己コントロール感を持つ機会、ケアについて自分で意思決定する機会を提供する。
④毎日の意思決定に患者にできるだけ参加してもらえるように家族を促す（例えば、これについてはどう思う？と声をかけたりしながら）。

3. 入眠困難

S/O：時々、睡眠後に十分な休息が取れていないと感じることがある。夜平均6時間の睡眠。睡眠薬を服用。午後に2時間の休憩時間を設けている。治療方法の選択肢が少ないことを考えると、将来どうなってしまうのか不安になると言う。楽天的でありたいが、つい考えすぎてしまう。咳の発作。

A：R/T 咳、恐怖（予測）

成果：20分以内に入眠できる。

P：恐怖の緩和
①就寝時には何も考えずに30分のリラゼーションを行うように指導する。就寝の30分前にリラクゼーションのために背部マッサージを行う。
②就寝前にホットミルクを1杯飲むことについて患者と話し合う。
③加湿。就寝時の鎮咳剤について医師に相談する。

4. 便秘リスク状態

S/O：最近は月に2～3回便秘した。現在は毎日排便がある。軟便剤の内服。水分、繊維の摂取量は低く、坐位の活動が多い。

A：便秘のリスク因子の存在

成果：便秘の解消

P：便秘リスク状態の管理
①耐性があるなら毎日1000～1500ccの水分摂取。
②ピューレ状態の高繊維食のすすめ。
③医師の指示により緩下剤を投与。

付録 A

看護歴と診察

　以下は、看護歴と診察の記録例です。最初にくるのは、読む人に、まず年齢、性別、婚姻の有無、医学的状態、容姿全般、人種、民族的背景（該当する場合）を知らせるセクションであることに着目してください。この枠組みには、健康パターンが機能的、機能不全、潜在的機能不全を判断するために、どの基準を使えばよいのかを示唆する情報が入っています。

看護歴

　55歳、既婚、肥満の白人男性。最初の入院。移民センターの管理者。ベッド上で真直ぐ座り、緊張した姿勢と表情。過去5年ほど血圧が多少高め。1年前めまいが12時間持続、内服薬開始。その後2回同じ症状発現、安静により回復。めまいと左腕のしびれのため救急外来へ。

健康知覚－健康管理パターン：「高血圧症」と1年前に診断されるまでは、健康状態は良好と考えていた。仕事は「ストレスがあるが、職場では必要とされている」と述べる。過去6か月頭痛が持続し、めまい2回（職場と自宅で各1回、約2時間持続）。休息後症状は治まる。「忙しかった」ために治療は受けなかった。血圧ではなく「仕事のし過ぎのため」と思っていた。降圧薬の服用は中止し、「血圧が下がり気分がよくなった」6か月前頃に医師の診察を受ける。薬の副作用で性交不能になったと述べる。今日救急外来へ来たのは左腕がしびれ、脳卒中を恐れたため。母親が15か月前に「脳卒中」で死亡。自分の健康管理をあまりしてないことが気になり、「何をすべきか学ばなければ」と述べる。誰かが仕事の書類をもってきたら、それをやってもよいかと尋ねる。現在、胃腸薬と便秘薬以外は服用薬はなし。禁煙。飲酒はつきあい程度。

栄養－代謝パターン：栄養摂取に関連したサンプル：蛋白質はMDR（1日の最低必要量）、炭水化物と脂肪は過剰摂取、高繊維食物は最低限（果物と野菜）、1日にコーヒー約3杯、水分摂取量は少ない。口角や口腔粘膜に病変の履歴なし。過去15年間で徐々に体重が増えた。いろいろ問題があった日には消化不良や胸やけが昼食後に起こる。胃腸薬アルカセルツァーを服用。ダイエットには失敗。問題は「おそらく仕事のストレス。自宅に帰ると夕食を大食いし、夜食にスナックも食べる」。食物の好き嫌いはなし。昼食はお弁当（サンドイッチとケーキ）を職場に持って行き、仕事机で食べる。職場近くのレストランはおいしくない。

排泄パターン：便通は毎日あるが、月に2〜3回便秘になり2日ほど続く。固い便、いき

み、下剤を使用。このパターンは食事のせいだろうと言う。食生活を改善すべきだとわかっている。排便の問題や排泄コントロールの問題はないと報告。

活動－運動パターン：スポーツは観戦のみ。車使用。時間がないため歩くのは最小限。坐位の仕事、運動するには年を取り過ぎていると感じている。過去数週間疲労が増し、入院前2か月ほどは体力減退。セルフケア不足はなし。余暇は、小説の読書、テレビ鑑賞、他の夫婦との夕食会など。市内のアパートの1階に住み、職場まで約1.2km自動車通勤。

睡眠－休息パターン：1日平均4～6時間。静かな部屋。妻と一緒の寝室。ダブルベッド、ベッドヘッド（頭側の板）あり。就寝前には、テレビ鑑賞や仕事の書類を完成したりする。1か月前から睡眠が困難。仕事関連の問題のことで早朝に何度も目がさめる。

認知－知覚パターン：視力は眼鏡で矯正。1年前に新しくした。聴力、味覚、嗅覚には変化なし。記憶の変化はないと考えている。「脳卒中のように頭に障害があったら、対応できないでしょうね」と述べる。学習能力は、大学時代より速度は落ちていると感じている。注意は行き届いている様子。質問の意味をすぐに飲み込める。鎮静剤、精神安定剤、その他の薬の服用なし。現在頭痛はなし。

自己知覚－自己概念パターン：いろいろうまくやらなければいけない立場（仕事、父親、夫）と考えている。「ときどき、家族には申し訳ないと思う――この地域に住むっていうことを。でもこの仕事は助けを必要としている人々の近くにいるということが大切なもので――」「病気になったらよいと思う。そうしたら、世話をする代わりに世話をしてもらえるから」。

役割－関係パターン：家族は幸せで、自分の仕事への献身をよく理解してくれていると言う。妻は元ソーシャルワーカー。「子供たちはみな良い子だが、ジョー（現在10歳）が大きくなったら問題が出てくるとわかってる」「（仕事関連の低所得者居住区域）からよそに引っ越した方がよいのかも」10歳の子は4か月前に暴力を受けた。14歳の子はスポーツに興味を持ち、いまのところ「問題はない」。家族はふだん問題に対処する時は「一緒に話し合う」。社交関係は、「他の2～3の夫婦」に限定。これで十分だと思っている。仕事は大変で1日9～10時間勤務。「センターの支払いが順調にいくように、いつも懸命に資金調達をしている」（入院中は補佐が代理を務める）。仕事は好きで人を助けるのも好き。「うまく一緒に仕事ができる」よい同僚がいる。妻は夫とは仲がよいと言う。夫の健康を心配している。夫は自分自身より他の人のことばかり心配していると言う。でもそんな夫を尊敬している。入院中は、妻が家庭の責任は全うできる。妻と子供は最近健康診断を受けたそうだ。健康上の問題なし。妻には血圧の問題もなし。

セクシュアリティ－生殖パターン：子供は2人。高血圧薬服用時は性交不能だったという。血圧が下がった時「薬の服用をやめた」。性交能力は戻った。性的関係には問題ないと感じている。

コーピング－ストレス耐性パターン：職場では緊張している。リラックスするための運動をしていくらか緩和。時間がないため運動できないことがある。問題への最善の対処方法は「それに積極的に向かいあうこと」だと言う。「脳卒中になって人に依存する生活をするようになるのではないかと恐れている」「今日のこんな状態も冷や汗ものだった」「仕事や家のことで考えなければならないことが山ほどあるのに、そのうえ、今度はこの高血圧だ」。

生活の上での変化：3年前父親死亡、15か月前に脳卒中で母親死亡。妻は、「年老いた」母親の近くにいたいと思っていたので、夫が2年前にスペインセンターに就職したことは本当に感謝している。

価値－信念パターン：「自分の人生はなかなかうまくいっている」「社会の中の不公平」を強く感じており、そのことで何かしたいと思っている。家族は自分にとって重要だと述べる。宗教（カトリック）も重要。教会の行事などに積極的になりたいと思っている。

診　察

血圧：205／118　体温：37.6℃
脈拍：正常で、脈は強い　　呼吸数：18

栄養－代謝パターン
骨突出部の皮膚にはどこにも発赤なし。損傷なし。乾燥、足の胼胝による不快感。
口腔粘膜：湿潤で病変なし
実体重：104kg　報告体重　99.5kg、身長175cm

活動－運動パターン
歩行安定、姿勢バランスよし。筋肉は緊張度あり、強く調整力もある。握力左右十分。脚を持ち上げられる。鉛筆を拾える。首と肩の筋肉に緊張感あり。
関節可動域は前屈時にいくらか固さあり。
義肢／補助器具の使用なし。

体の欠損部分なし。
以下の能力を示す：

摂食	0	整容	0
入浴	0	一般的可動性	0
排泄	0	更衣	0

（0＝完全なセルフケア）

認知－知覚パターン
知覚：ささやき声が聞こえる－可；新聞の文字が読める－眼鏡で読める
言語：英語；具体的また抽象的な概念を理解できる。発語は明瞭；注意集中時間正常

自己知覚－自己概念パターン
外観一般：十分な整容、清潔
神経質／ゆったりしている：2（1が最もリラックス状態を示す1〜5の尺度）
視線を合わせる：可；注意集中時間正常
積極的／消極的：3（1が最も消極的を示す1〜5の尺度）

役割－関係パターン
相互作用：妻とのコミュニケーション支持的；夫妻両方ともどちらかと言えば生真面目；子供の同席はなし

第15章の練習を終えたら、このケースをやってみるようにしましょう。

＊ 出典：Gordon, M.（2002）. *Manual of Nursing diagnosis*. 10th ed. St. Louis: Mosby.

付録 B

機能的健康パターンによって分類した診断カテゴリーと定義 2005-2006

　2005～2006年現在の看護診断カテゴリーを機能的健康パターンによって分類した。看護診断カテゴリーのうち斜体で示した看護診断（日本語訳には*印を付した）は、著者によって開発されたもので、まだ北米看護診断協会（NANDA）が取り上げるに至っていないが、臨床実践において役立つと思われるものである（Gordon M.: Manual of Nursing Diagnoses 10th Edition, St Louis, Mosby）。その他の診断は、NANDAインターナショナルが承認しているもの（2005年）である。この本では、NANDA看護診断の一部の定義が、著者によって明確に説明され、NANDAの定義より簡潔になっている。ただし診断概念の基本的な意味はいっさい変更されていない。「機能的健康パターン」の定義は著者によるものである（NANDAは、このパターンの一部とその定義を翻案して、2000年の分類法IIで採用している）。

個人パターン

1. 健康知覚－健康管理パターン

　クライエントの認識している健康状態、安寧、および健康管理方法のパターンを表します。これには、クライエントが健康状態をどのように認識しているか、またその認識が現在の活動および将来の計画へどのような関連性を持つかなどが含まれます。また、安全習慣、心身の健康増進活動、医師や看護師の指示や勧め、継続的な診察の遵守（アドヒアランス）など、個人の健康リスク管理と全般的な健康行動も含まれます。

健康探求行動（特定の） Health-Seeking Behaviors（Specify）（健康状態が安定している患者が）より高い健康レベルを目指すために自己の健康習慣や環境を変更する方法を積極的に探求すること。

非効果的健康維持（特定の） Ineffective Health Maintenance（Specify） 基本的な健康習慣の認識や自己の健康管理ができず、健康を維持するための援助の求め方がわからないこと。

非効果的治療計画管理（特定領域の） Ineffective Therapeutic Regimen Management（Specify Area） 病気や病気の合併症の治療計画を日常生活の中で規則正しく行い調整しようとしているが、設定した具体的健康目標に到達できないでいるパターン。

非効果的治療計画管理リスク状態（特定領域の）* Risk for Ineffective Therapeutic Regimen

Management（Specify Area） 治療や予防の計画を日常生活の中で規則正しく行い調整することが困難となる危険因子が存在すること。

治療計画管理促進準備状態 Readiness for Enhanced Therapeutic Regimen Management 病気や病気の合併症の治療計画を日常生活で規則正しく行い調整しており、設定した健康目標に到達しているが、それをさらに促進できる状態となっているパターン。

健康管理不足（特定領域の）* Health-Management Deficit（Specify Area） 健康増進、障害の予防／進行に関連した活動を管理できない状態。

健康管理不足リスク状態（特定領域の）* Risk for Health-Management Deficit（Specify Area） 健康増進、障害の予防に関連した活動を管理できない危険因子が存在すること。

ノンコンプライアンス（特定領域の） Noncompliance（Specify Area） 十分説明を受け、治療的目標に到達したいという意思表示の後で、勧められた治療に従わないこと（ノンアドヒアランス）。

ノンコンプライアンスリスク状態（特定領域の）* Risk for Noncompliance（Specify Area） 十分説明を受け、治療方針に従って治療的目標に到達したいという意思表示の後で、勧められた治療に従わない（ノンアドヒアランス）危険因子が存在すること。

感染リスク状態（特定タイプと領域の） Risk for Infection（Specify Type/Area） 病原体に侵入される危険性の増大が見られる状態。

身体損傷リスク状態（外傷） Risk for Injury（Trauma） 身体を損傷する危険因子が存在すること。

転倒リスク状態 Risk for Falls 身体を害する可能性のある転倒の危険性が増大している状態。

周手術期体位性身体損傷リスク状態 Risk for Perioperative-Positioning Injury 周手術期の環境において環境的状態が原因となる損傷を生じる危険因子が存在すること。

中毒リスク状態 Risk for Poisoning 中毒を起こすのに十分な量の薬剤あるいは危険な製品に不慮にさらされる（またはそれを経口摂取する）危険因子が存在すること。

窒息リスク状態 Risk for Suffocation 吸入する空気が偶発的に中断する危険因子が存在すること。

乳児突然死症候群リスク状態 Risk for Sudden Infant Death Syndrome 1歳以下の乳児に突然死の危険因子が存在すること。

非効果的抵抗力（特定の） Ineffective Protection（Specify） 病気や外傷といった内的または外的な脅威から自己を守る能力が減退していること。

エネルギーフィールド混乱 Disturbed Energy Field 人を取り巻くエネルギーの流れが乱れた結果、身体、心、精神の調和が乱れていること。

2. 栄養－代謝パターン

　代謝ニードに関連した食物と水分の摂取パターンと、身体各部への栄養供給状態の指標を表します。これには、個人の一般的な食物・水分の摂取パターン、毎日の食事時間、摂取する食物・水分の種類と量、特別な食べ物の好み、栄養補助食品やビタミン剤の使用などが含まれます。また、母乳栄養や乳児の栄養摂取パターンを表します。皮膚の損傷と治癒能力の報告、体温・身長・体重の測定値、さらに全般的外見、心身の健康感、皮膚・毛髪・爪・粘膜・歯の状態も含まれます。

成人気力体力減退 Adult Failure to Thrive 身体的および認知的機能の進行性悪化（医学的治療にもはや反応しなくなった複数臓器の疾患に関連する。状態は、早期診断さ

れれば心理社会的看護介入には反応する場合もある）

栄養摂取消費バランス異常：必要量以上 Imbalanced Nutrition: More Than Body Requirements または**外因性肥満** * *Exogenous Obesity* 代謝必要量よりも過剰なカロリー摂取。

栄養摂取消費バランス異常リスク状態：必要量以上 Imbalanced Nutrition: Risk for More Than Body Requirements または**肥満リスク状態** * *Risk for Obesity* 代謝必要量よりも過剰なカロリー摂取の可能性を示す危険因子が存在すること。

栄養摂取消費バランス異常：必要量以下 Imbalanced Nutrition: Less than Body Requirements または**栄養不足（特定タイプの）** * *Nutritional Deficit (Specify Type)* 代謝必要量に満たない栄養摂取。

栄養促進準備状態 Readiness for Enhanced Nutrition 代謝必要量を満たすのに十分だが、さらに強化できる栄養パターン。

非効果的母乳栄養 Ineffective Breastfeeding 母親または乳児／子供が経験している母乳栄養を実施する過程の不満足感または困難。

母乳栄養中断 Interrupted Breastfeeding 乳児へ母乳を与えることが不可能あるいは不適切なために授乳の過程を中断すること。

効果的母乳栄養 Effective Breastfeeding 母親と乳児の2人または家族が、授乳の過程に適切な上達を見せ満足していること。

非効果的乳児哺乳パターン Ineffective Infant Feeding Pattern 乳児の吸啜または吸啜－嚥下反応の調整に障害が見られること。

嚥下障害（非代償） Impaired Swallowing (Uncompensated) 口から胃へ液体や固形物を随意に通過させる能力の減退。

悪心 Nausea 咽喉の後部、心窩部、あるいは腹部全体に感じる波打つような不快な感覚で、嘔吐につながる場合とそうでない場合がある。

誤嚥リスク状態 Risk for Aspiration 胃腸分泌物、口腔咽頭分泌物、固形物、または液体が気管－気管支に入る危険性。

口腔粘膜障害（特定障害の） Impaired Oral Mucous Membrane (Specify Impairment) 口唇と口腔内の軟部組織に障害が見られる状態。

歯生障害 Impaired Dentition 歯列の発達、個々の歯の萌出パターンあるいは歯の損失のない形態に障害が見られる状態。

体液量不足 Deficient Fluid Volume 血管内液、細胞内液、あるいは組織間液が個人の正常範囲以下に減少している状態（これは脱水を指す。水分不足のみで、塩分の変化は伴わない）。

体液量不足リスク状態 Risk for Deficient Fluid Volume 体液量減少（血管内、細胞内、あるいは組織間の脱水）の危険因子が存在すること。

体液量過剰 Excess Fluid Volume 等張性体液の貯留が増加した状態。

体液量平衡異常リスク状態 Risk for Imbalanced Fluid Volume 血管内液、組織間液、あるいは細胞内液の減少、増加、または急速に状態が移行する危険性。

体液量平衡促進準備状態 Readiness for Enhanced Fluid Balance 身体的必要量は満されているが、さらに強化できる体液量と体液の化学的組成の平衡パターン

皮膚統合性障害 Impaired Skin Integrity 真皮や表皮の損傷（褥瘡を参照）。

皮膚統合性障害リスク状態 Risk for Impaired Skin Integrity または**皮膚損傷リスク状態** * *Risk for Skin Breakdown* 皮膚潰瘍／表皮剥離の危険因子が存在すること。

褥瘡（特定ステージの） * *Pressure Ulcer (Specify Stage)* 長期間にわたる仰臥位や坐位に随伴し、通常骨突出部に起こる皮膚統合性の破綻（ステージを特定する）。

組織統合性障害（特定タイプの） Impaired

Tissue Integrity（Specify Type）　粘膜や角膜、外皮組織、皮下組織への損傷（組織や損傷のタイプを特定する）。

ラテックスアレルギー反応　Latex Allergy Response　天然ラテックスゴム製品へのアレルギー反応。

ラテックスアレルギー反応リスク状態　Risk for Latex Allergy Response　天然ラテックスゴム製品へのアレルギー反応を起こす危険性。

非効果的体温調節機能　Ineffective Thermoregulation　低体温と高体温の間を体温が絶えず変化する状態。

高体温　Hyperthermia　体温が正常範囲以上に上がった状態。

低体温　Hypothermia　体温が正常範囲以下に下がった状態。

体温平衡異常リスク状態　Risk for Imbalanced Body Temperature　正常範囲内に体温を維持できなくなる危険因子が存在すること。

3. 排泄パターン

　排泄機能（腸、膀胱、皮膚）のパターンを表します。これには、個人が知覚している排泄機能の規則性、排便のための日課的行為、または下剤の使用、および排泄の時間、方法、質、量の変動または障害が含まれます。また排泄のコントロールに使われている器具が何かあれば、それも含まれます。

便秘　Constipation　硬く乾燥した便の通過困難あるいは排便不全感を伴う排便回数の減少。

知覚的便秘　Perceived Constipation　便秘だと自己診断し、下剤、浣腸、あるいは坐薬を乱用して毎日便通を確保している状態。

間欠的便秘パターン*　*Intermittent Constipation Pattern*　病気に起因したものではなく、硬く乾燥した便が出たり、あるいは排便がない状態が周期的に見られる状態。

便秘リスク状態　Risk for Constipation　排便回数の減少、排便困難、あるいは排便不全感、または異常に硬く乾燥した便を排泄する状態につながる危険因子が存在すること。

下痢　Diarrhea　ゆるい無形便の排泄。

便失禁　Bowel Incontinence　不随意の排便を特徴とする、通常の排便習慣の変化。

排尿障害　Impaired Urinary Elimination　排尿の障害。

機能性尿失禁　Functional Urinary Incontinence　通常失禁はない人が、トイレが間に合わず意図しない排尿となる状態。

反射性尿失禁　Reflex Urinary Incontinence　膀胱内容量が一定量以上になった時、ある程度予測できる間隔で発生する不随意の尿もれ。

腹圧性尿失禁　Stress Incontinence　腹腔内圧上昇に伴って発生する50ml以下の不随意の尿もれ。

切迫性尿失禁　Urge Incontinence　強い尿意に続いてすぐに不随意の排尿が起こる状態。

切迫性尿失禁リスク状態　Risk for Urinary Urge Incontinence　突然の強い尿意に伴って不随意の排尿が起こる危険性。

完全尿失禁　Total Urinary Incontinence　持続的で予測のつかない尿もれ。

尿閉　Urinary Retention　膀胱から尿をすべて排出できない状態。

排尿促進準備状態　Readiness for Enhanced Urinary Elimination　排尿のニーズを満たすのに十分であるが、さらに強化できる排尿機能パターン。

4. 活動－運動パターン

　運動、活動、余暇、レクリエーションのパターンを表します。これには、衛生、料理、買い物、食事、仕事、家事家政の維持など、エネルギー消費を要求する日常生活動作（ADL）が含まれます。また、スポーツを含むさまざまな運動のタイプ、量、質も対象になり、こ

れらが典型的なこのパターンの記述となります。余暇のパターンも対象となり、これは他者と一緒にまたは1人で行うレクリエーション活動を表します。特に注目するのは、重要な活動とそれに対して何らかの制限があるかどうかです。個人にとって望ましい、あるいは期待されるパターンを妨げる要因、たとえば、神経筋肉系統の障害と代償、呼吸困難、狭心症、運動時の筋痙攣、そしてもし該当するなら心／肺分類も含まれます。さらに、活動や成熟の結果生じる成長と発達のパターンも加わります。

活動耐性低下（特定レベルの） Activity Intolerance（Specify Level） 必要なあるいは望ましい日常の活動で、エネルギーを使う身体動作に対する異常な反応。

活動耐性低下リスク状態 Risk for Activity Intolerance エネルギーを使う身体動作に対し異常な反応が起こる危険因子が存在すること。

消耗性疲労 Fatigue 圧倒されるような持続的な心身の消耗と、通常のレベルで身体および精神的作業をする能力の減退。

坐位中心ライフスタイル Sedentary Lifestyle 身体活動レベルが低いことを特性とする生活習慣。

気分転換活動不足 Deficient Diversional Activity レクリエーションや余暇活動への参加の減退。

身体可動性障害（特定レベルの） Impaired Physical Mobility（Specify Level） 環境内で自立的・意図的に体を動かすことに限界がある状態。

床上移動障害（特定レベルの） Impaired Bed Mobility（Specify Level） ベッド上で1つの体位から別の体位に1人で変換する能力に限界があること。

移乗能力障害（特定レベルの） Impaired Transfer Ability（Specify Level） 近くに位置する2つの平面間を1人で体を移動することに限界がある状態。

車椅子移動障害 Impaired Wheelchair Mobility 環境内で車椅子を1人で操作することに限界がある状態。

歩行障害（特定レベルの） Impaired Walking（Specify Level） 環境内を徒歩で（あるいは杖、松葉杖、歩行器などの機器を使用して）1人で移動することに限界がある状態。

徘徊 Wandering ぶらぶら歩き回り、目的もなく、繰り返しの動きをすること。それによって、その個人が危険な状態にさらされる可能性もある。しばしば、そのぶらつきは、境界、限界、障害物といったものを一切考慮せずに行われ、散発的である場合も継続的である場合もある。

不使用性シンドロームリスク状態 Risk for Disuse Syndrome 治療上あるいは避け難い筋骨格系の不活動の結果、身体システムが衰退する危険因子が存在すること。

関節拘縮リスク状態* *Risk for Joint Contractures* 可動関節（背部、頭部、上・下肢）の腱を短縮させる危険因子が存在すること。

全体的セルフケア不足（特定レベルの）* *Total Self-Care Deficit（Specify Level）* 自己の摂食、入浴、排泄、更衣、整容を最初から終りまでできないこと。

入浴／清潔セルフケア不足（特定レベルの） Bathing-Hygiene Self-Care Deficit（Specify Level） 入浴と清潔活動を行う、あるいはやり遂げる能力の障害。

更衣／整容セルフケア不足（特定レベルの） Dressing-Grooming Self-Care Deficit（Specify Level） 更衣と整容活動を行う、あるいはやり遂げる能力の障害。

摂食セルフケア不足（特定レベルの） Feeding Self-Care Deficit（Specify Level） 摂食活動を行う、あるいはやり遂げる能力の障害。

排泄セルフケア不足（特定レベルの） Toileting Self-Care Deficit（Specify Level） 排泄活動を行う、あるいはやり遂げる能力の障害。

発達遅延：セルフケア技能（特定レベルの）* *Developmental Delay: Self-Care Skills*（*Specify Level*） セルフケアの技能が同年代グループの標準から逸脱している状態。

発達遅延：歩行* *Developmental Delay: Walking* 自己の環境内における自立的動きが、同年代グループの標準から逸脱している状態。

術後回復遅延 Delayed Surgical Recovery 個人が生活、健康、心身の良好な状態を維持する活動を積極的に行うのに必要とする術後日数が延長している状態。

成長発達遅延 Delayed Growth and Development （成長発達が）同年代グループの標準から逸脱している状態。

発達遅延リスク状態 Risk for Delayed Development 社会的行動、あるいは自己統制行動、あるいは認知、言語、粗大または微細運動能力のうち1つまたは1つ以上の領域で、25％以上の遅延が起こる危険性がある状態。

成長不均衡リスク状態 Risk for Disproportionate Growth 2つの値を比較して、年齢に対して成長が97パーセンタイルより大きいか、あるいは3パーセンタイルより小さい危険性のある状態（不均衡な成長）。

家事家政障害 Impaired Home Maintenance 安全で、成長を促進するような、身近な環境を自立的に維持できない。軽度、中等度、重度、潜在的、慢性的のどれに該当するかを特定する。

人工換気離脱困難反応 Dysfunctional Ventilatory Weaning Response 人工呼吸器の補助換気レベルを低下させることに適応できず、ウィーニング過程が阻害され長期化している状態（軽度、中度、重度）。

自発換気障害 Impaired Spontaneous Ventilation 生命維持に必要な呼吸を維持する能力がないことによって生じたエネルギー／余力の減退。

非効果的気道浄化 Ineffective Airway Clearance 気道から分泌物または閉塞を効果的に取り除くことができないこと。

非効果的呼吸パターン Ineffective Breathing Pattern 適切な換気を提供できない吸気と呼気。

ガス交換障害 Impaired Gas Exchange 肺胞－毛細管膜における酸素化や二酸化炭素の放出の過剰あるいは欠如。

心拍出量減少 Decreased Cardiac Output 心臓からの血液拍出量が不十分で、身体の代謝要求を満たせない状態。

非効果的組織循環（特定タイプの） Ineffective Tissue Perfusion（Specify Type） 血液供給（栄養と酸素化）が減少し、毛細血管レベルでの細胞への栄養供給ができない状態（脳、心肺、腎、胃腸、あるいは末梢のいずれかを特定する）。

自律神経反射異常亢進 Autonomic Dysreflexia 第7頸椎かそれより上の脊椎損傷の患者で、有害刺激に対して、生命を脅かすような抑制できない交感神経系の反応が起こること。

自律神経反射異常亢進リスク状態 Risk for Autonomic Dysreflexia （脊椎ショックに続き）脊椎損傷患者で、有害刺激に対して、生命を脅かすような抑制できない交感神経系の反応が第6頸椎あるいはそれより上の脊椎で起こる危険性。第7頸椎、第8頸椎の脊椎損傷の患者に見られる。

乳児行動統合障害 Disorganized Infant Behavior 環境に対する統合性のない生理的・神経行動学的反応。

乳児行動統合障害リスク状態 Risk for Disorganized Infant Behavior 環境に対する統合性のない生理的・神経行動学的反応が起こる危険性。

乳児行動統合促進準備状態 Readiness for Enhanced Organized Infant Behavior　乳児における生理的あるいは機能的行動システム（すなわち自律、運動、状態、組織化、自己調節、注意－相互作用システム）の調整が現在でも十分だが、さらなる向上が可能で、その結果、環境刺激に反応し高レベルの統合ができるようになるパターン。

末梢性神経血管性機能障害リスク状態 Risk for Peripheral Neurovascular Dysfunction　四肢の循環、感覚、あるいは動きの破綻が発生する危険因子が存在すること。

頭蓋内許容量減少 Decreased Intracranial Adaptive Capacity　頭蓋内液動態メカニズムによる頭蓋内容積の増大に対する代償機構が破綻したために、有害刺激または非有害刺激に反応して頭蓋内圧が繰り返し不均衡に亢進する状態。

5. 睡眠－休息パターン

睡眠、休息、およびリラクゼーションのパターンを表します。このパターンには、1日24時間中の睡眠と休息時間のパターンが含まれます。また、睡眠と休息の質と量の知覚および睡眠後のエネルギーレベルや睡眠妨害の知覚も含まれます。さらには、個人が使用する薬剤や睡眠前の日課など睡眠補助手段も含まれます。

睡眠パターン混乱（特定の） Disturbed Sleep-Pattern (Specify Type)　睡眠の時間と質が乱れ、不快感や望ましい日常生活の妨害が生じている状態。

睡眠剥奪 Sleep Deprivation　長期間（2〜3日間）、自然で周期的な無意識状態（睡眠）が維持されない状態が持続すること。

入眠困難* Delayed Sleep Onset　眠りにつこうとする時に眠れないこと。

睡眠パターン逆転* Sleep-Pattern Reversal　夜間睡眠から主に昼間の睡眠へと、睡眠－覚醒周期が変化すること。

睡眠促進準備状態 Readiness for Enhanced Sleep　適切な休養を提供し、望ましいライフスタイルを維持する自然で定期的な意識停止パターンが見られるが、それをさらに強化できる状態

6. 認知－知覚パターン

感覚・知覚および認知パターンを表します。これには、視覚、聴覚、味覚、触覚、嗅覚などの各感覚様式、障害への対処に使用されている代償手段または人工装具の適切性が含まれます。疼痛や疼痛の管理方法についての報告も感覚パターンの一部です。また、記憶、判断、意思決定などの機能的な認知能力もこのパターンに含まれます。

急性疼痛（特定部位の） Acute Pain (Specify Location)　言葉による訴えと、激しい不快（痛み）の指標の持続が6か月以内のもの。痛みの種類と部位を特定する（関節痛、腰痛、頸部痛、膝痛など）。

慢性疼痛（特定部位の） Chronic Pain (Specify Location)　6か月以上続く激しい不快（痛み）。痛みの種類と部位を特定する（関節痛、腰痛、頸部痛、膝痛など）。

疼痛自己管理不足* Pain Self-Management Deficit　痛みを抑える方法（薬の要求、薬服用の時間、体位、気分転換）が不足している、あるいは十分に使用していない状態。

非代償性感覚喪失（特定タイプと程度の）* Uncompensated Sensory Loss (Specify Type/Degree)　視覚、聴覚、触覚、嗅覚、または運動覚の鋭敏さの非代償性減退（減退の程度を特定する）。

感覚過負荷* Sensory Overload　環境刺激が普段入ってくるレベル、あるいは単調な環境刺激より大きい状態。

感覚減弱* Sensory Deprivation　いつもの（または基本順応の）レベルと比べて、環境的

あるいは社会的刺激が減少している状態。

片側無視 Unilateral Neglect　身体の片側を認知せず無視している状態。

知識不足（特定領域の） Knowledge Deficit (Specify Area)　情報を述べたり、説明できないこと。あるいは疾病管理の手順と方法、あるいはセルフケアの健康管理に関して必要な技能を明示できないこと（知識不足の領域を特定する。例：インスリン依存型糖尿病のセルフケア、運動療法、食事療法など）。この状態は、介入の焦点（原因／関連因子）となることが多い。NANDAの診断名は Deficient Knowledge。

知識獲得促進準備状態 Readiness for Enhanced Knowledge　特定の主題に関する認知的情報の存在あるいは確保が、健康関連の目標を満たすのに十分ではあるが、さらに強化できる状態。

思考過程混乱 Disturbed Thought Processes （歴年齢相応と比較して）認知操作あるいは認識活動が混乱している状態（この分類カテゴリーは広範囲にわたるので、変調のタイプを特定する）。また、急性混乱、慢性混乱、状況解釈障害性シンドローム、非代償性記憶喪失、記憶障害、認知障害リスク状態の項も参照のこと。

注意集中不足* Attention-Concentration Deficit　意識の焦点を持続できない状態。

急性混乱 Acute Confusion　注意力、認知能力、意識の精神運動活動レベル、あるいは睡眠－覚醒周期において、突然発生する広範で一過性の変化や障害。

慢性混乱 Chronic Confusion　知能と人格における不可逆性の、長期間にわたる、進行性の衰退で、環境刺激の解釈力減退、知的思考過程の能力低下、記憶障害、見当識障害、あるいは行動上の障害を特徴とする。

状況解釈障害性シンドローム Impaired Environmental Interpretation Syndrome　3〜6か月以上、人物、場所、時間、状況に対する見当識を一貫して欠き、保護的環境を必要とする状態。

非代償性記憶喪失* Uncompensated Memory Loss　最近の出来事や活動を思い出す能力に障害が見られる状態。

記憶障害 Impaired Memory　情報や行動技能の断片を覚えられない、あるいは思い出せない状態（記憶障害は、一過性あるいは永久的な病態生理学的あるいは状況的原因による場合もある）。

認知障害リスク状態* Risk for Cognitive Impairment　記憶、推論能力、判断、そして意思決定を損なう危険因子が存在すること。

意思決定葛藤（特定の） Decisional Conflict (Specify)　競合し合ういくつかの行動の中から選択を行わなければならず、それが個人の人生の価値観に対して危険、喪失あるいは挑戦などに生じる可能性がある場合、どの行為をとるべきか決められず躊躇している状態（葛藤の焦点を特定する。例：手術、治療、妊娠中絶、離婚、その他の人生での出来事など）

7. 自己知覚－自己概念パターン

自己概念パターンと気分状態の知覚を表します。これには、自己についての態度、能力についての知覚（認知的、情動的、または身体的）、ボディイメージ、アイデンティティ、全般的な価値観、全般的情動パターンなどが含まれます。身体の姿勢や動きのパターン、視線、声と話し方のパターンも含まれます。

恐怖（特定焦点の） Fear（Specify Focus）自己への脅威あるいは危険として知覚できる、明確な原因に関連した恐れの感情（焦点を特定する。例：予後、手術の結果、死、障害など）。この状態は、しばしば介入のための焦点（原因／関連因子）となる。

不安 Anxiety　漠然とした不穏な感じ、その

原因はしばしば特定できないか、あるいは個人にもわからない状態。

軽度不安＊ *Mild Anxiety* 自分や重要な関係に対して脅威が予測されること（焦点は定まっていない）に関連した自覚のレベルが高まっている状態。

中等度不安＊ *Moderate Anxiety* 自分や重要な関係に対して脅威が予測されること（焦点は定まっていない）に関連した自覚と選択的な注意のレベルが高まっている状態。

重度不安（パニック）＊ *Severe Anxiety（Panic）* 自分や重要な関係に対して脅威が予測されることに関連した自覚が非常に高まり、注意が分散している状態。

予期不安（軽度、中等度、重度）＊ *Anticipatory Anxiety（Mild, Moderate, Severe）* 自己や重要な関係に対する将来の脅威（焦点は定まっていない）を知覚し、それに関連した自覚が高まっている状態。

死の不安 Death Anxiety 死あるいは死ぬことに関連した懸念、心配、"恐怖"を表現すること。

反応性うつ状態（特定焦点の）＊ *Reactive Depression（Specify Focus）* 状況的な脅威（状況的脅威を特定する。例：健康の成果、障害、身体状態の悪化など）に連動した自己尊重、自己価値、または自信の急速な低下。

孤独感リスク状態 Risk for Loneliness はっきりしない不快な気分を経験する危険性。

絶望 Hopelessness 限界、あるいは他の手段がない、あるいは選択の余地がないとの知覚があり、自己のために気力を使うことができない状態。

無力（重度、中等度、軽度） Powerlessness（Severe, Moderate, Low） 状況をコントロールできないという知覚、および自身の行為が結果に大した影響を与えないという知覚。反応性うつ状態と絶望の項を参照のこと。

無力リスク状態 Risk for Powerlessness 状況をコントロールできないという知覚や、結果に大した影響を与えないという知覚を持つ危険性がある状態。

自己尊重状況的低下 Situational Low Self-Esteem 現在の状況に反応して自己の価値について否定的な知覚が現れる状態。

自己尊重状況的低下リスク状態 Risk for Situational Low Self-Esteem 現在の状況に反応して自己の価値について否定的な知覚を持つようになる危険因子が存在すること。

自己尊重慢性的低下 Chronic Low Self-Esteem 自己と自己の能力について長期的に継続して否定的な自己評価や感情を持つ状態。その感情は、直接的に表現される場合もあるし間接的に表現される場合もある。

自己概念促進準備状態 Readiness for Enhanced Self Concept 自己についての知覚あるいは考えのパターンが安寧のためには十分であるが、さらに強化できる状態。

ボディイメージ混乱 Disturbed Body Image 身体または身体の一部分の特徴、機能、または限界に対する否定的な感情や知覚。

自己同一性混乱 Disturbed Personal Identity 自己と非自己を区別できないこと。

対自己暴力リスク状態 Risk for Self-Directed Violence 身体的に、感情的に、また性的に自己を害する行為を行う危険因子が存在すること。

自殺リスク状態 Risk for Suicide 自己損傷による自己の生命を脅かす傷害を起こす危険因子が存在すること。

8. 役割－関係パターン

役割関与と人間関係のパターンを表します。これには、個人の現在の生活状況における主要な役割と責任についての理解が含まれます。家族、仕事、または社会的関係における満足感、あるいは心配やこれらの役割に関連した責任も含まれます。

予期悲嘆 Anticipatory Grieving　馴染みのパターンや重要な関係（人々、財産、仕事、地位、家庭、理想、身体の部位と機能を含む）の崩壊を予期すること。

悲嘆機能障害 Dysfunctional Grieving　関係パターン（人々、財産、仕事、地位、家庭、理想、身体の部位と機能を含む）の喪失あるいは変化が実際起きたか、あるいは知覚された後の悲嘆過程（未解決の悲嘆）が長期化または重症化すること。

悲嘆機能障害リスク状態 Risk for Dysfunctional Grieving　死やその他の知覚された喪失経験後、効果のない知的／情動的な反応／行為を長期化させる危険因子が存在すること。

慢性悲哀 Chronic Sorrow　慢性疾患や障害の全経過を通じて経験する継続的な深い悲しみや喪失のパターンで、周期的に繰り返して起こり、進行していく可能性のある状態。

非効果的役割遂行（特定の） Ineffective Role Performance（Specify）　役割責任の変化、葛藤、否認、あるいは役割責任を遂行できないこと（広範囲の分類カテゴリーなので、タイプを特定する）。

未解決の自立－依存葛藤* *Unresolved Independence-Dependence Conflict*　治療上・成熟上・社会生活上自立あるいは依存すべきであるという期待に対して、自立あるいは依存の必要性と願望がはっきり解決されていない状態。

社会的拒絶* *Social Rejection*　個人が経験している孤独な状態で、他者から強いられた状態だと知覚し、否定的あるいは脅威的な状態だと知覚していること。

社会的孤立 Social Isolation　個人の統合性を保つのに必要なあるいは望ましいレベル以下の人的交流に起因する孤独感。

社会的相互作用障害 Impaired Social Interaction　量的に不十分あるいは過度、あるいは質的に非効果的な社会的交流。

発達遅延：社会的技能（特定の）* *Developmental Delay: Social Skills*（*Specify*）　社会的技能の習得が同年代グループの標準から逸脱していること。

ペアレンティング障害（特定の） Impaired Parenting（Specify）　子供の成長と発達を最大限に促進する環境を主たる養育者が作れない状態（一般的に、出産後に子育てに自己を適応させていくことは、正常な成熟過程である）。

ペアレンティング障害リスク状態（特定の） Risk for Impaired Parenting（Specify）　子供の成長と発達を最大限に促進する環境を主たる養育者が作れない、維持できない、あるいは再確保できない危険性（一般的に、出産後に子育てに自己を適応させていくことは、正常な成熟過程である）

親役割葛藤 Parental Role Conflict　片親または両親が経験する危機に反応した役割の混乱と葛藤。

弱い親乳児間愛着* *Weak Parent-Infant Attachment*　母親と乳児または主な養育者と乳児の結びつき関係が相互的でないパターン。

親子（乳児）間愛着障害リスク状態 Risk for Impaired Parent-Infant/Child Attachment　保護的で養育的な相互関係の発達を促す、親あるいは主な養育者と乳児間の相互作用の破綻。

親乳児間分離* *Parent-Infant Separation*　乳児と親の相互作用を妨害する要因が存在すること。

ペアレンティング促進準備状態 Readiness for Enhanced Parenting　子供やその他の扶養者のための環境が成長と発達を促すのに十分であるが、そのパターンをさらに強化できる状態。

家族介護者役割緊張 Caregiver Role Strain　介護者が家族介護者としての役割を果たす

ことを困難に感じていること。

家族介護者役割緊張リスク状態 Risk for Caregiver Role Strain 介護者が家族介護者としての役割を遂行することに困難を感じ、それに動揺している状態。

サポートシステム不足* Support System Deficit 他者からの情動的／手段的サポートが不十分なこと。

言語的コミュニケーション障害 Impaired Verbal Communication 人間との関わりにおいて、言語を使用する能力が低下あるいは欠如していること。

コミュニケーション促進準備状態 Readiness for Enhanced Communication 人のニーズと人生の目標を満たすのに十分なコミュニケーションパターンが存在するが、それをさらに強化できる状態。

発達遅延：コミュニケーション技能（特定タイプの）* Developmental Delay: Communication Skills (Specify Type) コミュニケーション技術の発達が、同年代の標準から逸脱していること（技能のタイプを特定する）

対他者暴力リスク状態 Risk for Other-Directed Violence 個人が他者に対して身体的、情動的、性的な危害を与えうる行為が見られる状態。

9. セクシュアリティー生殖パターン

セクシュアリティに関する満足または不満のパターンと、生殖パターンを表します。これには、セクシュアリティまたは性的関係において感じている満足または障害が含まれます。また、女性の生殖段階（閉経前か閉経後か）、およびその他の問題も含まれます。

非効果的セクシュアリティパターン Ineffective Sexuality Patterns 自己のセクシュアリティに関する懸念を述べること。

性的機能障害 Sexual Dysfunction 不満足、報いがない、不適切だと見なす性的機能における変化。

レイプー心的外傷シンドローム Rape Trauma Syndrome 被害者の意思に反する、あるいは被害者の同意なしの強いられた暴力的な性的被害への持続的な不適応反応。

レイプー心的外傷シンドローム：複合反応 Rape Trauma Syndrome: Compound Reaction 被害者の意思に反する、あるいは被害者の同意なしの強いられた暴力的な性的被害。この犯罪あるいは犯罪未遂の結果生じた心的外傷シンドロームは、急に生じた被害者の生活様式の混乱の段階と、長時間かけた生活様式再構築の過程である。

レイプー心的外傷シンドローム：沈黙反応 Rape Trauma Syndrome: Silent Reaction レイプがあったことを被害者が誰にも告げていないが、徴候や症状が存在すること。

10. コーピングーストレス耐性パターン

全般的なコーピングパターンと、ストレス耐性の観点から見たそのパターンの有効性を表します。これには、自己の統合性を脅かそうとするものに対抗できる余力あるいは受容力、ストレスの処理方法、家族やその他のサポートシステム、および状況管理能力に関する自己の認識などが含まれます。

非効果的コーピング Ineffective Coping 適応性の減退（適切な評価、対応の選択、資源の利用などができない）。生活場面でのストレス対処方法が不十分で、不安、恐怖、怒りを防いだり抑えたりできないこと（ストレッサーを特定する。例：状況的危機、成熟の危機、不確かさなど）。

回避的コーピング* Avoidance Coping 積極的コーピングが要求される状況で、情報（事実、意義、もたらす結果）を長期間軽視あるいは否認すること。

防御的コーピング Defensive Coping 認識された根底にある肯定的自己尊重に対す

る脅威から自己を守るために、自己防衛パターンに基づいた誤った肯定的自己評価を繰り返し投影すること。

コーピング促進準備状態 Readiness for Enhanced Coping　要求に対処し安寧を保つために十分な認知的また行動上の努力パターンが見られるが、それをさらに強化できる状態。

非効果的否認 Ineffective Denial **または否認**＊ *Denial*　健康障害に対する出来事の知識／意味を否認することにより、不安／恐怖を和らげようとする意識的または無意識的な試み。

適応障害 Impaired Adjustment　健康状態の変化に合うようにライフスタイルや行動を修正できないこと。

心的外傷後シンドローム Post-Trauma Syndrome　圧倒されるような衝撃的な出来事に対する持続した不適応反応。

心的外傷後シンドロームリスク状態 Risk for Post-Trauma Syndrome　圧倒されるような心的外傷を負う出来事への不適応を維持する危険性がある状態。

自己傷害 Self-Mutilation　緊張緩和を得るために、命に別状ない外傷を生じる目的で、組織を傷つける意図的な自己を傷つける行為。

自己傷害リスク状態 Risk for Self-Mutilation　緊張緩和を得るために、命に別状ない外傷を生じる目的で組織を傷つける、意図的な自己を傷つける行為を行う危険因子が存在すること。

移転ストレスシンドローム Relocation Stress Syndrome　ある環境から別の環境への移動の結果生じる生理的で心理社会的混乱。

移転ストレスシンドロームリスク状態 Risk for Relocation Stress Syndrome　ある環境から別の環境への移動の結果生じる生理的で心理社会的混乱の危険性が存在すること。

11. 価値－信念パターン

　選択や意思決定を導く価値観、目標、または信念（信仰を含む）のパターンを表します。これには、人生において重要だと認識されているもののほか、生活の質（QOL）、健康に関連する価値観、信念、あるいは期待において感じている葛藤も含まれます。

霊的苦悩 Spiritual Distress　その人の全存在に浸透し、また人の生物・心理・社会的特性を統合し、さらに超越する生命原理が崩壊すること。人間の魂の苦悩。

霊的苦悩リスク状態 Risk for Spiritual Distress　生命と宇宙のすべてが調和的につながっているという感覚に変調をきたす危険性。その生命と宇宙とのつながりで、自己に力を与え自己を超越させる要素が崩壊する可能性がある。

霊的安寧促進準備状態 Readiness for Enhanced Spiritual Well-Being　自己の内的強さから生まれる調和ある相互関連性を通じて、神秘を発展させたり、明らかにしていける準備が整っている状態。

信仰心障害 Impaired Religiosity　特定の信仰の伝統的儀式に参加したり、信仰を拠り所としたりすることができなくなった状態。

信仰心障害リスク状態 Risk for Impaired Religiosity　特定の信仰の伝統的儀式に参加したり、信仰を拠り所としたりすることができなくなる危険因子が存在すること。

信仰心促進準備状態 Readiness for Enhanced Religiosity　宗教をこれまで以上に心の拠り所としたり、特定の信仰の伝統的儀式に参加したりする能力。

家族パターン

健康知覚－健康管理パターン

　家族が認識している健康状態、安寧、および健康管理のパターンを表します。これには、家族が健康状態をどのように認識しているか、またその認識が現在の活動および将来の計画へどのような関連性を持つかなどが含まれます。また、心身の健康増進活動、医師や看護師の指示や勧め、継続的な診察の遵守（アドヒアランス）など健康行動の全般的レベルも含まれます。

非効果的家族治療計画管理　Ineffective Family Therapeutic Regimen Management　病気や病気の合併症の治療計画を家族機能の中で規則正しく行い調整しようとしているが、設定した健康目標に到達できないでいるパターン。

役割－関係パターン

　家族構造、メンバーの役割、家族関係を表します。これには、職場、社会、拡大家族における責任が含まれます。

家族機能破綻（特定の）　Interrupted Family Processes（Specify）　家族システム（家族の成員）が相互の成長と成熟に必要な、成員の必要を満たせない、家族機能を実行できない、またはコミュニケーションを維持できない状態。

家族機能障害：アルコール症　Dysfunctional Family Processes: Alcoholism　家族単位の心理社会的、霊的、そして生理的な機能が慢性的に乱れていて、葛藤、問題の否認、変化への抵抗、非効果的な問題解決、自己が助長している一連の危機につながっていること。

家族機能促進準備状態　Readiness for Enhanced Family Processes　家族メンバーの安寧を支えるのに十分な家族機能パターンが存在するが、さらに強化できる状態。

コーピング－ストレス耐性パターン

　全般的な家族のコーピングパターンと、ストレス耐性の観点から見たそのパターンの有効性を表します。これには、家族の統合性を脅かそうとするものに対抗できる余力あるいは受容力、ストレスの処理方法、状況管理能力に関する認識が含まれます。

家族コーピング妥協化　Compromised Family Coping　個人が健康問題に対する適応課題を乗り越えるのにサポート、安楽、介助、または激励が必要な時に、通常は最も頼りになる協力的な人（家族または親しい友人）からのそれらの提供が、不十分、非効果的、あるいは中途半端なこと。

家族コーピング無力化　Disabled Family Coping　重要人物（家族または最も頼りになる人）の行動が、健康問題への適応に不可欠な課題に効果的に取り組むために必要な本人自身の能力とクライエントの能力を、発揮できないようにしている状態。

家族コーピング促進準備状態　Readiness for Enhanced Family Coping　家族成員がクライエントの健康問題に取り組むための適応的な課題に効果的に対応しており、自己とクライエントの健康と成長をさらに促進するための希望と準備姿勢を示している状態。

地域社会パターン

健康知覚－健康管理パターン

　地域社会が認識している健康状態、安寧、健康管理方法のパターンを表します。これには、地域社会のメンバーの健康状態、医療ケアへのアクセス、現在の活動、将来の公衆保健計画に関する地域社会の認識を含みます。健康状態に関する認識と、現在の活動や将来の計画とその認識との関連性も含まれます。また、特定のリスクマネジメントと心身の健康増進プログラムも含まれます。

非効果的地域社会治療計画管理　Ineffective Community Therapeutic Regimen Management　病気や病気の合併症の治療計画を地域社会プロセスの中で規則正しく行い調整しようとしているが、設定した健康目標に到達できないでいるパターン。

コーピング－ストレス耐性パターン

　全般的なコーピングパターンと、ストレス耐性の観点から見たそのパターンの有効性を表します。これには、地域社会の統合性を脅かそうとする問題に対抗できる余力あるいは受容力、状況への対応能力が含まれます。

非効果的地域社会コーピング　Ineffective Community Coping　問題解決に向けた地域社会の活動が、地域の要求とニーズを満たすのに満足がいくものではないパターン。

地域社会コーピング促進準備状態　Readiness for Enhanced Community Coping　適応と問題解決に向けた地域社会の活動が、地域の要求とニーズを満たしているが、現在あるいは将来の問題やストレッサーへの対処については改善の可能性があるパターン。

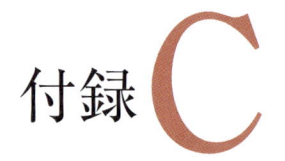

付録 C 成人と小児のアセスメント指針

成人のアセスメント指針

看護歴聴取と診察

1. 健康知覚−健康管理パターン

a. 最近の全般的な健康はいかがですか？
b. 過去1年間にかぜを引きましたか？ 質問が適切な場合：仕事を休みましたか？ 学校を休みましたか？
c. 健康維持のために行っている最も大切なことは？ そのことが（適切なら、家族の使っている民間療法も含める）健康によいと思いますか？ タバコを吸いますか？ アルコールは？ 麻薬を使いますか？ 乳房の自己検診は？
d. 事故（家庭で、仕事で、運転中に）は？
e. これまで、医師やナースの指示を実行する方法を見つけるのは簡単でしたか？
f. 質問が適切な場合：何が今回の病気の原因と思いますか？ 症状を自覚したとき、どのような処置をとりましたか？ その処置の結果は？
g. 質問が適切な場合：入院中、何があなたにとって大切ですか？ どうしたら私たちはあなたの役に一番立つでしょうか？

2. 栄養−代謝パターン

a. 典型的な1日の食物摂取は？（記述する） 栄養補給品（ビタミン、スナックの種類）は？
b. 典型的な1日の水分摂取は？（記述する）
c. 体重の増減は？（数値） 身長の増減は？（数値）
d. 食欲は？ 母乳栄養は？ 乳児食は？
e. 食物または食事：不快感はありますか？ 飲み込めますか？ 食事制限していますか？ 制限に従えますか？
f. 傷の治りは順調ですか？ 遅いですか？
g. 皮膚の問題：損傷や乾燥は？
h. 歯の問題はありますか？

3. 排泄パターン

a. 排便パターンは？（記述する） 回数は？ 特徴は？ 不快感は？ コントロールの問題がありますか？ 緩下剤、その他を使いますか？
b. 排尿パターンは？（記述する） 回数は？ コントロールの問題は？
c. 過剰な発汗は？ 体臭の問題は？

4. 活動－運動パターン

a. 望ましい、または必要な活動のためにエネルギーは十分ですか？
b. 運動パターンは？　種類は？　定期的ですか？
c. 余暇活動は？　子供の場合：遊びの活動は？
d. 患者が知覚する能力（レベルを符号で示す）：

摂食＿＿＿　　整容＿＿＿
入浴＿＿＿　　全般的可動性＿＿＿
排泄＿＿＿　　料理＿＿＿
床上移動＿＿＿　家事家政の維持＿＿＿
更衣＿＿＿　　買い物＿＿＿

機能レベルの符号
レベル0：完全に自立
レベル1：器具または装具の使用が必要
レベル2：援助、監視、教育のために他者の援助が必要
レベル3：他者や器具または装具による援助が必要
レベル4：依存的で活動に参加しない

5. 睡眠－休息パターン

a. 睡眠後はだいたい休息が取れ、日々の活動にかかる準備ができますか？
b. 寝つきの問題はありますか？　補助手段は？　夢（悪夢）は？　早く目が覚めますか？
c. 休息・リラクゼーション時間は？

6. 認知－知覚パターン

a. 難聴はありませんか？　補聴器は？
b. 視力は？　眼鏡をかけますか？　前回受けた検眼は？　最後に眼鏡を変えたのはいつですか？
c. 記憶力に変化がありますか？
d. 重要な決定が簡単にできますか/難しいですか？
e. あなたにとって最ももものを覚えやすい方法は？　何か困難はありますか？
f. 何か不快なことがありますか？　痛みは？　質問が適切な場合：痛みをどのように抑えていますか？

7. 自己知覚－自己概念パターン

a. ほとんどの場合、自分自身についてよい感じを抱いていますか（それほどよい感じではないですか）？　自分自身をどう表現しますか？（状況によっては、あなたを非常によく知っている人はあなたをどう表現しますか？）
b. あなたの身体やあなたにできることで変化がありますか？　そのような変化はあなたにとって問題ですか？
c. 発病以来、自分自身や自分の身体についての感じ方に変化がありますか？
d. いろいろなことで頻繁に腹を立てますか？　いらいらしますか？　恐怖感を持ちますか？　不安になりますか？　落ち込みますか？　自分の身に起こることがコントロールできませんか？　何に助けを求めますか？
e. 希望を失うかもしれないと感じることがありますか？

8. 役割－関係パターン

a. ひとり暮らしですか？　家族は？　家族構成は？（図を描く）
b. 対処が困難な家族問題がありますか（核家族／拡大家族）？
c. 家族や他者があなたを頼りにしていることがありますか？　どのように対処していますか？
d. 質問が適切な場合：あなたの病気／入院について家族／他者はどう感じていますか？
e. 質問が適切な場合：子供の問題は？　子供の扱いは難しいですか？
f. 社会的グループ（ロータリークラブ、趣味のサークルなど）に属していますか？　親しい友人は？　孤独を感じますか（感じるなら、その頻度）？

g. 仕事は全般的にうまくいっていますか？　学校では？
h. 質問が適切な場合：必要を満たすに十分な収入がありますか？
i. 住んでいる地域に一体感（または孤立感）を感じますか？

9. セクシュアリティ－生殖パターン

a. 年齢、状況から質問が適切なら：性的関係に満足していますか？　変化はありますか？　問題は？
b. 質問が適切な場合：避妊法をしていますか？　問題は？
c. 女性に対して：初潮はいつですか？　最終月経は？　月経の問題は？　出産回数は？　妊娠回数は？

10. コーピング－ストレス耐性パターン

a. 最近の1～2年間にあなたの人生に大きな変化がありましたか？　危機的なことは？
b. もの事をじっくり相談する相手として誰が一番よいですか？　その人は現在あなたの身近にいますか？
c. 緊張していることが多いですか？　何が役立ちますか？　アルコール、薬剤、麻薬を使いますか？
d. 人生上の大問題（どんな問題でも）があるとき（に遭遇した場合）、どのように対処しますか？
e. ほとんどの場合、その方法は有効ですか？

11. 価値－信念パターン

a. 全体的に見て、あなたの人生は望み通りにいっていますか？　将来に対する重要な計画は？
b. 信仰は人生で重要ですか？　質問が適切な場合：何か困難に遭遇した場合、信仰が役に立ちますか？
c. 質問が適切な場合：病院にいると宗教的習慣を妨げられますか？

12. その他

a. まだ話し合っていないことで、何かほかにおっしゃりたいことがありますか？
b. 何かご質問はありますか？

スクリーニング診察様式

（診察を拡充するために、その他のパターン指標を加えてもよい）
全般的な印象、整容、清潔＿＿＿＿＿＿＿
口腔粘膜（色、湿潤、荒れ）＿＿＿＿＿＿
歯：義歯＿＿＿＿　虫歯＿＿＿＿　欠損＿＿＿＿
ささやきが聞こえるか？＿＿＿＿＿＿＿＿
新聞の活字が読めるか？＿＿＿＿＿＿＿＿
眼鏡は？＿＿＿＿＿＿＿
脈拍（数）＿＿＿＿（リズム）＿＿＿＿（強さ）＿＿＿＿
呼吸（深さ）＿＿＿＿＿＿＿＿（リズム）＿＿＿＿＿＿
呼吸音＿＿＿＿＿＿＿＿
血圧＿＿＿＿＿＿＿＿
握力＿＿＿＿　鉛筆をつまみ上げられるか？＿＿＿＿
可動域（関節）＿＿＿＿＿＿　筋肉の堅さ＿＿＿＿＿＿
皮膚：骨突出部＿＿＿＿　病変部の色の変化＿＿＿＿
歩行＿＿＿＿　姿勢＿＿＿＿　身体部位の欠損＿＿＿＿＿＿
実証された能力：（レベルを番号で示す）
摂食＿＿＿＿　　　　整容＿＿＿＿
入浴＿＿＿＿　　　　全般的可動性＿＿＿＿
排泄＿＿＿＿　　　　料理＿＿＿＿
床上移動＿＿＿＿　　家事家政の維持＿＿＿＿
更衣＿＿＿＿　　　　買い物＿＿＿＿
静脈注射、排液法、吸引など（特定の）＿＿＿＿＿＿
実際の体重＿＿＿＿　報告体重＿＿＿＿
身長＿＿＿＿　体温＿＿＿＿
看護歴聴取と診察の際に：
見当識＿＿＿＿＿＿＿＿
考え方や質問（抽象的/具体的）の理解能力
＿＿＿＿＿＿＿＿＿＿
会話言語＿＿＿＿　声と話し方のパターン＿＿＿＿
語彙レベル＿＿＿＿＿＿＿＿
視線を合わせるか＿＿＿＿＿＿＿＿

注意集中時間（注意散漫）＿＿＿＿＿＿＿
緊張しているかリラックスしているか（1〜5、5段階で表す）＿＿＿＿＿＿＿
積極的か受け身か（1〜5、5段階で表す）＿＿＿＿＿＿＿

家族、保護者、その他の人との相互作用（そばにいる場合）＿＿＿＿＿＿＿

乳児と小児前期のアセスメント指針

乳児や幼児／小児がナースの担当に新たに加わった場合は、包括的アセスメントを行い、発育状態をアセスメントし、看護診断と看護介入のためのデータベースを確立します。以下の情報が必要となります：①各機能パターンで見られる発育度／身体的成長、②現在の健康パターン、③小児の成育場である家族の健康／家庭環境。少なくとも、入院時の看護歴／診察では、発生率の高い問題をスクリーニングしたほうがよいでしょう。以下の質問項目は、親子の包括的な健康歴を聴取する指針として使えますし、部分的に問題のスクリーニングに活用もできます。

看護歴聴取と診察

1. 健康知覚－健康管理パターン

両親の報告：
a. 母親の妊娠／分娩／出産歴は？（患児、その他の子供）
b. 誕生以来の小児の健康状態は？
c. 小児の定期検診はきちんと受けていますか？ 予防注射は？
d. 小児に感染は？ 小児は学校を休みましたか？
e. 該当する場合：小児の医学上の問題、治療、予後は？
f. 該当する場合：徴候／症状に気づいたとき、両親がとった処置は？
g. 該当する場合：医師またはナースの勧めに従うのは容易ですか？
h. 予防的な健康習慣は？（たとえば、おむつ交換、用具、衣服）。
i. 両親はたばこを吸いますか？ 小児たちのいるところで？
j. 事故は？ 回数は？
k. 乳児がベッドで遊ぶおもちゃの安全性は？ 安全装置が付いていますか？ 車に乗った時の安全は？
l. 両親の安全習慣は？（たとえば、家庭用洗剤、薬品）。

両親（自身）：
a. 両親／家族の全般的な健康状態は？

2. 栄養－代謝パターン

小児について両親の報告：
a. 母乳栄養か、人工栄養か？ 摂取量（推定で）は？ 吸う時の強さは？
b. 食欲は？ 授乳時の不快は？
c. 24時間の栄養摂取量は？ 補助食品は？
d. 摂食行動は？ 好き嫌いは？ 食物をめぐる葛藤は？
e. 出生時体重は？ 現在の体重は？
f. 皮膚の問題：発疹、外傷などは？

両親（自身）：
a. 両親／家族の栄養状態は？ 問題は？

3. 排泄パターン

小児について両親の報告：
a. 排便パターンは？（記述する） 回数は？ 性状？ 不快感は？

181

b. おむつ交換は？（決まった手順を記述する）
c. 排尿パターンは？（記述する）　1日におむつの濡れる回数は？（推定回数）　尿線は？（強い、したたる）。
d. 過剰な発汗は？　悪臭は？

両親（自身）：

a. 排泄パターンは？　問題は？

4. 活動－運動パターン

両親の報告：

a. 入浴習慣は？（いつ、どのように、どこで、どんな石鹸を使うか？）
b. 更衣習慣は？（着ている衣服、家の中／外での着替え）
c. 小児の典型的な1日の活動は？（ベビーベッドで過ごす時間、抱かれている時間、遊んでいる時間、など。使うおもちゃの種類）
d. 小児の全般的活動レベル？　活動耐性は？
e. 小児の強さに関する認識（丈夫または虚弱）？
f. 小児のセルフケア能力（入浴、摂食、排泄、更衣、整容）は？

両親（自身）：

a. 活動／運動／余暇パターンは？　小児の世話は？　家庭維持は？

5. 睡眠－休息パターン

両親の報告：

a. 小児の睡眠パターン：だいたいの睡眠時間は？
b. 小児の不穏状態は？　悪夢は？　おねしょは？
c. 小児の睡眠体位は？　寝返りは？

両親（自身）：

a. 睡眠パターンは？

6. 認知－知覚パターン

両親の報告：

a. 小児の全般的反応性？
b. 話しかけに対する乳児の反応？　物音には？　物には？　接触には？
c. 小児は物を目で追うか？　ベッドに付けたおもちゃへの反応は？
d. 学習は（変化があるか）？　小児に何を教えているか？
e. 音をたてる／発声する？　話し方のパターンは？　単語？　文章？
f. 刺激の活用：話しかけ、ゲーム類、など？
g. 小児の視覚、聴覚、触覚、運動感覚は？
h. 小児は、名前、時刻、住所、電話番号が言えるか？
i. 小児は、欲求（空腹、喉の渇き、痛み、不快感）を表わす能力があるか？

両親（自身）：

a. 視覚、聴覚、触覚などに問題はないか？
b. 意思決定に困難はないか？　判断は？

7. 自己知覚－自己概念パターン

両親の報告：

a. 小児の機嫌（かんしゃく）は？
b. 自分の価値、自我、能力に対する小児の感覚は？

小児の報告：

a. 機嫌は？
b. 友達は多い／少ない？　他の人から好かれているか？
c. 自己知覚（たいてい"良い子"か？　"良い子"でいるのは難しい？）
d. いつも独りぼっちか？
e. 恐怖は？（一過性／頻繁）

両親（自身）：

a. 自分の価値、自我、能力についての全般的な感じは？
b. 親としての自己知覚は？

8. 役割－関係パターン

両親の報告：

a. 家族／世帯の構成は？
b. 家族問題／ストレス源は？
c. 家族と小児との交流は？

- d. 別離に対する小児の反応は？
- e. 小児：依存的？
- f. 小児：遊ぶパターンは？
- g. 小児：かんしゃく発作は？　しつけの問題は？　学校への適応は？

両親（自身）：
- a. 役割任務は？　満足か？
- b. 仕事／社会／夫婦関係は？

9. セクシュアリティー生殖パターン

小児について両親の報告：
- a. 男らしさ／女らしさの感覚は？
- b. 性についての質問をしますか？　親はどのように答えていますか？

両親（自身）：
- a. 妥当ならば：出産歴は？
- b. 性に関する満足／問題は？

10. コーピング－ストレス耐性パターン

両親の報告：
- a. 小児には何がストレスになっていますか？　ストレス耐性のレベルは？
- b. 問題、欲求不満、怒りなどに対する小児の処理パターンは？

両親（自身）：
- a. 生活上のストレス源は？　家庭内ストレスは？
- b. 問題に対処する方法は？　サポートシステムは？

11. 価値－信念パターン

両親の報告：
- a. 小児の道徳面の発達、選択行動、責任感は？

両親（自身）：
- a. 人生で重要な事（価値観、霊的側面）は？　将来への願望は？
- b. 妥当ならば：目標に対する疾病の影響をどう感じているか？

12. その他

- a. まだ話し合っていないことで、話したいことは他にありませんか？　質問はありませんか？

スクリーニング検査書式

- a. 小児の全般的外観＿＿＿＿＿＿＿＿＿＿＿＿
- b. （両）親の全般的外観＿＿＿＿＿＿＿＿＿＿
- c. 小児の身長／体重　体格面の成長と発育
　＿＿＿＿＿＿＿＿＿＿＿＿
- d. 皮膚の色、潤い、発疹、外傷＿＿＿＿＿＿
- e. 妥当ならば：小児の尿と便＿＿＿＿＿＿＿
- f. 反射（年齢相応）　血圧＿＿＿＿＿＿＿＿
- g. 呼吸パターン：呼吸数、リズム＿＿＿＿＿
- h. 心音：心拍数、リズム＿＿＿＿＿＿＿＿＿
- i. 小児：反応性、認知－知覚面の発達
　＿＿＿＿＿＿＿＿＿＿＿＿
- j. 小児：視線の交差、話し方のパターン、姿勢
　＿＿＿＿＿＿＿＿＿＿＿＿
- k. ほほえみ反応（乳児）＿＿＿＿＿＿＿＿＿
- l. 社会的相互作用（小児）：積極的／ひっ込み思案＿＿＿＿＿＿＿＿＿＿＿＿＿＿＿＿＿
- m. 発声への反応は？　リクエストは？
　＿＿＿＿＿＿＿＿＿＿＿＿

付録 D

全体的フィジカル・アセスメント

　以下は、機能的健康パターンの中で体系化された全体的フィジカル・アセスメントで評価する項目です。看護歴聴取後に全体的フィジカル・アセスメントを行う場合、頭から足へ向かって行う診察が一般的に推薦される順序です。このアセスメントの結果によって、必要なら他のパターン指標も加えて、さらに拡大検査をします。

健康知覚－健康管理パターン

全般的外見、整容、衛生
体温
脈拍：数、リズム、強さ
呼吸：数、深さ、呼吸音
血圧

認知－知覚パターン

耳：内耳道、外耳道、ささやき声が聞こえるか
新聞の文字が読めるか、眼鏡は使用するか
光への反応と調整。視野
鼻：隔膜、過剰な粘液
見当識：意識レベル＿＿＿＿＿
考えや質問の理解（抽象的、具体的）
視線＿＿＿＿　注意力持続時間（注意散漫）
会話パターン：論理的、関連性、構成、整合性
記銘力（直近の記憶）：朝食に何を食べたかを尋ねる
遠隔記憶：病院や通りの名前

栄養－代謝パターン

以下に1つだけ○で囲む：良好な栄養状態、栄養失調、肥満、るい痩、衰弱
身長と体重
皮膚：骨突出部＿＿＿＿＿　発赤？　皮膚の統合性？
色：ピンク系／薄い～濃い茶色／オリーブ色／蒼白／チアノーゼ／紅潮／黄色
ツルゴール：皮膚を持ち上げてできる襞が3分以上もとに戻らずそのままの状態？
損傷は？（特に太陽にさらされた部分）
頭皮清潔？　斑状の抜け毛？
口腔内粘膜、舌、歯茎：色、湿潤、損傷
歯：すべて自歯、入れ歯、虫歯、抜け歯
腹部：視診、聴診、打診、触診

活動－運動パターン

滑らかで調整の効いた動き？　立位と歩行でバランスを持続
歩行、姿勢、握力、鉛筆を持ち上げられるか？
関節可動域：首、脊椎、顎、上肢、下肢
筋肉の固さ（緊張）、反射、体の部位の欠損
不随意の動き？　補助器具の使用、人工装具の使用
以下の能力を示す：（レベルを示すコード）
摂食＿＿＿＿　　　　整容＿＿＿＿
入浴＿＿＿＿　　　　全般的可動性＿＿＿＿

排泄＿＿＿＿　　料理＿＿＿＿
床上移動＿＿＿＿　家事家政の維持＿＿＿＿
更衣＿＿＿＿　　買い物＿＿＿＿
腋窩乳腺：視診、触診
胸部：打診、聴診
心臓：視診、打診、聴診
静脈：下肢の静脈と動脈の循環、静脈瘤、浮腫

排泄パターン

肛門、直腸、前立腺の視診と指診
該当する場合は、カテーテル、ドレナージ、吸引など（特定の）の観察

セクシュアリティー生殖パターン

病変や排出物の検査のため、腟、子宮頸部、卵巣、子宮の損傷の視診と触診
病変や排出物の検査のため、ペニス、陰嚢、精巣の視診と触診

自己知覚ー自己概念パターン

気分：
神経質（5）～ゆったりしている（1）1～5でレベルを記入＿＿＿＿＿＿
積極的（5）～消極的（1）　1～5でレベルを記入＿＿＿＿＿＿

役割ー関係パターン

話される言語＿＿＿＿＿＿発語と会話のパターン
語彙レベル

付録 E

頻度が高い看護診断に関する診断－介入－成果の連携

　以下は、ほとんどのケア環境で診断頻度が高く、診断数も多く、治療の優先順位も高い診断名です。看護診断、成果、介入は、NANDA看護診断分類[1]、看護介入分類（NIC）[2]、看護成果分類（NOC）[3]から応用したものです。

身体可動性障害

定義：自立的、意図的、物理的な体の動きの制限
成果：補助器具を使用して、あるいは使用しないで意図的に動く能力
介入：

運動療法：歩行
定義：疾病または身体損傷の治療や回復の際に、自律的で自発的な身体機能の維持または回復のために歩行を促進し援助すること

運動促進：筋力トレーニング
定義：筋力を維持または増強するために、定期的な抵抗性筋力トレーニングを促進する活動を行うこと

エネルギー管理
定義：疲労を治療または予防し、機能を最適化するためにエネルギーの使用を調節すること

セルフケア不足：入浴、摂食、更衣－整容、排泄（特定レベルの）

定義：セルフケアを行う、あるいは完了する能力の障害
成果：セルフケア（特定レベル1～4の）
介入：

エネルギー管理
定義：疲労を治療または予防し、機能を最適化するためにエネルギーの使用を調節すること

セルフケアの援助
定義：日常生活動作（ADL）を行えるように患者を援助すること

環境管理
定義：治療上の利得、感覚的な魅力、心理的な安寧のために、周りの環境を操作すること

恐　怖

定義：危険だと意識的に知覚された脅威への反応
成果：認識できる原因から生じる不安、緊張、動揺などの重症度（レベル1～5を特定する）
介入：

コーピング強化
定義：生活上の要求や役割を満たすのを妨げる知覚されたストレッサー、変化、脅威

に適応できるように患者を援助すること
安心感強化
定義：患者の身体的および心理的な安全の感覚を増強すること
準備的情報提供
定義：間近に迫った健康関連の出来事に伴う典型的な体験と出来事について、具体的で客観的な用語を用いて説明すること
共在
定義：必要なときに、物理的および心理的にそばに付き添うこと

不安

定義：不快、恐怖、心配を伴う漠然とした、動揺した感情で、危険の予期によって生じる。その原因はしばしば不特定あるいは不明
成果：心配に関する表現の減少あるいは不在。脈拍は基準値
介入：
　不安軽減
　定義：予期される危険の明らかでない原因に関連した心配、恐怖、動揺を最小限にすること
　鎮静法
　定義：激しい苦悩を経験している患者の不安を軽減すること
　カウンセリング（原因を突き止めるための）
　定義：コーピングや問題解決、人間関係を促進するために、患者と重要他者のニーズや問題、感情に焦点をあてて相互作用的な援助過程を使用すること

睡眠パターン混乱

定義：睡眠（自然で周期的な意識の中断）の量と質が時間的制限を伴い混乱すること
成果：睡眠後に休息が取れ、元気を取り戻していると感じる（妥協のレベル1～5）
介入：

　睡眠強化
　定義：規則正しい睡眠／覚醒サイクルを促進すること
　環境管理
　定義：治療上の利得、感覚的な魅力、心理的な安寧のために、周りの環境を操作すること
　単純リラクゼーション法
　定義：疼痛、筋緊張、不安などの徴候や症状を減少させる目的で、リラクゼーションを促し、導く方法を用いること
　共在
　定義：必要なときに、物理的および心理的にそばに付き添うこと

褥瘡リスク状態

定義：仰臥、坐位、その他の圧力を長期間受けることに関連した皮膚の統合性の損傷で、通常は骨突出部によく見られる
成果：皮膚に損傷がない状態
介入：
　褥瘡予防
　定義：毛細血管圧を超える圧力が長時間かかることを予防すること

身体損傷リスク状態

定義：身体を損傷する危険因子の存在
成果：身体の損傷がないこと
介入：
　転倒予防
　定義：転倒による身体損傷リスク状態のある患者に特別の予防対策を講じること
　環境管理
　定義：治療上の利得、感覚的な魅力、心理的な安寧のために、周りの環境を操作すること

急性疼痛（特定の部位とレベル1〜10の）

定義：口頭による訴えと6か月以下の強度な不快感（疼痛）指標の存在
成果：疼痛緩和（レベル1〜10）
介入：
　鎮痛薬与薬
　　定義：疼痛を緩和または除去するために、薬剤を用いること
　患者自己コントロール鎮痛法（PCA）援助
　　定義：患者が鎮痛薬の投与と調節をコントロールするのを促進すること
　疼痛管理
　　定義：患者が我慢できる程度の安楽レベルまで疼痛を緩和、または減少させること

知識不足（特定領域の）

定義：情報を説明したり述べることができないこと。また、疾患管理や健康管理に関連する技術を示すことができないこと
成果：疾患過程と健康管理についての理解を示す
介入：
　患者教育
　　定義：疾患と疾患管理（ディジーズマネジメント）を理解するように援助すること
　教育（焦点を特定する）
　　定義：疾患のセルフマネジメントあるいは健康のセルフマネジメントを指導し、その能力を評価すること

文 献

1. NANDA International. (2005). *NANDA Nursing diagnoses: Definitions and classification*. Philadelphia: Nursecom.（日本看護診断学会監訳：NANDA看護診断；定義と分類 2005-2006、医学書院）
2. McCloskey-Dochterman, J. (2004). *Nursing intervention classification*. St. Louis: Mosby.（中木高夫、黒田祐子訳：看護介入分類（NIC）、原著第3版、2002、南江堂）
3. Moorhead, S., Johnson, M., & Maas, M. (2004). *Nursing outcomes classification*. St. Louis: Mosby.（藤村龍子、江本愛子監訳：看護成果分類（NOC）、第2版、2003、医学書院）
4. Gordon, M. (2001). Identification of high frequency-high treatment priority and high volume nursing diagnoses. Unpublished research study. Boston College School of Nursing, Chestnut Hill, Massachusetts.

付録 F

リスク状態と促進準備状態の看護診断名 2005-2006

潜在的機能不全パターン（リスク型看護診断）（50音順）

移転ストレスシンドロームリスク状態　Risk for Relocation Stress Syndrome

栄養摂取消費バランス異常リスク状態：必要量以上または肥満リスク状態＊　Imbalanced Nutrition: Risk for More Than Body Requirements or Risk for Obesity

親子（乳児）間愛着障害リスク状態　Risk for Impaired Parent-Infant/Child Attachment

家族介護者役割緊張リスク状態　Risk for Caregiver Role Strain

活動耐性低下リスク状態　Risk for Activity Intolerance

関節拘縮リスク状態＊　Risk for Joint Contractures

感染リスク状態（特定タイプと領域の）　Risk for Infection（Specify Type/Area）

健康管理不足リスク状態（特定領域の）＊　Risk for Health-Management Deficit（Specify Area）

誤嚥リスク状態　Risk for Aspiration

孤独感リスク状態　Risk for Loneliness

自己傷害リスク状態　Risk for Self-Mutilation

自己尊重状況的低下リスク状態　Risk for Situational Low Self-Esteem

自殺リスク状態　Risk for Suicide

周手術期体位性身体損傷リスク状態　Risk for Perioperative-Positioning Injury

自律神経反射異常亢進リスク状態　Risk for Autonomic Dysreflexia

信仰心障害リスク状態　Risk for Impaired Religiosity

身体損傷リスク状態（外傷）　Risk for Injury（Trauma）

心的外傷後シンドロームリスク状態　Risk for Post-Trauma Syndrome

成長不均衡リスク状態　Risk for Disproportionate Growth

切迫性尿失禁リスク状態　Risk for Urinary Urge Incontinence

体液量不足リスク状態　Risk for Deficit Fluid Volume

体液量平衡異常リスク状態　Risk for Imbalanced Fluid Volume

体温平衡異常リスク状態　Risk for Imbalanced Body Temperature

対自己暴力リスク状態　Risk for Self-Directed Violence

対他者暴力リスク状態　Risk for Other-Directed Violence

窒息リスク状態　Risk for Suffocation

中毒リスク状態　Risk for Poisoning

転倒リスク状態　Risk for Falls

乳児行動統合障害リスク状態　Risk for Disorganized Infant Behavior

乳児突然死症候群リスク状態　Risk for Sudden

Infant Death Syndrome
認知障害リスク状態* Risk for Cognitive Impairment
ノンコンプライアンスリスク状態（特定領域の）* Risk for Noncompliance（Specify Area）
発達遅延リスク状態 Risk for Delayed Development
非効果的治療計画管理リスク状態（特定領域の）* Risk for Ineffective Therapeutic Regimen Management（Specify Area）
悲嘆機能障害リスク状態 Risk for Dysfunctional Grieving
皮膚統合性障害リスク状態または皮膚損傷リスク状態* Risk for Impaired Skin Integrity or Risk for Skin Breakdown
不使用性シンドロームリスク状態 Risk for Disuse Syndrome
ペアレンティング障害リスク状態（特定の） Risk for Impaired Parenting（Specify）
便秘リスク状態 Risk for Constipation
末梢性神経血管性機能障害リスク状態 Risk for Peripheral Neurovascular Dysfunction
無力リスク状態 Risk for Powerlessness
ラテックスアレルギー反応リスク状態 Risk for Latex Allergy Response
霊的苦悩リスク状態 Risk for Spiritual Distress

促進準備状態（ウェルネス型看護診断）（50音順）

栄養促進準備状態 Readiness for Enhanced Nutrition
家族機能促進準備状態 Readiness for Enhanced Family Processes
家族コーピング促進準備状態 Readiness for Enhanced Family Coping
健康探求行動（特定の） Health-Seeking Behaviors（Specify）
コーピング促進準備状態 Readiness for Enhanced Coping
コミュニケーション促進準備状態 Readiness for Enhanced Communication
自己概念促進準備状態 Readiness for Enhanced Self Concept
信仰心促進準備状態 Readiness for Enhanced Religiosity
睡眠促進準備状態 Readiness for Enhanced Sleep
体液量平衡促進準備状態 Readiness for Enhanced Fluid Balance
地域社会コーピング促進準備状態 Readiness for Enhanced Community Coping
知識獲得促進準備状態 Readiness for Enhanced Knowledge（Specify）
治療計画管理促進準備状態 Readiness for Enhanced Therapeutic Regimen Management
乳児行動統合促進準備状態 Readiness for Enhanced Organized Infant Behavior
排尿促進準備状態 Readiness for Enhanced Urinary Elimination
効果的母乳栄養 Effective Breastfeeding
ペアレンティング促進準備状態 Readiness for Enhanced Parenting
霊的安寧促進準備状態 Readiness for Enhanced Spiritual Well-Being

＊出典：NANDA International.（2005）. *NANDA Nursing Diagnoses: Definitions and Classification*, 2005-2006. Philadelphia: Nursecom.
＊印のついた診断は、Gordon, M.（2002）. *Manual of Nursing Diagnosis*. 10th Edition. St. Louis: Mosby.から引用

付録 G

看護言語開発と分類のための NANDA インターナショナルと NNN 共同分類領域

NANDA 分類法 II 2005 年
ヘルスプロモーション
栄養
排泄
活動/休息
知覚/認知
自己知覚
役割関係
セクシュアリティ
コーピング/ストレス耐性
生命原理
安全/防御
安楽
成長/発達

NANDA・NIC・NOC 共同分類法 2004 年*
機能領域
生理領域
心理社会領域
環境領域

---

*NIC は、NURSING INTERVENTION CLASSIFICATION（看護介入分類）の略、NOC は、NURSING OUTCOME CLASSIFICATION（看護成果分類）の略。

■索引

あ

アイデンティティ	75
アセスメント	1, 5, 30, 39, 86, 116, 127
──ツール	6
──データからパターンへ	7
──に関する一般的注意事項	125
──の概念	6
──のプロセス	9
──の枠組み	7, 9
アドヒアランス	19

い

意思決定	1
──葛藤	67, 171
移乗能力障害	49, 168
移転ストレスシンドローム	101, 175
──リスク状態	101, 175
癒し	108
医療代理人	62

え

栄養摂取消費バランス異常： 必要量以下	32, 166
栄養摂取消費バランス異常： 必要量以上	31, 166
栄養摂取消費バランス異常 リスク状態：必要量以上	31, 166
栄養摂取パターン	30
栄養促進準備状態	32, 166
栄養−代謝パターン	29, 117, 119, 121, 165
──、家族の	34
──、個人の	29
──、地域社会の	36
──のアセスメント指針、家族の	35
──のアセスメント指針、個人の	30
──のアセスメント指針、地域社会の	35
──の定義、家族の	34
──の定義、個人の	29
──の定義、地域社会の	35
栄養パターン	31
栄養不足	32, 166
エネルギーの場	23
エネルギーフィールド混乱	23, 165
嚥下障害	33, 166

お

悪心	33, 166
親子（乳児）間愛着障害リスク状態	85, 173
親乳児間分離	85, 173
親役割葛藤	85, 173

か

外因性肥満	31, 166
介入	1, 131, 139
回避的コーピング	99, 174
拡散的思考法	133
家事家政障害	48, 169
ガス交換障害	51, 169
仮説	133, 141
──検証	132, 134
──提起	132, 133
家族介護者役割緊張	84, 173
──リスク状態	84, 174
家族機能障害：アルコール症	87, 176
家族機能促進準備状態	88, 176
家族機能破綻	87, 176
家族コーピング促進準備状態	102, 176
家族コーピング妥協化	102, 176
家族コーピング無力化	102, 176
価値観	106
価値−信念パターン	106, 119, 124, 175
──、家族の	109
──、個人の	106
──、地域社会の	110
──のアセスメント指針、家族の	109
──のアセスメント指針、個人の	107
──のアセスメント指針、地域社会の	110
──の定義、家族の	109
──の定義、個人の	107
──の定義、地域社会の	110
活動	47
活動−運動パターン	45, 117, 119, 122, 167
──、家族の	51
──、個人の	45
──、地域社会の	52
──のアセスメント指針、家族の	52
──のアセスメント指針、個人の	47
──のアセスメント指針、地域社会の	53
──の定義、家族の	51
──の定義、個人の	45
──の定義、地域社会の	52
活動耐性低下	48, 168
──リスク状態	48, 168
可動性	48
過度の一般化	138
感覚過負荷	65, 170
感覚機能	61, 64

感覚減弱	65, 170
感覚−知覚機能	65
状況解釈障害性シンドローム	67, 171
間欠的便秘パターン	40, 167
看護アセスメント	1
──の目的	5
看護過程における臨床判断	2
看護言語の開発	140
看護実践分類システム	140
看護診断	1
──の定義	129
看護の焦点の必要性	9
看護の枠組み	9
看護歴	10, 56
──聴取と診察	9
──聴取の始め方	10
観察	15
関節拘縮リスク状態	49, 168
完全尿失禁	41, 167
感染リスク状態	23, 165
関連因子	129, 131

き

記憶障害	67, 171
危険因子	76, 129
基準値	127
北アメリカ看護診断協会	22, 130
期待値	127
機能性尿失禁	41, 167
機能的健康パターン	1, 5, 164
──・アセスメント	5, 8
──：看護専門領域への適応	116
機能パターン	129
機能不全パターン	128
機能レベル分類	47
気分状態	74
気分転換活動不足	48, 168
急性混乱	67, 171
急性疼痛	65, 170
休息	55
共同問題	3
恐怖	74, 171
記録	139
緊急型アセスメント	17

く

グラスゴー昏睡スケール	63
クラスター	130
クリティカル・シンキング	3, 136
車椅子移動障害	49, 168

け

軽度不安	74, 172
下痢	40, 167
原因	131

健康管理	19, 20	サポートシステム不足	85, 174	——の終了の仕方	15
——不足	23, 165	暫定的な看護診断	126	初回看護アセスメント	5
——不足リスク状態	23, 165			食習慣	30
健康探求行動	23, 164	**し**		褥瘡	34, 166
健康知覚－健康管理パターン	19,	時間間隔型アセスメント	17	床上移動障害	49, 168
117, 119, 121, 164, 176, 177		思考過程混乱	67, 171	初心者	126, 132, 137
——、家族の	24	自己概念	75	自律神経反射異常亢進	51, 169
——、個人の	19	——促進準備状態	75, 172	自律神経反射異常亢進リスク状態	
——、地域社会の	25	自己傷害	100, 175		51, 169
——のアセスメント指針、		——リスク状態	100, 175	人工換気離脱困難反応	51, 169
家族の	24	自己尊重状況的低下	75, 172	信仰心障害	108, 175
——のアセスメント指針、		——リスク状態	75, 172	——リスク状態	108, 175
個人の	21	自己尊重慢性的低下	75, 172	信仰心促進準備状態	109, 175
——のアセスメント指針、		自己知覚	76	診察	10, 15
地域社会の	26	自己知覚－自己概念パターン	72,	身体可動性障害	49, 168
——の定義、家族の	24	118, 122, 171		身体損傷リスク状態	23, 165
——の定義、個人の	19	——、家族の	77	診断	1
——の定義、地域社会の	25	——、個人の	72	——エラー	137
健康の増進	19	——、地域社会の	78	——カテゴリー	130, 134, 164
言語的コミュニケーション		——のアセスメント指針、		——カテゴリーの定義	130
障害	86, 174	家族の	77	——記述	131
		——のアセスメント指針、		——記述の構造	131
こ		個人の	73	——基準	130
更衣／整容セルフケア不足	49, 168	——のアセスメント指針、		——手がかり	128
口腔粘膜障害	34, 166	地域社会の	78	——的推論	132
高体温	34, 167	——の定義、家族の	77	——的判断	2
誤嚥リスク状態	33, 166	——の定義、個人の	72	心的外傷後シンドローム	100, 175
国際健康問題分類	140	——の定義、地域社会の	78	——リスク状態	100, 175
国際疾病分類	140	自己同一性混乱	75, 172	信念	106, 175
固定回答型の質問形式	12	自殺リスク状態	76, 172	心拍出量減少	51, 169
コーディング	140	支持手がかり	130		
孤独感リスク状態	76, 172	歯生障害	33, 166	**す**	
コーピング	97, 99	質問の仕方	12	睡眠	55
コーピング－ストレス耐性		死の不安	75, 172	睡眠－休息パターン	55, 118, 122,
パターン 97, 119, 124, 174, 176,		自発換気障害	51, 169	170	
177		社会的拒絶	85, 173	——、家族の	57
——、家族の	101	社会的孤立	85, 173	——、個人の	55
——、個人の	97	社会的相互作用	83	——、地域社会の	58
——、地域社会の	102	——障害	85, 173	——のアセスメント指針、	
——のアセスメント指針、		自由回答型の質問形式	12	家族の	58
家族の	101	宗教	108	——のアセスメント指針、	
——のアセスメント指針、		周手術期体位性身体損傷リスク		個人の	56
個人の	98	状態	23, 165	——のアセスメント指針、	
——のアセスメント指針、		重度集中ケア看護	121	地域社会の	59
地域社会の	103	重度不安	74, 172	——の定義、家族の	58
——の定義、家族の	101	熟考を要するアセスメント	9	——の定義、個人の	55
——の定義、個人の	97	熟練者	126, 132, 137	——の定義、地域社会の	58
——の定義、地域社会の	103	術後回復遅延	48, 169	睡眠障害	55
コーピング促進準備状態	99, 175	情報解釈上のエラー	137	睡眠促進準備状態	57, 170
コミュニケーション	86	情報収集	132, 137	睡眠剥奪	57, 170
——促進準備状態	86, 174	——上のエラー	137	睡眠パターン逆転	57, 170
		情報の分析とクラスタリング	132	睡眠パターン混乱	57, 170
さ		情報の明確化	13	推論プロセス	132
在院期間が短い病棟	124	情報を組み立てる必要性	9	スクリーニング型の質問形式	14
在宅ケア看護	120	消耗性疲労	48, 168	ストレス	97, 99
坐位中心ライフスタイル	48, 168	初回アセスメント	5	——耐性	97, 99

193

ストレッサー	97, 174	**ち**		——のアセスメント指針、 　個人の	64
スムーズな移行	14	地域社会コーピング促進準備状態 	104, 177	——のアセスメント指針、 　地域社会の	69
せ		知覚的便秘	40, 167	——の定義、家族の	68
成果	1	知識獲得促進準備状態	67, 171	——の定義、個人の	61
——の予測	138	知識不足	67, 171	——の定義、地域社会の	69
精査型の質問形式	13	窒息リスク状態	23, 165		
成人気力体力減退	32, 165	注意集中不足	67, 171	**ね・の**	
精神性	108	中等度不安	74, 172	ネーミング	127, 132
成長状態	30	中毒リスク状態	23, 165	ノンコンプライアンス	20, 23, 165
成長発達遅延	50, 169	徴候と症状	131	——リスク状態	23, 128, 165
成長不均衡リスク状態	50, 169	直観	127, 132, 137		
性的機能障害	93, 174	治療計画管理促進準備状態	23, 165	**は**	
性的暴力	93	治療的判断	2	徘徊	49, 168
世界保健機関	140			排泄セルフケア不足	49, 168
セクシュアリティ	93	**つ**		排泄パターン	38, 117, 121, 167
セクシュアリティ−生殖パターン 	91, 118, 174	強み	15, 117, 129	——、家族の	41
——、家族の	94	——の認識	15	——、個人の	38
——、個人の	91			——、地域社会の	42
——、地域社会の	95	**て**		——のアセスメント指針、 　家族の	41
——のアセスメント指針、 　家族の	94	低体温	34, 167	——のアセスメント指針、 　個人の	39
——のアセスメント指針、 　個人の	93	手がかり	13, 127	——のアセスメント指針、 　地域社会の	42
——のアセスメント指針、 　地域社会の	95	——の見逃し	137	——の定義、家族の	41
——の定義、家族の	94	適応障害	100, 175	——の定義、個人の	39
——の定義、個人の	91	データから診断へ	126	——の定義、地域社会の	42
——の定義、地域社会の	95	典型例	127	排尿障害	41, 167
摂食セルフケア不足	49, 168	転倒リスク状態	23, 165	排尿促進準備状態	41, 167
切迫性尿失禁	41, 167			排尿パターン	40
——リスク状態	41, 167	**と**		排便パターン	40
絶望	76, 172	頭蓋内許容容量減少	51, 170	発達	49
セルフケア	49	疼痛	64	——遅延：コミュニケーション 　技能	86, 174
潜在的機能不全パターン	128	——自己管理不足	65, 170	——遅延：社会的技能	85, 173
全体的セルフケア不足	49, 168			——遅延：セルフケア技能	50, 169
		に		——遅延：歩行	50, 169
そ		日本看護診断学会	140	——遅延リスク状態	50, 169
組織統合性障害	34, 166	乳児行動統合障害	50, 169	反射性尿失禁	41, 167
		——リスク状態	50, 169	反応性うつ状態	76, 172
た		乳児行動統合促進準備状態	50, 170		
体液量過剰	33, 166	乳児突然死症候群リスク 　状態	23, 165	**ひ**	
体液量不足	33, 166	乳児哺乳	32	非効果的家族治療計画管理	25, 176
——リスク状態	33, 166	入眠困難	57, 170	非効果的気道浄化	51, 169
体液量平衡	33	乳幼児と子供のアセスメント	116	非効果的健康維持	22, 164
——異常リスク状態	33, 166	入浴／清潔セルフケア不足	49, 168	非効果的呼吸パターン	51, 169
——促進準備状態	33, 166	尿閉	41, 167	非効果的コーピング	99, 174
体温調節	34	人間関係	81	非効果的セクシュアリティ 　パターン	93, 174
体温平衡異常リスク状態	34, 167	認知機能	63	非効果的組織循環	51, 169
体系的アセスメント	9	認知障害リスク状態	67, 171	非効果的体温調節機能	34, 167
対自己暴力リスク状態	76, 172	認知−知覚パターン	61, 118, 119, 122, 170	非効果的地域社会コーピング	103, 177
対他者暴力リスク状態	85, 174	——、家族の	68		
		——、個人の	61		
		——、地域社会の	69		
		——のアセスメント指針、 　家族の	68		

194　索引

索引

非効果的地域社会治療計画管理	27, 177
非効果的治療計画管理	22, 164
——リスク状態	22, 164
非効果的抵抗力	22, 165
非効果的乳児哺乳パターン	32, 166
非効果的否認	99, 175
効果的母乳栄養	32, 166
非効果的母乳栄養	32, 166
非効果的役割遂行	84, 173
非代償性感覚喪失	65, 170
非代償性記憶喪失	67, 171
悲嘆	83
——機能障害	83, 173
——機能障害リスク状態	83, 173
否認	99, 175
批判的思考	136
皮膚損傷リスク状態	34, 166
皮膚統合性障害	34, 166
——リスク状態	34, 166
皮膚と粘膜	33
皮膚のアセスメント	30
非分析的な方法	127
肥満リスク状態	31, 166
病歴の枠組み	9

ふ

不安	74, 78, 171
フィジカル・アセスメント	15
フェース・スケール	62
腹圧性尿失禁	41, 167
不使用性シンドロームリスク状態	49, 168
不正確な観察	137
不正確なグループ化	137
分岐質問	37
分析的推論	132
分析的な方法	127

へ

ペアレンティング	85
——障害	85, 173
——障害リスク状態	85, 173
——促進準備状態	85, 173

偏見	138
便失禁	40, 167
片側無視	65, 171
便秘	40, 167
——リスク状態	40, 167

ほ

防御的コーピング	99, 174
歩行障害	49, 168
ボディイメージ	75
——混乱	75, 172
母乳栄養中断	32, 166

ま

末梢性神経血管性機能障害リスク状態	51, 170
慢性混乱	67, 171
慢性疼痛	65, 170
慢性悲哀	83, 173

み・む

未解決の自立－依存葛藤	84, 173
無力	76, 172
——リスク状態	77, 172

め

命名	127
面接	12

も

問題	131
——志向型記録	142
——着目型アセスメント	16

や

役割	83
役割－関係パターン	81, 118, 120, 124, 172, 176
——、家族の	86
——、個人の	81
——、地域社会の	88
——のアセスメント指針、家族の	87

——のアセスメント指針、個人の	82
——のアセスメント指針、地域社会の	88
——の定義、家族の	86
——の定義、個人の	81
——の定義、地域社会の	88
役割関与	81

よ

予期悲嘆	83, 173
予期不安	74, 172
弱い親乳児間愛着	85, 173

ら

ラテックスアレルギー反応	34, 167
——リスク状態	34, 167

り

リスクマネジメント	23
リハビリ専門領域：脊椎損傷	120
リハビリ専門領域：頭部外傷	120
リハビリ専門領域：脳卒中	120
リハビリテーション看護	119
リラクゼーション	55
臨床的推論	3
臨床判断	2
倫理的判断	2, 8

れ

霊性	108
霊的安寧促進準備状態	108, 175
霊的苦悩	108, 175
——リスク状態	108, 175
レイプ－心的外傷シンドローム	93, 174
——：複合反応	93, 174
——：沈黙反応	94, 174

ろ

老年看護と長期介護のアセスメント	116
論理	127
——的推論	132

195

本書は、1998年10月10日第1版第1刷発行の
『ゴードン博士のよくわかる機能的健康パターン
看護に役立つアセスメント指針』を改訂・改題したものです。

ゴードン博士の
看護診断アセスメント指針
よくわかる機能的健康パターン

1998年10月10日	第1版第1刷発行	著 者	マージョリー・ゴードン
2004年12月 1 日	第1版第8刷発行	監訳者	江川　隆子
2006年 2月10日	第2版第1刷発行	翻訳者	早野　真佐子
2023年 2月 8 日	第2版第19刷発行	発行者	有賀　洋文
		発行所	株式会社　照林社

〒112-0002
東京都文京区小石川2丁目3-23
電　話　03-3815-4921（編集）
　　　　03-5689-7377（営業）
http://www.shorinsha.co.jp/
印刷所　共同印刷株式会社

●本書に掲載された著作物（記事・写真・イラスト等）の翻訳・複写・転載・データベースへの取り込み、および送信に関する許諾権は、照林社が保有します。
●本書の無断複写は、著作権法上での例外を除き禁じられています。本書を複写される場合は、事前に許諾を受けてください。また、本書をスキャンしてPDF化するなどの電子化は、私的使用に限り著作権法上認められていますが、代行業者等の第三者による電子データ化および書籍化は、いかなる場合も認められていません。
●万一、落丁・乱丁などの不良品がございましたら、「制作部」あてにお送りください。送料小社負担にて良品とお取り替えいたします（制作部☎0120-87-1174）。

検印省略（定価はカバーに表示してあります）
ISBN4-7965-2124-0
©Marjory Gordon/2006/Printed in Japan